儿科常见病诊疗技术

主编　杨建美　曹慧芳　郎晓剑

吉林科学技术出版社

图书在版编目（CIP）数据

儿科常见病诊疗技术 / 杨建美，曹慧芳，郎晓剑主编. -- 长春 : 吉林科学技术出版社，2021.7
ISBN 978-7-5578-8357-7

Ⅰ. ①儿… Ⅱ. ①杨… ②曹… ③郎… Ⅲ. ①小儿疾病－常见病－诊疗 Ⅳ. ①R72

中国版本图书馆 CIP 数据核字(2021)第 127971 号

儿科常见病诊疗技术

主　　编　杨建美　曹慧芳　郎晓剑
出 版 人　宛　霞
责任编辑　刘健民
封面设计　长春美印图文设计有限公司
制　　版　长春美印图文设计有限公司
幅面尺寸　185mm×260mm
字　　数　305 千字
印　　张　13.25
印　　数　1—1500 册
版　　次　2021 年 7 月第 1 版
印　　次　2022 年 5 月第 2 次印刷

出　　版　吉林科学技术出版社
发　　行　吉林科学技术出版社
地　　址　长春市净月区福祉大路 5788 号
邮　　编　130118
发行部电话/传真　0431-81629529 81629530 81629531
81629532 81629533 81629534
储运部电话　0431-86059116
编辑部电话　0431-81629518
印　　刷　保定市铭泰达印刷有限公司

书　　号　ISBN 978-7-5578-8357-7
定　　价　60.00 元

编 委 会

主　编　杨建美（菏泽市中医医院）
曹慧芳（泗水县人民医院）
郎晓剑（昌乐县妇幼保健院）

前　言

小儿临床医学中常见疾病病种广、发病率高，作为临床医师应对常见病能够做出正确诊断，并及时予以处理，从而有效地提高临床治愈率，减少死亡率。为了提高常见疾病的救治水平，我们广泛参阅了国内外同类文献资料并结合自己的临床工作经验编就《儿科常见病诊疗技术》此书。

本书的编写系依照临床诊断思维的方法，以主要症状为纲，以疾病为目，辩证地讨论建立疾病诊治的步骤。对于各临床疾病按概述、病因、诊断与手术治疗加以叙述，以手术治疗为重点。在本书编写过程中力求做到内容新颖、重点突出，反映当代临床医学的发展，同时又兼顾知识面的广度及临床实用性。使之能对基层医疗单位的医务工作者有所帮助。

由于实际问题涉及范围非常广泛，内容日新月异，加上编辑水平有限及编写时间紧迫，书中不足之处在所难免，希望读者见谅，并予指导。

目　　录

第一章　新生儿疾病

第一节　新生儿败血症

【概述】

新生儿败血症是指新生儿期致病菌经各种途径侵入新生儿血循环，并在其中生长繁殖、产生毒素而造成全身性的感染。新生儿时期该病的发生率和病死率均较高。随着全身炎症反应综合征（SIRS）研究的深入，败血症的定义也在不断地扩大，包括内源性感染因子启动以后所引起的全身炎症与感染。在新生儿中尽管已有 SIRS 的报道，但败血症一般主要是指血液中有细菌存在并持续繁殖，通过血培养可获得阳性细菌结果的一种病理过程，在具有细菌-免疫学诊断方面的证据，而并未获得阳性血培养结果时也可做出诊断。

1.感染途径

新生儿败血症可发生在出生前、出生时和出生后。宫内主要是通过胎盘传播感染；分娩过程中由产道细菌感染引起；生后感染最常见，细菌可侵入皮肤、黏膜，如消化道、呼吸道、泌尿道，脐部是最易受感染的部位。新生儿产时有呼吸抑制而经过复苏干预、羊膜破水时间过长（＞24h），母亲有产时感染或发热。

（1）宫内感染：母亲在孕期有感染（如败血症等）时，细菌可经胎盘血行感染胎儿。

（2）产时感染：产程延长、难产、胎膜早破时，细菌可由产道上行进入羊膜腔，胎儿可因吸入或吞下污染的羊水而患肺炎、胃肠炎、中耳炎等，进一步发展成为败血症。也可因消毒不严、助产不当、复苏损伤等使细菌直接从皮肤、黏膜破损处进入血中。

（3）产后感染：最常见，细菌可从皮肤、黏膜、呼吸道、消化道、泌尿道等途径侵入血循环，脐部是细菌最易侵入的门户。

2.临床特点

新生儿败血症的临床表现在早期以非特异性症状为主，包括精神不好、反应不佳、哭声减弱及奶量减少等。在疾病进展时的主要表现为体温改变、黄疸、肝脾肿大、激惹与四肢肌张力改变。由于新生儿败血症临床表现具有非特异性的性质，因此对新生儿在出现任何非特异疾病征象时，特别在有多系统受累征象或有心血管-呼吸系统的多种征象时，应考虑此病。

【实验室检查】

一旦考虑败血症，应尽可能在全身抗生素应用前做实验室检查。

1.非特异性检查

(1)周围血象:新生儿周围血象的白细胞总数波动很大,白细胞总数可高可低,因此只有在明显增高(>20×10^9/L)并出现杆状核细胞(≥20%)时才具有诊断意义;而白细胞总数减少(<5×10^9/L)伴杆状核细胞增多则意义更大,有核左移和中毒颗粒。贫血和血小板计数减少(<50×10^9/L)也提示败血症的可能性。血小板计数<100×10^9/L有意义。

(2)血沉:血沉加快。

(3)急性时相反应物:包括C-反应蛋白(CRP)定量法>8μg/mL时,有助于诊断,反映炎性反应的存在。触珠蛋白、α_1-酸性糖蛋白增高。

(4)血清降钙素原(PCT)测定:其出现常早于CRP,较CRP及白细胞计数等临床常用指标更具有敏感性和特异性。其一般临界值为PCT>2.0μg/L。

(5)微量血沉:≥5mm/h常提示败血症。

2.病原菌检查

(1)血培养:血培养和病灶分泌物培养查到同一细菌,更具有临床意义。细菌培养应同时做药敏,以指导治疗。多部位采血与多次血培养有助于提高细菌培养的阳性率;应用特异性抗生素中和血培养瓶贮血增敏,也能有效提高阳性率。

(2)涂片及其他部位细菌培养:①直接涂片找细菌。出生后感染可取脐分泌物等直接涂片找到细菌。如疑有宫内感染,于出生后1h内取外耳道内液体或胃液做涂片找细菌,若阳性表示宫内羊水被污染,但小婴儿不一定发病。②尿液以及脑脊液细菌培养。可用耻骨联合上穿刺法取尿液做细菌培养,以及取脑脊液做细菌培养,如细菌培养结果与血培养结果一致,对诊断更具可靠性。

(3)血棕黄层涂片:细菌被中性粒细胞吞噬后,可在涂片染色后检出。

3.其他血清学诊断

(1)检测细菌学的特异抗体:用对流免疫电泳和乳胶凝集试验,检测细菌学的特异抗体,包括特殊细菌的单克隆抗体对细菌抗原的检测。

(2)早期诊断指标:最近国内外已有人研究提出细胞间黏附分子增高,纤维结合蛋白(Fn)下降,NO水平及血清肿瘤坏死因子(TNF)的增高均可作为其早期诊断的指标。

【其他辅助检查】

1.X射线检查

胸部X射线检查在有呼吸系统症状的患儿均应进行,主要表现为肺部浸润性改变、胸腔积液、肠壁囊样积气症以及腹腔游离气体。

2.头颅B超和CT的检查

可以帮助诊断脑室管膜炎、脑脓肿等诊断。

3.放射性核素脑扫描

对多发性脑脓肿有价值。

4.磁共振成像

对多房性及多发性小脓肿价值较大。

【药物治疗】

1.一般治疗

卧床休息，加强营养，补充适量维生素。维持水、电解质及酸碱平衡。高热时可给予物理降温。

2.抗生素疗法

一般采用静脉内用药。

(1)一线用药：主要针对感染原和感染途径比较明确的一般感染病例。可选用青霉素类与第一、二代头孢菌素。

(2)二线药物：主要针对一些感染途径、发病期或感染原不明确以及严重感染的病例。应用青霉素合并第三代头孢菌素(如头孢噻肟、头孢曲松等)。青霉素为40万～60万U/(kg·d)，每8h应用1次。头孢噻肟、头孢曲松(头孢三嗪)为80～100mg/(kg·d)，每12h应用1次。头孢曲松(头孢三嗪)对早产儿及<2周的足月高胆红素患儿不适宜。如为院内感染菌株或多重耐药的菌株则可应用第三代头孢菌素、碳青霉烯类合并糖肽类[如万古霉素20～30mg/(kg·d)，分2次静脉滴注]。

3.血浆置换

用于严重感染的病例。新鲜血浆一方面可置换出细菌毒素和炎性介质，另一方面可补充凝血因子，防止弥散性血管内凝血。可用新鲜冰冻血浆20～30mL/kg，分2～3次置换，或10mL/(kg·d)输入。

4.免疫支持

应用大剂量静脉用人血丙种球蛋白400mg/(kg·d)，连续用4～5d。

5.其他治疗

包括适量的经口与经静脉营养疗法；水、电解质的合理补充；各种维生素与微量元素的补充；防治休克与弥散性血管内凝血。

第二节 新生儿溶血病

新生儿溶血病(HDN)是指母婴血型不合引起的胎儿或新生儿同族免疫性溶血。临床以胎儿水肿和(或)黄疸、贫血为主要表现，严重者可致死或遗留严重后遗症。至今人类已知的33个红细胞血型系统中，以ABO血型不合最常见，其次为Rh血型不合，MN(少见血型)血型不合较罕见。有报道新生儿溶血病中，ABO溶血病占85.3%，Rh溶血病占14.6%，MN溶血病仅占0.1%。

新生儿溶血病为母婴血型不合引起的抗原抗体反应，由于母亲体内不存在胎儿的某种父源性红细胞血型抗原，当胎儿红细胞通过胎盘进入母体循环后，母体被该抗原致敏，产生相应的抗体，当此抗体(IgG)经胎盘进入胎儿血液循环时，与胎儿红细胞膜表面的相应抗原结合(致敏红细胞)，这些被免疫抗体覆盖的红细胞随后在单核-吞噬细胞系统内被破坏，引起溶血。溶血严重时出现贫血、水肿和黄疸等一系列表现。若胎儿红细胞在分娩时进入母血，则母亲产生的抗体不使这一胎发病，而可能使下一胎发病。

一、ABO 血型不合溶血病

【发病机制】

母胎间的胎盘屏障并不完善，妊娠早期即可发生母亲至胎儿及胎儿至母亲的输血，大多数孕妇血中的胎儿血量仅为 0.1～3.0mL。但若反复多次小量胎儿血液进入母体，则可使母体致敏。早期流产或人工流产同样存在胎母输血。再次怀孕仍为同类 ABO 血型不合时即可致新生儿溶血病。除红细胞外，ABO 血型物质还广泛存在于自然界，如某些食物、细菌或疫苗等，如 O 型妇女曾经受到这些非特异性免疫刺激，也可产生抗 A 或抗 B 的 IgG 抗体。因此，40％～50％的 ABO 溶血病可发生于第一胎。

在 ABO 血型不合溶血病中，O 型孕母所产生的抗 A 或抗 B 的 IgG 抗体可通过胎盘进入胎儿循环而引起胎儿红细胞凝集溶解，而 A 型或 B 型孕母产生的抗 B 或抗 A 的 IgG 抗体效价较低。因此 ABO 血型不合所致的新生儿溶血病多见于 O 型母亲所生的 A 或 B 型胎儿(新生儿)。A 型或 B 型母亲所生的 B 或 A 型新生儿发生的溶血病不到 ABO 溶血病的 5％。

在母子 ABO 血型不合中，仅 10％的新生儿发生 ABO 溶血病。其原因为：①胎儿红细胞抗原性强弱不同，导致抗体产生量的多少各异；②血浆及组织中存在的 A 血型和 B 血型物质可与来自母体的抗体结合，使血中抗体减少。

【临床表现】

新生儿溶血病的病情轻重与溶血程度相一致，多数较轻。

1.黄疸

为 ABO 溶血病的主要症状甚或是轻症者的唯一症状，为红细胞破坏产生大量未结合胆红素所致。因未结合胆红素能通过胎盘进入母体排泄，胎儿娩出时可呈贫血貌而无黄疸。因溶血程度多数较轻，新生儿黄疸大多数于生后 2～3 天出现，约 25％黄疸在生后 24h 内出现，迅速升高，达高胆红素血症。血清胆红素以未结合胆红素升高为主，可达 256μmol/L 以上，少数发展为重症高胆红素血症，血清胆红素超过 342μmol/L。如不及时处理，尤其存在其他高危因素时，可发生胆红素脑病。

2.贫血

当溶血导致红细胞破坏的速度超过其生成的速度时，临床出现贫血的表现。程度轻重不一，多数程度较轻，重度贫血(血红蛋白 100g/L)仅占少数。此外，有些病例在生后 2～6 周出现晚期贫血，甚至可持续数月。这是由于免疫抗体持续存在，引起持续溶血所致。

3.髓外造血

是胎儿对红细胞破坏过多的代偿性反应，贫血使肾合成促红细胞生成素增加，刺激肝、脾、骨髓等部位红细胞产生和释放增多，从而出现肝脾大。

4.胎儿水肿

在 ABO 溶血病较为少见。当胎儿血红蛋白下降至 40g/L 以下时，由于严重缺氧、充血性心力衰竭、肾重吸收水盐增加、继发于肝功能损害的低蛋白血症等，可出现胎儿水肿。此外，门静脉和脐静脉梗阻导致胎盘灌注下降也是胎儿水肿的原因。

【辅助检查】

(一)产前检查

1.父母亲血型鉴定

凡既往有不明原因的流产、早产、死胎、死产史，或前一胎有重症黄疸史的产妇，应警惕有无母子血型不合。测定父母亲血型，若父母血型不合，应测定母亲血型抗体。

2.母亲血型抗体测定

怀疑胎儿可能发生溶血病的孕妇应进行抗血型抗体测定。一般在妊娠第4个月首次测定，以后每月测一次；妊娠7～8个月隔周测定一次；第8个月后每周测定一次。当抗体效价达1∶32时，宜行羊水检查或其他检查。由于自然界中存在类似A、B抗原物质，母亲体内可存在天然的抗A或抗B抗体，通常将抗A或抗B抗体效价1∶64作为可疑病例。母亲的抗体效价维持不变提示病情稳定。

3.羊水检查

胎儿溶血程度越重，羊水胆红素的含量就越高，故羊水胆红素含量可用来估计病情和决定是否终止妊娠。羊水在波长450nm处的光密度与羊水中胆红素含量呈一定相关性，可用分光光度计测定羊水在波长450nm处的光密度代表羊水胆红素水平的高低。由于羊水胆红素的含量随孕周增加而降低，故在不同孕周所测得的光密度的数值有不同意义。

4.影像学检查

全身水肿胎儿的X线片可见软组织增宽的透明带，四肢弯曲度较差。B超检查显示胎儿肝大、胸腔积液和腹水。但在ABO溶血的胎儿少见。

(二)生后检查

对于出生24h内出现黄疸、黄疸迅速加深达到干预标准的新生儿，或出生时有水肿、贫血的新生儿，应考虑新生儿溶血病，需做血常规、母婴血型、血清胆红素检查和Coombs试验。

1.血液学检查

红细胞和血红蛋白多数在正常范围，血红蛋白在100g/L以下者仅占5%左右，贫血患儿网织红细胞增高，重症病例有核红细胞可达10%以上。红细胞形态特点是出现球形红细胞，而且红细胞盐水渗透脆性和自溶性都增加。

2.胆红素测定

ABO溶血病溶血程度差异较大，故血清胆红素增高的程度也不一致。血清胆红素以未结合胆红素升高为主。如果溶血严重，造成胆汁淤积，结合胆红素也可升高。如出生时即疑为溶血病，可进行脐血胆红素测定，明显增高者提示溶血病。

3.溶血三项试验

(1)改良Coombs试验(直接抗人球蛋白试验)：充分洗涤后的受检红细胞盐水悬液与最适稀释度的抗人球蛋白血清混合，如有红细胞凝聚为阳性，表明红细胞已致敏，ABO溶血病阳性率低。该项为该新生儿溶血病的确诊试验。

(2)抗体释放试验：通过加热使新生儿致敏红细胞膜上的母血型抗体释放，再将释放液与同型成人红细胞混合，发生凝结为阳性。该试验可检测新生儿红细胞是否已致敏，也是溶血病的确诊试验。

(3)血清游离抗体试验:在患儿血清中加入同型的成人红细胞,再加入抗人球蛋白血清,红细胞凝聚为阳性,检测新生儿血清中来母体的血型抗体。血清游离抗体试验阳性只表明患儿血清中存在游离的血型抗体,并不一定致敏,故不能作为确诊试验。该项实验有助于估计是否继续溶血或换血后的效果评价。

4.呼气末一氧化碳(ETCOc)测定

是监测内源性一氧化碳(CO)产生的很好指标。从衰老的红细胞和血红蛋白产生的血红素经血红素氧化酶转化为胆绿素的过程中释放 CO,每代谢一个克分子的亚铁血红素就会产生等克分子数的 CO。CO 在血液中与血红蛋白结合形成 COHb,然后到达肺部,CO 由呼吸排出。ETCOc 水平与溶血病程度直接相关,可以用气相色谱法检测,其敏感度和特异度均较好,是一种无创的检测方法。在临床上对严重高胆红素血症的患儿,监测内源性 CO 的生成可以更直观地反映血清胆红素的生成。

【诊断】

依据母婴 ABO 血型不合(常为母 O 型、子 A 或 B 型),孕妇 A 或 B 抗体效价增高;生后新生儿出现黄疸早,进展快,伴或不伴贫血、网织红细胞增高,血清学检查改良 Coombs 试验和(或)抗体释放试验阳性可确诊。主要的鉴别诊断包括生理性黄疸、感染、非血型物质抗体所致新生儿溶血病。后者包括孕母患自身免疫性溶血性贫血、含 IgG 类药物性抗体、风疹病毒、水痘病毒、巨细胞病毒(CMV)、丙型肝炎病毒(HCV)等导致的新生儿溶血病。

【治疗】

包括产前治疗和生后治疗。产前治疗主要有宫内输血、静脉丙种球蛋白(IVIG)使用和孕母血浆置换疗法,但 ABO 溶血病多因程度不重而无需应用。生后治疗根据病情轻重选择光照疗法、换血疗法、输血疗法、IVIG 应用等治疗方法。

(一)光照疗法

ABO 溶血病多数为轻到中度,仅光疗即能达到降低血清胆红素、防止胆红素脑病的目的。对血胆红素水平达光疗干预标准者及时采用光疗;对达到换血标准者,在明确病因诊断以及准备换血的同时予以强光疗。

(二)换血疗法

可置换出患儿血循环中的胆红素、致敏红细胞和免疫抗体,纠正贫血,并提供白蛋白,以结合患儿血中新产生的胆红素。

换血的指征参考 2014 年《中华儿科杂志》发表的《新生儿高胆红素血症诊断和治疗专家共识》:①出生胎龄≥35 周的早产儿和足月儿的可参照 2004 年美国儿科学会推荐的换血参考标准,出生体重<2500g 的早产儿换血标准可参照新生儿黄疸章节的标准;②准备换血的同时给予强光疗 4～6h,若血清胆红素水平未下降甚至持续升高,或光疗后 TSB 下降幅度未达 34～50μmol/L(2～3mg/dL),立即给予换血;③出生前已明确溶血病诊断,脐血胆红素>76μmol/L(4.5mg/dL),血红蛋白<110g/L,伴有水肿、肝脾大和心力衰竭者;④已出现胆红素脑病症状者无论胆红素水平是否达换血标准或胆红素在准备换血期间已明显下降,都应给予换血;⑤在上述指标基础上,还可以胆红素与白蛋白之比(B/A)作为换血决策的参考,溶血病新生儿胎龄

≥38 周 B/A 值达 7.2，胎龄 35～38 周者 B/A 值达 6.8，可作为考虑换血的附加依据。

（三）药物治疗

1.静脉丙种球蛋白（IVIG）

IVIG 可抑制孕妇血型抗体的产生，并阻止其进入胎儿，封闭巨噬细胞膜上的 Fc 受体，从而减轻溶血，阻止贫血进一步加重。IVIG 可用于已被致敏的孕母，也可直接用于已发生严重溶血的胎儿和新生儿。用于重症 ABO 溶血病的早期，剂量为 1g/kg，2～4h 静脉持续输注。必要时可 12h 后重复一剂。IVIG 仅减轻溶血，阻止贫血进一步加重，不能降低胆红素水平，故须联用光疗等措施。

2.白蛋白

对于严重高胆红素血症，尤其存在高危因素的新生儿，可使用人血白蛋白，白蛋白剂量为 1.0g/kg，加入 10%葡萄糖溶液中静脉滴注；或输血浆，每次 10～20mL/kg，每日 1 次。输注白蛋白或血浆可增加胆红素的蛋白结合位点，减少游离的未结合胆红素，防止胆红素脑病。同时还要避免使用与胆红素竞争蛋白结合位点的药物。

（四）定期随访

ABO 溶血病的新生儿出院后需定期随访，复查血红蛋白及胆红素，了解有无胆红素的反跳和贫血。当出现贫血不耐受的临床表现，如心动过速、气促、喂养困难或体重不增等，应予以输血纠正。

二、Rh 血型不合溶血病

Rh 血型抗原来源于第 1 对染色体短臂上 3 对紧密连锁的等位基因，其中 D 抗原最早被发现，且抗原性最强，凡具有 D 抗原时称为 Rh 阳性，其中 45%为纯合子，55%为杂合子。Rh 阴性是由于两条 1 号染色体上均无 RhD 基因，使红细胞膜缺乏 RhD 蛋白。Rh 血型系统存在遗传多态性。Rh 阳性有两类变异：一类为弱 D，另一类为部分 D。Rh 阴性也有三类多态性：RhD 基因完整、RhD 基因部分缺失、RhD 基因缺失。

【发病机制】

Rh 血型系统具有高度的多态性和高度的免疫源性，是仅次于 ABO 血型系统的重要血型系统。Rh 抗原主要有 5 种，即 D、C、c、E、e 抗原。其中 D 抗原的免疫源性最强，是引起新生儿溶血病的主要原因之一，含有该抗原者称为 Rh 阳性血型，不含该抗原者称为 Rh 阴性血型。

在正常妊娠期间，胎儿通过胎盘进入母体循环的血量很少。大多数孕妇血中的胎儿血量为 0.1～0.3mL，进入母体的含 Rh 阳性红细胞的胎儿血量大于 0.3mL 时才有可能引起 Rh 溶血。妊娠高血压病、剖宫产、胎盘早期剥离、异位妊娠、臀位产、前置胎盘等产科因素及羊膜腔穿刺、经腹部穿刺绒毛活检、流产等可增加胎儿血液进入母体的机会，故可增加发生 Rh 溶血的危险性。如果胎儿红细胞的 Rh 血型与母亲不合，因抗原性不同使母体致敏，当母体再次接受相同抗原的刺激时便产生相应的血型抗体 IgG，该抗体经胎盘进入胎儿循环，作用于胎儿红细胞并导致溶血。

虽然胎儿红细胞在妊娠 30 余天即具有 Rh 系统抗原。但 Rh 血型不合的胎儿红细胞经胎盘进入母体循环，被母体脾的巨噬细胞所吞噬后，需要经相当时间才能释放出足够量的Rh抗原，该抗原抵达脾淋巴细胞的相应抗原受体而产生Rh抗体。这种初发免疫反应发展缓慢，常历时2个月以上，甚至长达6个月，所产生的抗体常较弱，且为IgM，不通过胎盘。故第1胎胎儿分娩时母体仅处于原发免疫反应的潜伏阶段，溶血病发病率很低。而当母体发生原发免疫反应后再次怀孕时，即使经胎盘输血的血量很少，也能很快地发生继发性免疫反应，IgG抗体迅速上升，再通过胎盘进入胎儿循环，导致胎儿红细胞破坏而溶血。

当母婴同时存在ABO血型不合时，进入母体的Rh阳性红细胞在母体内很快被抗A或抗B抗体破坏，以至于致敏的Rh阳性红细胞抗原不足，使Rh溶血发生率下降。Rh阴性经产妇与其Rh阳性胎儿的ABO血型相合者，Rh溶血发生率为16%；若ABO血型不相合，则Rh溶血发生率仅为1%～2%。Rh血型系统的抗原强弱顺序为D>E>C>c>e。Rh阳性母亲也可因缺乏E、C、c、e抗原而引起新生儿溶血病，其中以抗E溶血病(母为ee)较多见。而在接受过Rh抗原免疫的人中，血清中可以出现不止一种抗体，多抗体所致病情比单一抗体所致者严重。

Rh血型不合溶血病绝大多数发生在第二胎或以后。如孕母以往已被致敏(如曾接受过Rh血型不合的输血)，也可发生在第一胎(约1%)；或Rh阴性孕母在胎儿时，其Rh阳性的母亲的少量Rh阳性血经胎盘进入体内而发生了初发免疫反应，这就是Tailor提出的"外祖母学说"。

Rh血型不合溶血病也可发生于Rh阳性母亲，可因缺乏E、C、c或e抗原而致敏产生抗体，导致胎儿及新生儿发生溶血。

【临床表现】

症状的轻重程度与溶血程度相关，其典型的临床表现有：

1.贫血

贫血程度常较重。新生儿贫血：轻度溶血者脐带的血红蛋白>140g/L；中度<140g/L，重症则低于80g/L且常伴有胎儿水肿。出生后溶血继续进行，贫血刺激患儿造血组织产生较多未成熟红细胞、网织红细胞和有核红细胞，并出现在外周血中。部分Rh溶血病患儿在2～6周发生明显贫血(血红蛋白<80g/L，成为晚期贫血或迟发性贫血。这是Rh血型抗体在体内持久存在(超过1～2个月，甚至达6个月)而继续溶血所致。有些患儿虽经过换血治疗使体内抗体含量减少，但不能完全消除，也可使溶血持续存在引起晚期贫血。部分换血的患儿，低氧血症得到改善，导致促红细胞生成素产生减少，而使贫血持续数月。也有人认为，早期使用大剂量IVIG使溶血暂缓，随着IVIG的逐渐消失，在疾病后期血型抗体再次发挥作用而导致晚期贫血。

2.胎儿水肿

多见于溶血严重者。严重的贫血导致胎儿组织缺氧、心力衰竭，肾重吸收水、盐增加。因缺氧和髓外造血增加，出现肝脏大，门静脉压升高、门静脉阻塞，肝细胞受损使白蛋白合成减少而致低蛋白血症。心力衰竭致静脉压增高，胎儿缺氧导致血管内皮受损，使血管内蛋白漏出，以致体腔内液体潴留。患儿全身水肿、苍白、皮肤瘀斑、胸腔积液、腹水、心音低、心率快、呼吸困难。出现腹水时，血细胞比容一般≤0.15，血红蛋白≤50g/L。严重贫血和胎儿水肿最终可致胎儿脏器功能衰竭，甚至胎死腹中。活产者多为早产，出生时多有窒息，最终出现呼吸窘迫综合征，如不及时治疗，常在生后不久死亡。

3.黄疸

黄疸出现早、进展快是本病的特点。由于胎儿溶血产生的未结合胆红素经胎盘转运至孕母循环中，通过母体代谢为结合胆红素排泄，故胎儿及刚出生的新生儿黄疸一般不明显。但出生后新生儿肝对胆红素的代谢能力低下，难以将溶血所产生的大量胆红素进行代谢，因此在24h内(常在4～5h)出现黄疸并迅速加深，于生后第3、4天黄疸达峰值，可超过340μmol/L(20mg/dL)。当过多的游离未结合胆红素透过血脑屏障，可引起胆红素脑病。

4.肝脾大

贫血使肾合成促红细胞生成素增加，刺激胎儿骨髓、肝、脾产生和释放更多的红细胞，故致肝脾大。轻症者不明显，重症者肿大明显。

【辅助检查】

(一)产前检查

1.孕母血抗体测定

Rh阴性的孕妇若与其配偶的Rh血型不合，需要妊娠期监测血型抗体。在妊娠第16周左右行第1次测定，于28～30周再次测定，以后每隔2～4周重复一次。抗体效价持续上升者提示母儿Rh血型不合溶血病。当抗体效价达1∶16时宜行超声检查评估胎儿贫血程度。

2.分子生物学方法

用于血型基因型鉴定。常用聚合酶链反应(PCR)检查羊水或脐带血中胎儿红细胞血型的基因型。由于对羊水和绒毛膜取样会增加母体致敏风险，使胎儿更易产生溶血，且有流产和死胎的可能，故须慎重评价。近年来，国内外采用无创胎儿Rh基因型检测方法。

3.产前B超检查

当母体血清抗体效价超过界值(多数定为1∶32～1∶8)，建议监测胎儿大脑中动脉收缩期峰值流速(MCA-PSV)，评估胎儿贫血程度。采用MCA-PSV诊断胎儿重度贫血的敏感性为75.5%，特异为90.8%。如测得MCA-PSV≥1.5MoM，则建议行脐静脉穿刺明确胎儿贫血程度。目前国际上胎儿宫内输血的指征为血细胞比容<0.30，首选血管内输血。

(二)生后诊断

依据病史及典型临床体征考虑本病时，应进一步进行相关实验室检查。

1.血液检查

脐血或新生儿血红细胞及血红蛋白减少，网织红细胞和有核红细胞增加，血清未结合胆红素进行性升高，均提示患儿可能存在溶血。需进一步检测血清特异性抗体。

2.溶血三项试验

改良Coombs试验、抗体释放试验及血清游离抗体试验。前两项阳性可确诊。

3.呼气末一氧化碳(ETCOc)测定

监测内源性CO的生成，可直观反映血清胆红素的生成。

【诊断】

根据母婴Rh血型不合、出生后黄疸出现早并迅速加深，伴或不伴贫血和网织红细胞升高，可考虑诊断。结合溶血三项试验，若改良 Coombs 试验和红细胞抗体释放试验阳性，即可确诊。

【治疗】

包括出生前和生后治疗。前者主要防治严重贫血和低氧血症，有宫内输血和孕母血浆置换疗法，极少数重症患者在宫内已开始接受治疗，以减轻病情、防止死胎，绝大多数治疗在生后进行。后者主要是高胆红素血症和贫血的治疗，包括光照疗法、换血疗法、输血疗法、静脉丙种球蛋白的应用以及药物治疗等。

（一）出生前治疗

1.宫内输血

宫内输血时机对胎儿预后非常重要。困难在于准确评估贫血程度，判断最佳输血时机。根据监测大脑中动脉收缩期峰值流速、脐血检测等手段，目前多认为，胎儿中/重度贫血但尚未出现水肿时是宫内输血的最佳时机。这时可一次输入较多血，从而减少输血次数，并避免过早干预导致的并发症。以往曾主张妊娠 32 周时考虑分娩，但由此带来了早产的并发症、高胆红素血症、需要换血等问题，近年主张宫内输血进行到妊娠 34～35 周，无其他终止妊娠指征时，可于妊娠 37～38 周后分娩，以增加胎儿肝和血脑屏障的成熟度，降低高胆红素血症及胆红素脑病的发生，减少换血机会。

血源选择 O 型（或与孕母、胎儿同型，如均为 A 或 B 型）、Rh 阴性且与母亲血清不凝集的浓缩红细胞。以新鲜洗涤红细胞（<7 天）为佳。血源应为巨细胞病毒阴性，与母血清进行交叉配血试验阴性；并于输注前先予 γ 射线照射，以杀灭淋巴细胞，预防移植物抗宿主病。

2.静脉丙种球蛋白（IVIG）应用

可用于已被致敏的孕母，也可直接用于已发生严重溶血的胎儿。一般于妊娠 28 周前，给孕妇注射 IVIG400mg/(kg·d)×(4～5)天，每间隔 2～3 周可重复应用，直至分娩。

3.母亲血浆置换术

若孕母血型抗体效价高于 1∶64，且有过 Rh 溶血病病史，应考虑行血浆置换术。若羊水测定 A450 值提示为溶血病，应及时行血浆置换术，可将母体血液中的抗体分离去除，但不能终止抗体的继续产生，也不能逆转胎儿的病情。术后检测孕母抗体水平，如再次升高，可再行血浆置换术。

4.提前分娩

当羊水分光光度计测定胆红素表明胎儿受累程度重且孕周>32 周，可测定羊水卵磷脂/鞘磷脂（L/S），以判断胎肺成熟度，必要时考虑提前分娩。

（二）新生儿治疗

产前已确诊者，在胎儿娩出时立即钳扎脐带，以防胎盘血流入患儿体内加重溶血。再根据病情及症状，选用下列各种措施。

1.光照疗法

有助于降低血清胆红素、防止胆红素脑病。但不能阻止溶血及纠正贫血，故不能代替换血疗法。强光疗优于普通光疗，光疗期间密切监测胆红素水平，如胆红素持续升高达到换血水平，及时进行换血。

2.换血疗法

胎儿期重度受累,出生时有水肿、腹水、贫血、心肺功能不全者,如不及时处理常生后不久死亡。应保持有效的通气、抽腹水、尽快进行交换输血。换血疗法的目的为置换出患儿循环血中的未结合胆红素、致敏红细胞和免疫抗体,同时纠正贫血,并提供白蛋白以结合患儿血中新产生的胆红素。

3.IVIG 的应用

确诊 Rh 溶血病后尽早应用 IVIG,以减轻溶血反应。早期应用 IVIG 联合强光疗可减少换血。应用剂量为 1g/kg,必要时重复应用。

【预防】

以多克隆的抗 D 免疫球蛋白作为预防剂,这种多克隆抗体主要来自高度免疫化的 RhD 阴性母亲的血浆。预防对象是分娩过 RhD 阳性胎儿的 RhD 阴性母亲,或有其他原因导致 RhD 阴性孕妇接触 RhD 阳性胎儿血液的致敏事件,如流产、羊膜穿刺、绒毛活检、脐带穿刺和产前出血等,这些产妇也需进行预防。一般在分娩后或发生致敏事件后 72h 内尽早使用。多克隆抗体的预防作用机制可能是注射的抗 D 抗体与输入的 RhD 阳性红细胞结合,这种复合物被脾的单核巨噬细胞清除,使 D 抗原在被免疫系统识别之前破坏。

产后广泛应用抗 D 免疫球蛋白减少了约 90%的 RhD 同种免疫及随后发生的 Rh 相关的胎儿和新生儿溶血等问题。28~29 孕周预防性应用 Rh 免疫球蛋白可将孕晚期 RhD 同种免疫发生率从 2%降至 0.1%,将随后发生的 Rh 相关胎儿和新生儿问题阻断率从 95%升高至 99%。

Rh(D)同种免疫一旦发生,使用抗 D 免疫球蛋白无效。故 Rh 阴性孕妇一旦妊娠 Rh 阳性胎儿,如存在发生母胎输血的风险,即可应用抗 D 免疫球蛋白。

三、其他血型不合溶血病

红细胞抗原有 33 个系统,共 400 多种抗原,包括常见的 ABO 血型系统、Rh 血型系统,以及少见的 MN、Ss、P.Lutheran、Lewis、Diego、Kell、Duffy、Kidd、Xg、Ii 等血型系统。各血型系统的抗原强度不同,除了 ABO 血型系统和 Rh 血型系统抗原性较强外,其他血型系统抗原性较弱,血型不合溶血病发病率低,偶有报道。

1.MN 血型不合溶血病

在我国及全球有零星报道。MN 血型系统包含 40 个血型抗原,其中 M、N、S、s 和 U 是最常见的导致新生儿溶血病的血型抗原。抗 M 主要为 IgM,但并存 IgG 成分时可致新生儿溶血病,其发生率不高,但一旦发生,症状很重,甚至发生死胎。有报道 MN 溶血病可发生严重高胆红素血症和贫血,也有黄疸不重而贫血严重,严重贫血、胎儿水肿可致生后不久死亡。抗 S 导致的新生儿溶血病往往较轻,也偶有重症的报道。

2.Kell 血型不合溶血病

Kell 血型系统有 24 个血型抗原,其中 K1(Kell,K)和 K2 是最常见的导致新生儿溶血病的血型抗原，其他抗原，如 K3、K4、K5、K6、K7 和 K10 等也可引起溶血。因 Kell 血型抗原表达于红系造血祖细胞，故其抗体不仅引起溶血，还有抑制红细胞生成的作用。因此本病贫血重而黄疸轻，两者不成比例。临床表现为溶血，但网织红细胞可不升高，同时伴造血抑制而非髓外造血亢进。超声检查发现胎儿水肿比羊水检查胆红素更有诊断价值。

3.Kidd 血型不合溶血病

与新生儿溶血病相比，Kidd 血型抗体在临床上以引起溶血性输血反应为多。文献报道 Kidd 血型抗体(包括抗 Jka 和抗 Jkb)常与其他血型抗体并存。其在体内和体外的凝集效价都易降低，且属补体依赖性抗体，并有明显的剂量效应，在测定时应注意。Kidd 血型不合所致溶血病往往较轻。

4.Duffy 血型不合溶血病

Duffy 血型系统有 2 个血型抗原，即 Fya 和 Fyb。仅前者的抗体可导致新生儿溶血病。抗 Fya 阳性者有 18%发生溶血，其中 1/3 需输血治疗。

临床上新生儿黄疸出现早、程度重，同时伴有贫血时，如果母子 ABO 和 Rh 血型相合，也仍需要完善抗人球蛋白试验，查找是否存在其他少见血型不合性溶血病。

第三节　新生儿缺氧缺血性脑病

新生儿缺氧缺血脑病(HIE)是围生期缺氧缺血所致的脑损伤，是导致新生儿死亡和发生后遗症的重要原因之一。如积极做好围生期保健，推广正确的复苏方法，降低窒息发生率，HIE 的发病率和危害性就可明显降低。近年，我国一些大城市，HIE 的发病率已开始降低。

一、病因

1.缺氧

引起缺氧的原因主要有：①围生期窒息：包括产前、产时和产后窒息；②呼吸暂停：反复呼吸暂停可导致缺氧缺血性脑损伤；③严重呼吸系统疾病。

2.缺血

引起缺血的原因主要有：①心搏骤停和心动过缓；②大量失血、休克；③重度心力衰竭。

在 HIE 病因中产前和产时窒息各占 50%和 40%，其他原因约占 10%。

二、发病机制

1.血流动力学变化

缺氧时机体发生潜水反射，为了保证重要生命器官(如脑、心)的血供，脑血管扩张，非重要器官血管收缩，这种自动调节功能使大脑在轻度短期缺氧时不受损伤。如缺氧继续存在，脑血管自主调节功能失代偿，脑小动脉对灌注压和 CO_2 浓度变化的反应能力减弱，形成压力相关性的被动性脑血流调节过程，当血压降低时脑血流减少，造成动脉边缘带的缺血性损害。

2.脑细胞能量代谢衰竭

缺氧时，细胞内氧化代谢障碍，只能依靠葡萄糖无氧酵解产生能量，同时产生大量乳酸并堆积在细胞内，导致细胞内酸中毒和脑水肿。由于无氧酵解产生的能量远远少于有氧代谢，必须通过增加糖原分解和葡萄糖摄取来代偿，从而引起继发性的能量衰竭，致使细胞膜离子泵功能受损，细胞内钠、钙和水增多，造成细胞肿胀和溶解。

3.再灌注损伤与氧自由基的作用

缺氧缺血时，氧自由基产生增多和清除减少，大量的氧自由基在体内积聚，损伤细胞膜、蛋白质和核酸，致使细胞的结构和功能破坏。氧自由基中以羟自由基（OH^-）对机体危害性最大。黄嘌呤氧化酶和脱氢酶主要集中在微血管的内皮细胞中，致使血管内皮受损，血脑屏障的结构和完整性受到破坏，形成血管源性脑水肿。

4.Ca^{2+} 内流

缺氧时，钙泵活性减弱，导致钙内流。当细胞内 Ca^{2+} 浓度过高时，受 Ca^{2+} 调节的酶被激活。磷脂酶激活，可分解膜磷脂，产生大量花生四烯酸，在环氧化酶和脂氧化酶作用下，形成前列环素、血栓素及白三烯。核酸酶激活，可引起核酸分解破坏。蛋白酶激活，可催化黄嘌呤脱氢酶变成黄嘌呤氧化酶，后者在恢复氧供和血流时催化次黄嘌呤变成黄嘌呤，同时产生自由基，进一步加重神经细胞的损伤。

5.兴奋性氨基酸的神经毒性作用

能量衰竭可致钠泵功能受损，细胞外 K^+ 堆积，细胞膜持续去极化，突触前神经元释放大量的兴奋性氨基酸（谷氨酸），同时伴突触后谷氨酸的回摄受损，致使突触间隙内谷氨酸增多，过度激活突触后的谷氨酸受体。非 N-甲基-D-门冬氨酸（NMDA）受体激活时，Na^+ 内流，Cl^- 和 H_2O 也被动进入细胞内，引起神经元的快速死亡；NMDA 受体激活时，Ca^{2+} 内流，又可导致一系列生化连锁反应，引起迟发性神经元死亡。

6.一氧化氮（NO）的双相作用

NO 也是一种气体自由基，可与 O_2 发生反应，产生过氧化亚硝基阴离子（$ONOO^-$），并进一步分解成 OH^- 和 NO_2。当有金属铁存在时，$ONOO^-$ 能分解产生自由基 NO_2^-，OH^- 和 NO_2^- 具有很强的细胞毒性作用。此外，NO 也可介导谷氨酸的毒性作用，还可通过损害线粒体、蛋白质和 DNA 而直接引起神经元损伤。缺氧缺血时，Ca^{2+} 内流，当细胞内 Ca^{2+} 积聚到一定水平时，可激活一氧化氮合酶（NOS），合成大量的 NO。NOS 有三种不同的亚型，神经元型和诱导型 NOS 分别介导早期和晚期神经毒性作用，而内皮细胞型 NOS 产生的 NO 能扩张血管而起神经保护作用。

7.凋亡与迟发性神经元死亡

过去认为缺氧缺血后神经细胞损伤是由于急性能量衰竭造成细胞坏死，但不能解释窒息复苏后患儿可有短暂的相对正常期，而于数小时后出现迟发性脑损伤的表现。研究证实缺氧缺血可引起两种不同类型的细胞死亡，即坏死和凋亡。迟发性神经元死亡实质上就是细胞凋亡，在动物模型中检测到一系列凋亡相关基因的表达。

总之，HIE的发病机制非常复杂，是由多种机制综合作用所致的一系列生化连锁反应的结果。大量研究证实多数神经元不是死于缺氧缺血时，而是死于缺氧缺血后数小时至数天，这种迟发性的细胞死亡可通过缺氧缺血后开始的干预来预防或减轻。

三、病理变化

HIE的病理变化与胎龄、损伤性质和程度密切相关，主要有以下几种病理类型：

1.两侧大脑半球损伤

主要见于足月儿，窒息为不完全性，首先发生器官间的血液分流（潜水反射）以保证心、脑血供；随着缺氧持续，血压下降，血流第二次重新分布（脑内分流），即大脑半球的血供由于前脑循环血管收缩而减少，而丘脑、脑干和小脑的血供则由于后脑循环血管扩张而增加。因此，大脑半球较易受损，常伴严重脑水肿。

2.基底节、丘脑和脑干损伤

为完全性窒息，两次血流重新分布的代偿机制失效，脑部损害以丘脑和脑干为主，而脑外器官和大脑半球的损害可不严重，脑水肿较轻。

3.脑室周围白质软化

主要见于早产儿，侧脑室周围缺氧缺血，导致深部白质脑细胞死亡，常呈对称性分布，以后可发生以两下肢受累为主的瘫痪。

4.脑室周围室管膜下/脑室内出血

主要见于早产儿，室管膜下生发组织出血，伴脑室内出血。

四、临床表现

患儿有严重的宫内窘迫或出生时严重窒息史，出生后12～24小时内出现神经系统症状，根据意识、肌张力改变、原始反射异常、惊厥和脑干受损等表现，可分为轻、中、重三度（表1-3-1）。

表1-3-1　新生儿缺氧缺血性脑病临床表现分度

	轻度	中度	重度
意识	正常或激惹	抑制、嗜睡	昏迷
肌张力	正常或增高	减弱	松软
拥抱反射	正常或易引出	减弱	消失
惊厥	无	1/2病例有惊厥	频繁惊厥

1.轻度

主要表现为兴奋，易激惹，肌张力正常，拥抱反射活跃，吸吮反射正常，呼吸平稳，无惊厥。症状多在3天内逐渐消失，预后良好。

2.中度

表现为嗜睡或抑制，肌张力降低，吸吮反射和拥抱反射减弱，约1/2病例出现惊厥。足月儿上肢肌张力降低比下肢严重，提示病变累及矢状窦旁区。如症状持续7～10天以上，可能有后遗症。

3.重度

患儿处于昏迷状态，肌张力极度低下，松软，拥抱反射、腱反射消失，瞳孔不等大，对光反应差，前囟隆起，惊厥频繁，呼吸不规则或暂停，甚至出现呼吸衰竭。重度患儿病死率高，存活者常留后遗症。

若缺氧缺血发生在出生前几周或几个月时，患儿在出生时可无窒息，也无神经系统症状，但在数天或数周后出现亚急性或慢性脑病的表现，临床上较难与先天性脑畸形或宫内病毒感染相区别。

五、诊断

新生儿 HIE 的诊断主要依据病史和临床表现，但同时要做影像学和其他检查，对病情严重程度及预后进行评价。

（一）影像学检查

1.头脑超声检查

HIE 时，可见普遍回声增强，脑室变窄或消失，提示脑水肿；散在的高回声区，提示散在的脑实质缺血；局限性高回声区，提示该部位有缺血性损害；脑室周围高回声区，多见于侧脑室外角的后方，可能有脑室周围白质软化。

2.CT 检查

轻度表现为散在、局灶性低密度影分布于两个脑叶；中度表现为低密度影超过两个脑叶，白质与灰质的对比模糊；重度表现为大脑半球弥漫性低密度影，白质与灰质界限消失，侧脑室变窄。正常新生儿（尤其是早产儿）脑水分多，髓鞘发育不成熟，可存在广泛的低密度，因此 HIE 低密度的诊断 CT 值应在 18 以下。

3.磁共振成像（MRI）

MRI 不仅能检出急性期 HIE 的存在、分布和严重性，而且能帮助判断预后，还能发现髓鞘形成是否延迟或异常，以判断神经发育情况。

在 HIE 急性期，脑水肿比较明显，可能会掩盖脑细胞损伤，并且病情还在变化之中，所以早期影像学检查不能反映预后，需在 2～4 周后复查。

（二）脑功能检查

1.脑电图（EEG）检查

表现为节律紊乱、低波幅背景波上的棘慢波爆发或持续弥漫性慢活动；出现“爆发抑制”“低电压”甚至“电静息”，则为重度 HIE。

2.脑干诱发电位检查

表现为出波延迟、潜伏期延长、波幅变平及波脱失。

3.多普勒超声脑血流速度（CBV）测定

有助于了解脑灌注情况，高 CBV 提示存在脑血管麻痹和缺乏自主调节，低 CBV 提示存在广泛的脑坏死、低灌注甚至无灌流。

(三)脑代谢监测

1.磁共振频谱(MRS)

MRS是一种无创伤性检测体内化学成分(如脑组织的ATP、磷酸肌酸、乳酸等)的方法,能在活体上测得脑组织的代谢情况,比MRI能更早期敏感地反映缺氧缺血脑损伤程度。

2.红外光谱测定技术(NIRS)

NIRS是近年来国外新兴的光学诊断技术,可直接测出脑组织中氧合血红蛋白及还原血红蛋白的变化,实际了解脑内氧合情况,间接反映脑血流动力学状况及细胞内生物氧化过程。

(四)生化指标测定

神经烯醇化酶(NSE)、S-100蛋白(S-100)和脑型肌酸磷酸激酶(CK-BB)存在于神经组织的不同部位,HIE后6～72小时外周血和脑脊液中的水平升高,与脑损害程度呈正相关,可作为HIE早期诊断的标志物。

六、治疗

HIE是一个多环节、多因素的病理生理过程,患儿对缺氧的耐受性差异很大,因此,HIE的治疗应当根据患者的特点,在缺氧缺血的不同阶段进行针对性的个体化联合治疗,才能提高疗效、减少毒副反应。应强调,一些基本的治疗方法仍然非常重要,而一些疗效不明确的过多治疗并不合适。

(一)监护

对HIE患儿应密切监护,不仅观察神经系统症状,还要监护各脏器损害情况。

(二)维持组织最佳的氧合和灌流

重度窒息患儿$PaCO_2$常升高,应改善通气,但要防止$PaCO_2$过低而致脑血流减少,尤其是早产儿可造成脑室周围白质软化,近年发现轻度高碳酸血症有神经保护作用。严重缺氧的新生儿出生时常有低血压,可给予多巴胺和多巴酚丁胺,维持收缩压在50mmHg以上,有利于改善肾脏的灌流和心肌收缩力。由于缺氧后脑血流自主调节功能障碍,应尽量避免血压的剧烈波动而致颅内出血。

(三)适当限制液体入量和控制脑水肿

对脑水肿的处理应从控制液体量入手,若有明显颅高压症状和体征,可予甘露醇治疗,每次0.25g/kg,甘露醇虽能减轻脑水肿,但不能改善最终脑损伤的程度,这与成年动物实验结果不同,成年动物脑水肿可加重组织坏死,早期使用甘露醇可减轻HIE的损害程度,而新生儿颅压增高时,由于可通过颅缝和囟门缓冲减压,对脑灌注的影响不大,因此缺氧缺血后预防性地应用甘露醇无明显神经保护作用。至于地塞米松对血管源性脑水肿有效,但不能减轻细胞毒性脑水肿,而HIE的脑水肿以细胞毒性为主。虽有动物实验提示预防性应用地塞米松可减轻HIE,但未能证实缺氧缺血后应用地塞米松有神经保护作用。

(四)及时控制惊厥

首选苯巴比妥,苯巴比妥不仅可镇静止痉,且可降低脑代谢率,改善脑血流,减轻脑水肿,还有清除自由基的作用。因此，有建议对重度窒息患儿早期（6 小时以内）预防性应用苯巴比妥，然而近年的研究未能证实早期应用苯巴比妥的有益效果，所以目前仍推荐在症状出现后才开始抗惊厥治疗。可用苯巴比妥，负荷量 15～20mg/kg，缓慢静脉注射或肌注，如未能止痉，隔 30 分钟加用 5mg/kg，直至负荷量 30mg/kg，给负荷量 24 小时后，给维持量每天 5mg/kg，给 1 次。

（五）维持适当的血糖水平

动物实验证实低血糖会加重 HIE，而高血糖能降低脑损害的程度。因此，在新生儿缺氧时应维持血糖水平在正常水平（70～120mg/dL）。

（六）其他治疗

在 HIE 的治疗方面有关高压氧、脑代谢激活剂、纳洛酮、维生素 C 等的应用尚存在许多争议，有待于进一步深入研究，应采用严格的随机对照多中心临床试验。

（七）早期康复干预

0～2 岁小儿脑处于快速发育的灵敏期，可塑性强，因此对 HIE 患儿尽早开始感知刺激和动作训练可促进脑结构和功能代偿，有利于患儿的恢复和减轻后遗症。

（八）HIE 的治疗展望

1.寻找阻断缺氧缺血脑损伤瀑布式发展的神经保护药物

氧自由基抑制剂、钙通道阻滞剂、兴奋性氨基酸释放抑制剂及受体阻滞剂等。

2.亚低温疗法

近年，亚低温（降低脑温或体温 2～4℃）对 HIE 的神经保护作用已引起了国内外学者的关注。其作用机制是：降低脑组织的能量需求和耗氧量；改善细胞的能量代谢，减少脑组织的乳酸堆积；保护血脑屏障，减轻脑水肿；抑制有害物质的释放，减少对脑组织的损害；延迟继发性能量衰竭和细胞凋亡，延长治疗时间窗，与其他干预措施起协同的保护作用。临床研究显示亚低温有较好的疗效。

3.神经营养因子

实验证实，在 HIE 的高兴奋阶段后，内源性神经营养因子的表达增加，这可能是一种内源性的神经保护机制。因此，应用外源性神经营养因子改善细胞周围环境，促进受损神经细胞的修复和再生的研究已日益受到重视。其中研究较多的是碱性成纤维细胞生长因子（bFGF）和胰岛素样生长因子（IGF-1），但目前还处于研究阶段。

第四节　新生儿呼吸窘迫综合征

新生儿呼吸窘迫综合征（RDS）为肺表面活性物质缺乏所致，多见于胎龄＜35 周的早产儿，但晚期早产儿或足月儿也可发病。该病病理上出现肺透明膜，又称肺透明膜病（HMD）。

一、病因

RDS为肺表面活性物质(Ps)缺乏所致。导致肺表面活性物质缺乏的因素主要有以下几方面：

1.早产儿

早产儿肺发育未成熟Ps合成分泌不足，胎龄<35周的早产儿易发生RDS。

2.剖宫产

剖宫产新生儿常发生肺液潴留，并且应激反应不够，尤其是择期剖宫产，容易发生RDS，常见于足月儿或晚期早产儿。

3.糖尿病母亲新生儿

母亲患糖尿病时，胎儿血糖增高，胰岛素分泌相应增加，胰岛素可抑制糖皮质激素，而糖皮质激素能刺激PS的合成分泌。

4.肺表面活性物质蛋白B(SP-B)基因缺陷

因SP-B基因突变，不能表达SP-B，PS磷脂不能发挥作用，这些患儿易患RDS。

5.围产期窒息

缺氧、酸中毒、低灌注可导致急性肺损伤，抑制肺Ⅱ型上皮细胞产生PS。

6.重度Rh溶血病

患儿胰岛细胞代偿性增生，胰岛素分泌过多抑制PS分泌。

二、诊断

1.病史

对早产儿、剖宫产新生儿、糖尿病母亲新生儿要随时注意可能发生RDS。

2.临床表现

早产儿生后不久即出现呼吸困难，先是呼吸增快、急促、鼻扇，呼吸60次/分以上，然后出现呼气性呻吟，吸气时出现三凹征，至生后6小时症状已非常明显。病情呈进行性加重，继而出现呼吸不规则、呼吸暂停、发绀、呼吸衰竭。两肺呼吸音减弱。血气分析PaO_2下降，$PaCO_2$升高，BE负值增加，生后24～48小时病情最重，病死率较高，能生存3天以上者肺成熟度增加，可逐渐恢复，但不少患儿并发肺部感染或PDA，使病情再度加重。轻型病例可仅有呼吸困难、呻吟，而发绀不明显。

剖宫产新生儿发生RDS多见于足月儿或晚期早产儿，尤其是胎龄<39周者，择期剖宫产新生儿更易发生RDS。出现临床表现时间跨度比较大，可在生后1～72小时发生呼吸困难，有些患者生后先有湿肺表现，呼吸困难逐渐加重，然后发生RDS表现。剖宫产新生儿生后72小时内都要密切观察呼吸变化，一旦发生呼吸困难，应考虑是否发生RDS。

SP-B缺陷所致的RDS，多见于足月儿，纯合子者临床表现非常严重，对PS和机械通气治疗效果较差，给PS后病情可短暂改善，2～6小时后义非常严重，须多次给PS治疗，但多数病例因病情严重于数天内死亡，杂合子者临床表现相对较轻。

3.X线检查

对发生呼吸困难的新生儿应立即摄X线胸片检查，随着病情进展需观察动态变化。按病情程度可将胸片改变分为4级：Ⅰ级：两肺野透亮度普遍性降低、毛玻璃样(充气减少)，可见均匀散在的细小颗粒(肺泡萎陷)和网状阴影(细支气管过度充气)；Ⅱ级：两肺透亮度进一步降低，可见支气管充气征(支气管过度充气)，延伸至肺野中外带；Ⅲ级：病变加重，肺野透亮度更加降低，心缘、膈缘模糊；Ⅳ级：整个肺野呈白肺，支气管充气征更加明显，似秃叶树枝。胸廓扩张良好，横隔位置正常。

4.肺成熟度检查

如根据临床表现和胸片不能确定诊断，可行肺成熟度检查，但近年已很少使用。主要方法：产前取羊水，产后取患儿气道吸取物，检查PS主要成分：①卵磷脂/鞘磷脂(L/S)比值：用薄层层析法，羊水L/S<2.0表示肺未成熟；②肺表面活性物质蛋白A(SP-A)：羊水和气道吸出物SP-A含量减少，提示肺未成熟，早产儿脐血SP-A<10ng/mL，诊断RDS的敏感性81%，特异性76%；③稳定微泡试验：取胃液或气道吸出物0.5mL，用吸管吸取胃液至吸管5cm处，将吸管垂直于载玻片上，反复吸出吸入20次，用显微镜观察$1mm^2$中直径<15μm的稳定小泡数量，小泡数量<10个/mm^2，提示肺未成熟。

三、鉴别诊断

1.B族溶血性链球菌感染

产前感染发生的B族链球菌(CBS)肺炎或败血症，临床表现和肺部早期X线表现极似RDS，不容易鉴别，常发生误诊。但该病常有孕妇羊膜早破史或感染表现，患者肺部X线改变有不同程度的融合趋势，而RDS肺部病变比较均匀，病程经过与RDS不同，用青霉素有效。

2.重症湿肺

生后数小时出现呼吸困难，X线胸片两肺渗出比较严重，鉴别诊断比较困难。但重症湿肺X线表现两肺病变不均匀，可显示代偿性肺气肿。

四、治疗

1.肺表面活性物质(PS)治疗

PS对RDS有显著效果，应及时使用。

治疗时机：要早期给药，一旦出现呼吸困难、呻吟，胸片提示RDS，立即给药，不要等到胸片出现严重RDS改变。

(1)给药剂量：不同PS种类都有各自推荐剂量，多数PS推荐剂量一般为每次100mg/kg左右，严重病例需加大剂量，可用100～200mg/kg。有些PS推荐剂量为50～100mg/kg。剖宫产新生儿RDS多比较严重，需加大剂量。

(2)给药次数：一般较轻者给1次即可，应根据病情需要决定给药次数，如吸入氧浓度

(FiO_2)＞0.4 或平均气道压(MAP)＞8cmH_2O 才能维持正常血气,应重复给药。严重病例需用 2～3 次,少数严重病例需给 4 次,但给 4 次后病情仍未能改善,不必再给药。

(3)给药方法:PS 有 2 种剂型,冻干粉剂和混悬剂,需冷冻保存,干粉剂用前加生理盐水摇匀,混悬剂用前解冻摇匀,在 37℃温水中预热,使 PS 分子更好地分散。用 PS 前先给患儿吸痰,清理呼吸道,然后将 PS 经气管插管注入肺内。

根据来源不同,将 PS 分为两种类型,天然型从牛或猪肺制备提取,合成型为人工合成,天然型 PS 疗效明显优于合成型 PS。

2.无创呼吸支持

主要使用持续气道正压呼吸(CPAP)和鼻塞间歇正压通气。CPAP 能使肺泡在呼气末保持正压,防止肺泡萎陷,并有助于萎陷的肺泡重新张开。轻度或早期 RDS 应尽早使用鼻塞 CPAP,压力 5～6cmH_2O。及时使用 CPAP 可减少机械通气的使用,避免机械通气造成的各种并发症,如用 CPAP 后出现反复呼吸暂停、$PaCO_2$ 升高、PaO_2 下降,应改用机械通气。

3.机械通气

对较重病例无创呼吸支持不能维持,应及时改为机械通气。一般先用常频机械通气,宜用间歇正压(IPPV)和呼气末正压(PEEP),初调参数:呼吸频率 30～40 次/分,吸气峰压(PIP) 15～20cmH_2O,PEEP 5～7cmH_2O,根据病情变化及时调整呼吸机参数。严重病例如常频机械通气难以维持,需采用高频振荡通气(HFOV)。要注意机械通气的不良反应,如感染性肺炎、气漏和支气管肺发育不良症等。

4.支持疗法

RDS 因缺氧、高碳酸血症导致酸碱、水电解质、循环功能失衡,应予及时纠正,使患儿度过疾病极期。液体量不宜过多,以免造成肺水肿,生后第1～2 天控制在 60～80mL/kg,第 3～5 天 80～100mL/kg;代谢性酸中毒可给 5% $NaHCO_3$ 稀释 2～3 倍静脉滴注;血压低可用多巴胺,剂量 5～10μg/(kg・min)。

5.合并症治疗

合并肺动脉高压(PPHN)时,应吸入一氧化氮(NO),一般先用 $15～20\times10^{-6}$(ppm),大部分患者可取得明显疗效,然后逐渐下调。少数患者疗效不理想,可逐渐增加至 $20～30\times10^{-6}$(ppm),取得疗效后再逐渐下调。吸入 NO 疗程一般 3～5 天。剖宫产新生儿 RDS 常合并严重 PPHN,应及时使用吸入一氧化氮。治疗过程中需观察吸入 NO 的不良反应,一般监测高铁血红蛋白和凝血功能。

没有条件吸入 NO 的医院,可使用西地那非,剂量每次 1～3mg/kg,6～8 小时一次,口服,需监测血压。

合并 PDA 时,使用吲哚美辛,首剂 0.2mg/kg,第 2、3 剂 0.1mg/kg,每剂间隔 12 小时,静脉滴注效果比较好,日龄＜7 天者疗效较好,吲哚美辛不良反应有肾功能损害、尿量减少、出血倾向、血钠降低、血钾升高,停药后可恢复。布洛芬治疗 PDA 的效果与吲哚美辛相似,但不良反应较吲哚美辛少,静脉滴注首剂 10mg/kg,然后每天 5mg/kg,用 2 次。若药物不能关闭,并严重影响心肺功能时,应行手术结扎。

6.体外膜肺

少数严重病例需使用体外膜肺(ECMO)治疗,近年由于肺表面活性物质和吸入一氧化氮的广泛使用,体外膜肺已非常少用。

五、预防

1.出生前预防

对胎龄<35 周可能发生早产的孕妇推荐产前使用皮质激素(倍他米松或地塞米松),一疗程用 2 剂,每剂 12mg,肌内注射,间隔 24 小时,应在分娩前 24 小时~7 天给药。对非高危分娩者避免 39 周前择期剖宫产。

2.出生后预防

对胎龄<27 周或出生体重<1000g 的早产儿可考虑使用 PS 预防,在生后 15 分钟即给 PS 100mg/kg,用 1 次,可使 RDS 发生率减少 1/3~1/2。

第五节　胎粪吸入综合征

胎粪吸入综合征(MAS)或称胎粪吸入性肺炎,是由于胎儿在宫内或产时吸入混有胎粪的羊水而致,以呼吸道机械性阻塞及肺部化学性炎症为主要病理特征,于生后不久出现呼吸窘迫为主要表现的临床综合征。多见于过期产儿。

一、病因和病理生理

1.胎粪吸入

当胎儿在宫内或分娩过程中缺氧,肠道及皮肤血流量减少,迷走神经兴奋,肠壁缺血,肠蠕动增快,导致肛门括约肌松弛而排出胎粪。与此同时,缺氧使胎儿产生呼吸运动将胎粪吸入气管内或肺内,或在胎儿娩出建立有效呼吸后,将其吸入肺内。

2.不均匀气道阻塞

(1)肺不张:部分肺泡因其小气道被较大胎粪颗粒完全阻塞,其远端肺泡内气体吸收,引起肺不张,使肺泡通气/血流降低,导致生低氧血症。

(2)肺气肿:部分肺泡因胎粪颗粒不完全阻塞小气道,形成"活瓣",吸气时气体能进入肺泡,呼气时气体不能完全呼出,导致肺气肿。若气肿的肺泡破裂则发生肺气漏,如间质气肿、纵隔气肿或气胸等。

(3)正常肺泡:部分肺泡的小气道可无胎粪,但该部分肺泡的通换气功能均可代偿性增强。

3.化学性肺炎

于胎粪吸入后 12~24 小时,因胆盐(胎粪成分之一)等刺激,局部肺组织可发生化学性炎症及间质性肺气肿。此外胎粪还有利于细菌生长,故也可肺部继发细菌性炎症。

4.肺动脉高压

在胎粪吸入所致的肺不张、肺气肿及肺组织炎症，以及PS继发性被灭活的基础上，缺氧和混合性酸中毒进一步加重，使患儿肺血管阻力不能适应生后环境的变化而下降，出现持续性增高，导致新生儿持续性肺动脉高压(PPHN)。

二、诊断

1.常见于足月儿或过期产儿，多有宫内窘迫史和(或)出生窒息史。

2.有吸入混合胎粪和羊水的证据是诊断的必备条件①分娩时可见羊水混胎粪；②患儿皮肤、脐带和指、趾甲床留有胎粪污染的痕迹；③口、鼻腔吸引物中含有胎粪；④气管插管时声门处或气管内吸引物可见胎粪(即可确诊)。

3.临床表现

(1)常于生后开始出现呼吸窘迫，12～24小时随胎粪吸入远端气道，症状及体征则更为明显。

(2)表现为呼吸急促、发绀、鼻翼扇动和吸气性三凹征等，少数患儿也可出现呼气性呻吟。查体可见胸廓前后径增加似桶状胸，听诊早期有鼾音或粗湿啰音，继之出现中、细湿啰音。若呼吸困难突然加重，听诊呼吸音明显减弱，应疑似气胸的发生：如患儿出现持续而严重的发绀，哭闹、哺乳或躁动时进一步加重，仍疑似PPHN的发生。

(3)患儿上述表现可持续数天至数周。若吸入少量或混合均匀的羊水，可无症状或症状轻微；若吸入大量或黏稠胎粪者，可致死胎或生后不久即发生死亡。

4.辅助检查

(1)实验室检查：动脉血气分析示pH值下降，PaO_2降低，$PaCO_2$增高；还应进行血常规、血糖、血钙和相应血生化检查，气管内吸引物及血液的细菌学培养。

(2)X线检查：两肺透过度增强伴有节段性或小叶性肺不张，也可仅有弥漫性浸润影或并发纵隔气肿、气胸等肺气漏。需注意，部分MAS患儿，其胸片的严重程度与临床表现并非成正相关。

(3)超声波检查：彩色Doppler可用于评估和监测肺动脉的压力，有助于PPHN诊断。

三、鉴别诊断

羊水被胎粪污染是诊断本病的前提，而气管内吸引物中含有胎粪即可被确诊，因此，本病一般不难诊断，仅少数情况下注意与其他疾病相鉴别：

1.大量羊水吸入

吸入大量羊水后，由于羊水内脱落的上皮细胞阻塞远端气道，引起呼吸困难。但此类患儿常有胎儿宫内窘迫或产时窒息史，呼吸急促多数在复苏后即发生，一般48～72小时恢复正常，临床预后相对良好。此外，前者羊水清澈，后者有胎粪污染，更有助于鉴别。

2.新生儿感染性肺炎

主要指宫内感染性肺炎,病原体常为B组链球菌、大肠杆菌等。但母亲产前常有发热、羊膜早破或羊水浑浊伴有异味史,母血或宫颈拭子培养有细菌生长;患儿外周血象、C-反应蛋白、血培养等也可提示有感染证据,此外,此类患儿抗生素治疗有效,X线征象即动态观察也助于两者鉴别。

四、治疗

1.促进气管内胎粪排出

对病情较重且生后不久的MAS患儿,可气管插管后进行吸引,以减轻MAS引起气道阻塞。由动物实验结果证实,即使胎粪被吸入气道4小时后,仍可将部分胎粪吸出。

2.氧疗

当PaO_2<50mmHg或$TcSO_2$<90%时,应依据患儿缺氧程度选用不同的吸氧方式,如鼻导管、头罩或面罩等,以维持PaO_2 50~80mmHg或$TcSO_2$ 90%~95%为宜。有条件者最好用加温湿化给氧,有助于胎粪排出。

3.机械通气治疗

(1)当FiO_2>0.4时,可用经鼻塞CPAP治疗,压力可设定在4~5cmH_2O。但在某些情况下,如肺部查体或X线检查提示肺过度充气时,应慎用,否则因CPAP加重肺内气体潴留,诱发肺气漏的发生。

(2)当FiO_2>0.6,$TcSO_2$<85%,或$PaCO_2$>60mmHg伴pH<7.25时,应行机械通气治疗。对于MAS常采用相对较高吸气峰压(如30~35cmH_2O),足够的呼气时间,以免气体滞留。对于常频呼吸机治疗无效或有肺气漏,如气胸、间质性肺气肿者,高频通气可能效果更佳。

4.肺表面活性物质治疗

由于肺表面活性蛋白被胎粪灭活,使PS合成分泌障碍,近年来证实,补充外源性PS取得较好疗效,特别是PS联合高频通气、NO吸入效果更佳,但确切结果仍有待于RCT进一步证实。

5.并发症治疗

(1)肺气漏治疗:少量气胸不需处理可自行吸收。但对张力性气胸,应紧急胸腔穿刺抽气,可立即改善症状,然后根据胸腔内气体的多少,必要时行胸腔闭式引流。

(2)PPHN治疗:祛除病因是关键。此外,根据病情可采用高频通气、NO吸入或应用肺血管扩张剂,如西地那非、米力农等,也有一定的疗效。

6.其他治疗

(1)限制液体入量:严重者常伴有脑水肿、肺水肿或心力衰竭,应适当限制液体入量。

(2)抗生素:目前是否对预防性应用抗生素仍存争议。一般选择广谱抗生素,并进一步根据血液、气管内吸引物细菌培养及药敏结果,调整抗生素及确定其使用疗程。

(3)维持正常循环:出现低体温、苍白和低血压等休克表现者,应选用生理盐水或血浆、全血、白蛋白等进行扩容,同时静脉点滴多巴胺和(或)多巴酚丁胺等。

此外，尚需注意保温、镇静，满足热卡需要，维持血糖和血清离子正常等。

五、预防

1.积极防治胎儿宫内窘迫和产时窒息。

2.对羊水混有胎粪，应在胎儿肩和胸部尚未娩出前，清理鼻腔和口咽部胎粪。通过评估，如新生儿有活力(即呼吸规则，肌张力好，心率＞100次/分)可进行观察不需气管插管吸引；如无活力，立即气管插管，将胎粪吸出；对不能确定是否有活力时，一般应气管插管进行吸引。在气道胎粪吸出前一般不应进行正压通气。

第二章　呼吸系统疾病

第一节　急性支气管肺炎

一、概述

支气管肺炎又称小叶性肺炎，为小儿最常见的肺炎，是威胁我国儿童健康的严重疾病，无论是发病率还是病死率均高于发达国家。

二、病因

国内小儿肺炎分离的病原菌主要是肺炎链球菌、流感嗜血杆菌、金黄色葡萄球菌、表皮葡萄球菌、克雷白杆菌、不动杆菌、枸橼酸杆菌及肠道杆菌等。近年来，一些无致病性或致病性不强的细菌渐成为小儿肺炎的重要病原菌。肺炎链球菌、金黄色葡萄球菌和流感嗜血杆菌是重症肺炎的重要病因。在一些研究中人们还发现化脓性链球菌和肠道革兰阴性菌也能引起严重肺炎。国内认为各种病毒性肺炎的总发病数有增多趋势。发达国家的小儿肺炎病原以病毒为主，发展中国家小儿肺炎病原以细菌为主。

支气管肺炎的病理形态为一般性和间质性两大类。

1.一般支气管肺炎

主要病变散布在支气管壁附近的肺泡，支气管壁仅黏膜发炎。肺泡毛细血管扩张充血，肺泡内水肿及炎性渗出，浆液性纤维素性渗出液内含大量中性粒细胞、红细胞及病菌。病变通过肺泡间通道和细支气管向周围邻近肺组织蔓延，呈小点片状的灶性炎症，而间质病变多不显著。后期肺泡内巨噬细胞增多，大量吞噬细菌和细胞碎屑，可致肺泡内纤维素性渗出物溶解吸收、炎症消散、肺泡重新充气。

2.间质性肺炎

主要病变表现为支气管壁、细支气管壁及肺泡壁的充血、水肿与炎性细胞浸润，呈细支气管炎、细支气管周围炎及肺间质炎的改变。病毒性肺炎主要为间质性肺炎。

肺炎时，由于气体交换面积减少和病原微生物的作用，可发生不同程度的缺氧和感染中毒症状。中毒症状如高热、嗜睡、昏迷、惊厥以及循环衰竭和呼吸衰竭，可由毒素、缺氧及代谢异常(如代谢性酸中毒、稀释性低钠血症)引起。缺氧是由呼吸功能障碍引起，包括外呼吸及内呼吸功能障碍两方面。外呼吸功能障碍可使肺泡通气量下降，通气/血流比率失调及弥散功能障碍，结果导致低氧血症，甚至出现二氧化碳潴留。内呼吸功能障碍导致组织对氧的摄取和利用不全，以及电解质酸碱失衡，可引起多系统功能障碍。危重患者可发生心力衰竭和呼吸衰竭，微循环障碍甚至并发弥散性血管内凝血。

三、临床表现

1.一般症状

起病急骤或迟缓。骤发的有发热、拒食或呕吐、嗜睡或烦躁、喘憋等症状。发病前可先有轻度的上呼吸道感染数日。早期体温多在38～39℃，亦可高达40℃左右，大多为弛张型或不规则发热。

2.呼吸系统症状及体征

咳嗽及咽部痰声，一般早期就很明显。呼吸增快，可达40～80次/分，呼吸和脉搏的比例自1∶4上升为1∶2左右。常见呼吸困难，严重者呼气时有呻吟声、鼻翼扇动、三凹征、口周或甲床发绀。有些患儿头向后仰，以使呼吸通畅。

胸部体征早期常不明显，或仅有呼吸音变粗或稍减低。以后可听到中、粗湿啰音，有轻微的叩诊浊音。数天后，可闻细湿啰音或捻发音。病灶融合扩大时，可听到管状呼吸音，并有叩诊浊音。

WHO儿童急性呼吸道感染防治规划特别强调呼吸增快是肺炎的主要表现。呼吸急促指：幼婴<2月龄，呼吸≥60次/分；2～12月龄，呼吸≥50次/分；1～5岁，呼吸≥40次/分。重症肺炎征象为激惹或嗜睡、拒食、胸壁吸气性凹陷及发绀。这为基层医务人员和初级卫生保健工作者提供简单可行的诊断依据，值得推广。

3.其他系统的症状及体征

较多见于重症患者。

(1)消化道症状：婴幼儿患肺炎时，常伴发呕吐、腹泻、腹痛等消化道症状。有时下叶肺炎可引起急性腹痛，应与腹部外科疾病(急腹症)鉴别。

(2)循环系统症状：较重肺炎患儿可出现脉搏加速，心音低钝。可有充血性心力衰竭的征象。有时四肢发凉、口周灰白、脉搏微弱，则为末梢循环衰竭。

(3)神经系统症状：常见烦躁不安、嗜睡，或两者交替出现。婴幼儿易发生惊厥，多由于高热或缺钙所致。如惊厥的同时有明显嗜睡或烦躁，意识障碍，甚至发生强直性肌痉挛、偏瘫或其他脑征，则可能并发中枢神经系统病变如脑膜脑炎、中毒性脑病等。

4.并发症

早期正确治疗者并发症很少见。

支气管肺炎最多见的并发症为不同程度的肺气肿或肺不张，可随肺炎的治愈而逐渐消失。长期肺不张或反复发作的肺炎，可导致支气管扩张或肺源性心脏病。细菌性肺炎应注意脓胸、脓气胸、肺脓肿、心包炎及败血症等。有些肺炎还可并发中毒性脑病。少数重症肺炎患儿还可并发弥散性血管内凝血、胃肠出血或黄疸、噬血细胞综合征等。有些肺炎患儿迅速发展成呼吸衰竭而危及生命。有些严重肺炎患儿可致水电解质紊乱和酸碱失衡，尤需注意并发低钠血症、混合性酸中毒和乳酸酸中毒。

四、辅助检查

1.X 线检查

可表现为非特异性小斑片状肺实质浸润阴影，以两肺下野、心膈角区及中内带较多。常见于婴幼儿。小斑片病灶可部分融合在一起成为大片状浸润影，甚至可类似节段或大叶性肺炎的形态。可产生肺不张或肺气肿。在小儿肺炎中肺气肿是早期常见征象之一。可出现肺间质改变的 X 线征象，肺门周围局部的淋巴结大多数不肿大或仅呈现肺门阴影增深，甚至肺门周围浸润。胸膜改变较少。有时可出现一侧或双侧胸膜炎或胸腔积液的现象。

2.血象

细菌性肺炎患儿白细胞总数大多增高，一般可达$(15\sim30)\times10^9/L$，偶可高达$50\times10^9/L$。中性粒细胞达 60%～90%。病毒性肺炎时，白细胞数多低下或正常。

3.C 反应蛋白

在细菌感染，C 反应蛋白（CRP）的阳性率可高达 96%，并随感染的加重而升高。同时，CRP 还有助于细菌、病毒感染的鉴别。一般来说，病毒感染的患儿 CRP 值较低。

4.血气分析、血乳酸盐和阴离子间隙（AG）测定

对重症肺炎有呼吸衰竭者，可以依此了解缺氧与否及严重程度、电解质与酸碱失衡的类型及程度，有助于诊断治疗和判断预后。

5.病原学检查

（1）细菌直接涂片镜检和细菌分离鉴定：需要注意的是，咽拭子和鼻咽分泌物中分离到的菌株只能代表上呼吸道存在的细菌，并不能代表下呼吸道感染的病原。胸腔积液在化脓性胸膜炎患儿的培养阳性率较高。肺泡灌洗术所取标本采用防污、刷检等技术，能更好地反映下呼吸道病原。也可以使用细菌核酸的检测发现细菌。

（2）病毒病原：可使用鼻咽分泌物的 PCR 测定、免疫荧光测定法、固相免疫测定等。

6.血清学检查

（1）双份血清：适用于抗原性较强，以及病程较长的细菌感染性疾病的诊断。通常采取双份血清，如果$S_2/S_1\geqslant4$倍升高，则可确定为现症感染。

（2）单份血清：包括特异性 IgM 和特异性 IgG 检测。IgM 产生的较早，消失得快，所以能代表现症感染，临床使用较广泛。特异性 IgG 产生得较晚，不能作为早期诊断，但在疾病的某一时期单份血的 IgG 达到一定的水平，也可认为是现症感染。如肺炎衣原体特异性 IgG 效价$\geqslant1:512$，即可认为是现症感染。

五、诊断

根据急性起病、呼吸道症状及体征，一般临床诊断不难。必要时可做X线检查。气管分泌物细菌培养、咽拭子病毒分离有助于病原学诊断。其他病原学检查包括抗原和抗体检测。

六、鉴别诊断

在婴儿时期，常需与肺结核及其他引起呼吸困难的病症鉴别。

1.肺结核

鉴别时应重视家庭结核病史、结核菌素试验以及长期的临床观察。肺结核X线大多见肺部病变明显而临床症状较少，两者往往不成比例。

2.发生呼吸困难的其他疾病

如喉部梗阻，一般患儿有嘶哑、哮吼、吸气性呼吸困难等症状。如患儿呼吸加深，应考虑是否有酸中毒。支气管哮喘的呼吸困难以呼气相为主。婴儿阵发性心动过速虽有气促、发绀等症状，但有发作性心动过速的特点，可借助于心电图检查。

七、治疗

1.一般治疗

(1)护理：环境要安静、整洁。要保证患儿休息，避免过多治疗措施。室内要经常通风换气，使空气比较清新，并须保持一定温度(20℃左右)、湿度(相对湿度以60%为宜)。烦躁不安常可加重缺氧，可给镇静剂。但不可用过多的镇静剂，避免咳嗽受抑制反使痰液不易排出。避免使用呼吸兴奋剂，以免加重患儿的烦躁。

(2)饮食：应维持足够的入量，给以流食，并可补充维生素，应同时补充钙剂。对病程较长者，要注意加强营养，防止发生营养不良。

2.抗生素疗法

细菌性肺炎应尽量查清病原菌后，至少要在取过体液标本作相应细菌培养后，开始选择敏感抗生素治疗。一般先用青霉素类治疗，不见效时，可改用其他抗生素，通常按照临床的病原体诊断或培养的阳性病菌选用适当抗生素。对原因不明的病例，可先联合应用两种抗生素。目前，抗生素，尤其头孢菌素类药物发展很快，应根据病情、细菌敏感情况、患者的经济状况合理选用。

儿童轻症肺炎首先用青霉素或第一代头孢菌素或氨苄西林。以上无效时改用哌拉西林或舒他西林或阿莫西林克拉维酸钾等。对青霉素过敏者用大环内酯类。疑为支原体或衣原体肺炎，首先用大环内酯类。

院内获得性肺炎及重症肺炎常由耐药菌引起，选用抗生素如下：①第二代或第三代头孢菌素，必要时可选用碳青霉烯类；②阿莫西林克拉维酸钾或磷霉素；③金黄色葡萄球菌引起的肺炎，选用万古霉素、利福平，必要时可选用利奈唑胺；④肠杆菌肺炎宜用第三代头孢菌素或头孢哌酮舒巴坦，必要时可选用碳青霉烯类，或在知情同意后联合氨基糖苷类。

抗生素应使用到体温恢复正常后5～7天。停药过早不能完全控制感染；不可滥用抗生素，否则易引起体内菌群失调，造成致病菌耐药和真菌感染。

3.抗病毒疗法

如临床考虑病毒性肺炎，可试用利巴韦林，为广谱抗病毒药物，可用于治疗流感、副流感病毒、腺病毒以及RSV感染。更昔洛韦目前是治疗CMV感染的首选药物。另外，干扰素、聚肌胞注射液及左旋咪唑也有抗病毒作用。奥司他韦是神经氨酸酶抑制剂，可用于甲型和乙型流感病毒的治疗。

4.免疫疗法

大剂量免疫球蛋白静脉注射对严重感染有良好治疗作用，可有封闭病毒抗原、激活巨噬细胞、增强机体的抗感染能力和调理功能的作用。要注意的是，选择性IgA缺乏者禁用。但由于其价格昂贵，不宜作常规治疗。

5.对症治疗

包括退热与镇静、止咳平喘的治疗、氧疗等。对于有心力衰竭者，应早用强心药物。部分患儿出现腹胀，多为感染所致的动力性肠梗阻(麻痹性肠梗阻)，一般采用非手术疗法，如禁食、胃肠减压等。弥散性血管内凝血(DIC)的治疗包括治疗原发病，消除诱因，改善微循环，抗凝治疗，抗纤溶治疗，血小板及凝血因子补充，溶栓治疗等。在积极治疗肺炎时应注意纠正缺氧酸中毒、改善微循环、补充液量等。

6.液体疗法

一般肺炎患儿可口服保持液体入量，不需输液。对不能进食者，可进行静脉滴注输液。总液量以60～80mL/(kg·d)为宜，婴幼儿用量可偏大，较大儿童则应相对偏小。有明显脱水及代谢性酸中毒的患儿，可用1/2～1/3等渗的含钠液补足累积丢失量，然后用上述液体维持生理需要。有时，病程较长的严重患儿或在大量输液时可出现低钙血症，有手足搐搦或惊厥，应由静脉缓慢注射10%葡萄糖酸钙10～20mL。

7.激素治疗

一般肺炎不需用肾上腺皮质激素。严重的细菌性肺炎，用有效抗生素控制感染的同时，在下列情况下可加用激素：①中毒症状严重，如出现休克、中毒性脑病、超高热(体温在40℃以上持续不退)等；②支气管痉挛明显，或分泌物多；③早期胸腔积液，为了防止胸膜粘连也可局部应用。以短期治疗不超过3～5天为宜。一般静脉滴注氢化可的松5～10mg/(kg·d)或甲泼尼龙1～2mg/(kg·d)或口服泼尼松1～2mg/(kg·d)。用激素超过5～7天者，停药时宜逐渐减量。病毒性肺炎一般不用激素，毛细支气管炎喘憋严重时，也可考虑短期应用。

8.物理疗法

对于啰音经久不消的患儿宜用光疗、电疗。

9.并发症的治疗

肺炎常见的并发症为腹泻、呕吐、腹胀及肺气肿。较严重的并发症为脓胸、脓气胸、肺脓肿、心包炎及脑膜炎等。如出现上述并发症，应给予针对性治疗。

八、预防

1.加强护理和体格锻炼

婴儿时期应注意营养,及时增添辅食,培养良好的饮食及卫生习惯,多晒太阳,防止佝偻病的发生。从小锻炼身体,室内要开窗通风,经常在户外活动。

2.预防急性呼吸道感染及呼吸道传染病

对婴幼儿应尽可能避免接触呼吸道感染的患者,注意防治容易并发严重肺炎的呼吸道传染病,如百日咳、流感、腺病毒及麻疹等。对免疫缺陷性疾病或应用免疫抑制剂的患儿更要注意。

3.疫苗接种

RSV 疫苗和腺病毒疫苗均处于研发阶段,流感疫苗较成功。流感嗜血杆菌和肺炎链球菌疫苗可有效预防上述两种细菌感染。

九、预后

取决于患儿年龄、肺部炎症能否及时控制、感染细菌的数量、毒力强弱及对抗生素的敏感程度、患儿机体免疫状况以及有无严重并发症等。年龄越小,肺炎的发病率和病死率越高,尤其是新生儿和低体重儿。在营养不良、佝偻病、先天性心脏病、麻疹、百日咳或长期支气管炎的基础上并发肺炎,则预后较差。肺炎并发脓气胸、气道梗阻、中毒性脑病、心力衰竭和呼吸衰竭时,也使预后严重。

第二节　急性毛细支气管炎

一、概述

毛细支气管炎是由多种致病原感染引起的病变部位在毛细支气管(主要在直径为 75～300μm 的气道)的炎症性疾病。2 岁以内多发,其中 2～6 个月婴儿的发病率最高。多见于冬春两季,散发,有时亦呈流行性。本病多由病毒感染所致,其中呼吸道合胞病毒为最常见病原。本病的特点是无明显发热、喉部可闻及“咝咝”声、呼气性呼吸困难、双肺可闻及典型的呼气性喘鸣音或高调哮鸣音,严重者可合并急性呼吸衰竭、心力衰竭及中毒性脑病等。多数预后良好,极少数也可发展为闭塞性细支气管炎。过敏体质明显(如有严重湿疹等)或有哮喘家族史患儿,日后发展为哮喘的概率较高。

二、病因

毛细支气管炎的病因有吸入性、感染性、药物性及特发性，在小儿主要由感染因素引起。病毒是最常见的病原，其中呼吸道合胞病毒（RSV）最为多见；此外，副流感病毒、腺病毒、鼻病毒、肺炎支原体等也可引起，也可出现混合感染。毛细支气管炎的发病率在RSV流行高峰的季节最高，由于RSV感染后机体不会出现长期或永久的免疫力，因此常可出现重复感染。有报道90%的婴幼儿在2岁以内感染过RSV，其中约40%发展为下呼吸道感染。婴幼儿易患感染性毛细支气管炎与其解剖及生理特点有关：①婴幼儿期细支气管内腔狭窄，气流阻力增大，气流速度慢，故吸入的微生物易于沉积；②由于婴幼儿的各种免疫功能尚未成熟，支气管黏膜上IgA水平较低，尚不能起保护作用。病理改变主要是病变部位的细支气管黏膜肿胀，黏膜下炎性细胞浸润，黏膜上皮损伤脱落，黏液分泌增多；毛细支气管可有不同程度的痉挛。由于毛细支气管的管壁较薄，故炎症易扩展累及周围的肺间质和肺泡，形成细支气管周围炎。

RSV侵袭毛细支气管后，致使病变部位黏膜上皮损伤、脱落，黏膜充血、肿胀，黏液分泌增多；加之同时伴有毛细支气管的不同程度痉挛，最终导致病变部位的毛细支气管部分或完全性阻塞，气体呼出障碍，肺内残气量增多、有效通气量减低，通气/血流比例失衡，最终导致体内缺氧，出现呼气性呼吸困难，重者可发展至进行性呼吸衰竭。病变轻者，炎症消退后渗出物被吸收或咳出而痊愈，少数病变重者可因管壁的瘢痕修复，管腔内渗出物发生机化，使细支气管闭塞，形成闭塞性细支气管炎。

三、临床表现

本病多见于6个月内小儿，最大不超过2岁。体温多正常或略高，无继发感染者少见高热。病前2～3天常有上呼吸道感染前驱症状，随后可出现剧烈咳嗽、呼气性呼吸困难及阵发性喘憋。喉部可闻及“呲呲”声。呼吸困难常呈阵发性。夜间及晨起好发作；剧烈活动、哭闹或吃奶后喘鸣加重，休息及改善通气后有时可自行缓解。严重病例可合并急性呼吸衰竭、心力衰竭及中毒性脑病等；有些患者可骤然出现呼吸暂停及窒息。

喘息发作时，患儿呼吸及心率加快，轻者烦躁不安，鼻翼扇动；重者口周发绀，呈喘憋状，表现为明显的三凹征，易合并充血性心力衰竭。胸部叩诊呈过清音，肺肝界下移。听诊双肺呼吸音延长，可闻及典型的呼气性喘鸣音或高调哮鸣音；喘憋时常听不到湿啰音，缓解时可闻及弥漫性细湿啰音或中湿啰音。喘憋严重时喘鸣音有时反而减弱，应予以注意。腹部查体肝脏增大多见，但往往并非因充血性心力衰竭所致，经常为肺气肿引起的肺肝界下移。

四、辅助检查

外周血白细胞多正常。血气检查，病初时PaO_2，及$PaCO_2$减低，严重时$PaCO_2$增高，发生呼吸性酸中毒。胸部X线检查可见双肺多有不同程度肺气肿或肺纹理增强改变；有时可见支气管周围炎性阴影或节段性肺不张;肺泡受累时,可出现间质性肺炎及肺浸润病变。取鼻咽拭子或气管内分泌物行病毒分离或抗体检测有助于确定病原。

五、诊断

1.注意易患因素

(1)宿主因素:包括早产儿、低出生体重儿、6个月以下婴儿、先天性心脏病、早产儿慢性肺疾病、神经系统疾病、免疫功能低下、缺乏母乳喂养。

(2)环境因素:包括生活贫困、被动吸烟、空气污染、居住拥挤、幼儿园长托。

2.注意年龄及体温特点

多见于6个月内小儿,最大不超过2岁。体温正常或略高,无混合感染者少见高热。

3.注意喘息及肺部体征特点

(1)喘息特点:喉部可闻及“咝咝”声,呈呼气性呼吸困难,剧烈活动、哭闹或吃奶后喘鸣加重,安静后可减轻。

(2)肺部特征特点:叩诊呈过清音,肺肝界下移;双肺呼吸音延长,双肺可闻及典型的呼气性喘鸣音(或高调哮鸣音),有的患者也可闻及细小湿性啰音。但需注意,喘憋严重时喘鸣音反而减弱甚至消失,不要误认为病情缓解。

4.注意胸片特点及检查指征

胸片特点是以双肺气肿为主,也可见支气管周围炎性阴影或节段性肺不张改变;但无大片实变阴影。目前观点认为,毛细支气管炎患儿胸片的特异性不强,与病情严重程度的关系也不确定,因此对临床症状不重者不推荐常规行胸片检查;但住院患儿若对治疗的反应欠佳,需进一步评估病情严重程度或怀疑其他诊断时,则应行影像学检查。

5.注意过敏体质

过敏体质婴儿(如易患湿疹等)、有哮喘或过敏体质家族史者,将来发展成支气管哮喘的概率增加。

六、鉴别诊断

本病应与该年龄段引起喘憋或呼吸困难的相关疾病鉴别,包括支气管哮喘的首次发作、急性喉气管支气管炎、喉/气管/支气管软骨软化病、呼吸道合胞病毒性肺炎、粟粒性肺结核、先天性气道发育异常、血管环、先天性肺疾病、胃食管反流、气管食管瘘、百日咳、心内膜弹力纤维增生症、充血性心力衰竭、异物吸入、囊性纤维化等相鉴别。

毛细支气管炎与婴幼儿哮喘首次发作的临床表现极其相似,在就诊当时难以鉴别,需要日后定期随访观察。如反复发作超过3次以上,支气管扩张剂治疗有效且除外其他肺部疾病,则应考虑支气管哮喘的诊断;个人过敏体质、有哮喘或过敏体质家族史、长期被动吸烟等是毛细支气管炎患儿将来发展为哮喘的高危因素。

哮喘的早发型或是病毒感染诱发的喘息很可能和毛细支气管炎的诊断重叠。由于毛细支气管炎与早发哮喘容易混淆，导致了一系列针对哮喘的试验性治疗，包括支气管扩张剂或是激素。但是，这两类药对于毛细支气管炎的患者均不能提供临床上的重要作用，并且增加了药物副作用的风险及费用。

七、治疗

1.一般治疗

(1)吸氧：既往体健的患儿若血氧饱和度降至90%以下，则为氧疗指征；若持续低于90%，则应通过足够的氧疗使血氧饱和度升至90%或以上；若患儿的血氧饱和度≥90%且进食良好、仅有轻微呼吸困难，则可停用氧疗。对于有明显血流动力学异常的心肺疾病史或早产史的患儿，在准备停用氧疗时应给予密切监测。

(2)镇静：极度烦躁时应用。可用5%水合氯醛每次1mL/kg，口服或灌肠；或复方氯丙嗪肌内注射(异丙嗪和氯丙嗪每次各1mg/kg)。应用镇静剂时要密切注意呼吸节律的变化。

(3)保持呼吸道通畅：有痰随时吸出；痰液黏稠者可予以盐酸氨溴索治疗以稀释痰液，给药途径可为静脉注射或雾化吸入。雾化吸入时，应使用吸入型盐酸氨溴索，静脉剂型慎用。应注意，由于本病患儿可能存在气道高反应性，因此，如病情需要以吸入途径给药时，应使用以压缩空气(或气流量>6L/min氧气)为动力的雾化器装置通过面罩吸入，忌用对气道有较大刺激作川的超声雾化吸入装置。

2.控制喘憋

吸入支气管扩张剂和糖皮质激素治疗喘憋尚存一定的争议。国外许多有循证医学证据的研究显示，上述两药物对喘憋的疗效有限。不过，鉴于吸入治疗的安全性，通过空气压缩装置吸入支气管扩张剂(如沙丁胺醇、异丙托溴铵等)和糖皮质激素(如布地奈德等)可在临床早期试验性应用，如有效可继续给予，如果临床症状无改善则不继续使用。全身性糖皮质激素应慎用。近年来，对于中、重度毛细支气管炎患儿推荐使用高渗盐水和肾上腺素雾化吸入的治疗方法。

(1)高渗盐水雾化吸入：3%盐水雾化吸入(压缩空气或气流量>6L/min氧气为动力的雾化器装置)，每次2～4mL，4～6次/天，疗程1～3天。研究表明，应用高渗盐水雾化吸入治疗中度毛细支气管炎，可明显减轻临床评分、减少住院率、缩短住院时间，安全性良好。但如果吸入过程中患儿不耐受或诱发气道痉挛时(如出现喘憋加重)，需及时停用。

(2)肾上腺素雾化吸入：收缩气管黏膜小动脉，减轻黏膜水肿、降低支气管黏膜厚度，从而提高气道直径而改善通气。用法：肾上腺素每次0.5mg(1岁以下)、每次1mg(1岁以上)，加入2mL生理盐水中，雾化吸入(压缩空气或气流量>6L/min氧气为动力的雾化器装置)，2～4次/天，疗程1～3天。应用肾上腺素雾化吸入时，应密切观察心率及血压变化。如果治疗无效不再增加剂量应用。

(3)其他：静脉注射氨茶碱或硫酸镁可尝试使用，但尚缺乏确切的循证证据。

3.抗病毒及其他病原体治疗

(1)利巴韦林静脉注射或雾化吸入。由于尚缺乏确切的循证依据，故不推荐常规应用。

(2)明确或疑似肺炎支原体感染可予以大环内酯类抗生素治疗。

(3)有继发细菌感染时需酌情加用其他抗生素。

4.生物制品治疗

(1)静脉注射免疫球蛋白(IVIG)可在重症患儿或上述治疗方法无效时考虑应用。研究表明,IVIG可缓解临床症状,减少患儿排毒量和缩短排毒期限。应用方法为每天400mg/kg,连续3～5天。

(2)静脉注射抗RSV单克隆抗体对高危婴儿(早产儿、支气管肺发育不良、先天性心脏病、免疫缺陷病)和毛细支气管炎后反复喘息发作者有确切的预防作用;RSV单克隆抗体上市后研究也显示,预防治疗可显著降低住院率。但值得注意的是,该药不能治疗RSV感染。

5.其他治疗

及时纠正酸碱失衡及离子紊乱;有心力衰竭时积极强心、利尿、减轻心脏负荷;出现脑水肿时及时降颅压及保护脑细胞;有呼吸衰竭时需要气管插管,人工通气治疗。

八、预后

近年研究表明,毛细支气管炎与哮喘的关系十分密切。多年追踪观察发现,婴儿急性毛细支气管炎所表现的喘息往往是哮喘的第一次发作。如喘息反复发作(有人认为超过3次),除外其他肺部疾病后应考虑支气管哮喘的诊断。国内外研究显示,有30%～70%的毛细支气管炎患儿日后发展成哮喘;有过敏体质、家族有哮喘、过敏性鼻炎等遗传病史及父母吸烟的患儿,哮喘发生率较无以上因素者显著增高。研究显示,对存在哮喘危险因素的毛细支气管炎患儿出院后采用激素吸入治疗可明显减低其日后哮喘的发生率。因此,对诊断为毛细支气管炎的患儿,一定要定期随访;如果日后再有喘息发生(无论是感染或是运动、吸入冷空气等),特别是对支气管扩张剂及激素治疗敏感,即可能是哮喘,学者认为不必非得发作3次以上。有人认为,毛细支气管炎患儿如果同时有哮喘的危险因素,即应按哮喘予以早期干预治疗。

第三节　支气管哮喘

一、概述

支气管哮喘是由嗜酸性粒细胞、肥大细胞和T淋巴细胞等多种炎性细胞参与的气道慢性炎症。这种炎症使易感者对各种激发因子具有气道高反应性,并可引起气道缩窄,表现为反复发作性的喘息、呼吸困难、胸闷或咳嗽等症状,常在夜间和(或)清晨发作、加剧,常常出现广泛多变的可逆性气流受限,多数患者可自行缓解或经治疗缓解。

二、临床表现

1.症状

咳嗽、喘鸣反复，常在夜间发作或加剧，剧咳，吐白色泡沫痰，年长儿常突然发作，婴幼儿常为上呼吸道感染后诱发。

2.体征

体检可见呼气性呼吸困难、喘鸣，严重者伴发绀、出汗，甚至神志不清，肺部听诊闻哮鸣音，部分伴湿啰音，严重者呼吸音减低，哮鸣音消失，并出现危重征象：呈现发绀、心力衰竭及神志改变。

3.症状加重及缓解因素

加重因素：吸入物、感染、食物、气候改变、精神因素、剧烈运动、药物等。

缓解因素：防止受凉、感冒、戒烟、控制饮食量、多喝温水、不使用芳香药、散步、游泳等。

4.并发症

(1)肺气肿：有资料统计：大约80%的肺气肿患者都有慢性支气管炎，1/3的慢性支气管炎伴有肺气肿，可是只有1/10左右的哮喘患者并发肺气肿。

(2)呼吸骤停和呼吸衰竭：呼吸骤停指的是患者突然发生的呼吸停止。大半发生在患者已连续发病几天后的用膳及咳嗽时，也可以在轻微活动后，发生这一严重并发症前，通常病情并不太重，也没有什么预兆。因而患者大半都在家中，家属的及时救治非常重要。如果呼吸停止后2～3min后未恢复过来，也没有进行及时的人工呼吸等救治，则常会在送医院前继发心搏骤停而死亡。

呼吸衰竭的发生比呼吸骤停慢得多，多为哮喘持续状态发展到后期所并发，表现为神志的改变与明显的发绀，应当送往医院救治。

(3)心律失常和休克：严重的哮喘持续状态，本身可以由于缺氧的影响，造成心律失常和休克，然而，临床上因治疗不当而发生这两种并发症的机会就更多见。

(4)生长发育迟缓：一般的哮喘对儿童的生长发育影响不大，可是哮喘终年发作或长期应用肾上腺皮质激素，就有可能因为缺氧或皮质激素的抑制蛋白合成等作用而对儿童的生长发育带来较大影响。

三、诊断要点

【诊断术语】

主要有下列几种类型：

1."哮喘持续状态"(SA)

是指哮喘严重持续发作达24h以上，经用常规药物治疗无效。现在认为此定义不全面。WHO关于SA的定义为：哮喘发作时出现严重呼吸困难，合理应用拟交感神经药物和茶碱类药物后仍不见缓解，病情进行性加重，称为SA。由于支气管严重阻塞，可威胁生命，一旦确诊，应予积极治疗。有人把哮喘持续发作，连用3次支气管扩张药无效，临床出现呼吸困难，低氧血症(或发绀)，称为哮喘持续状态，需予紧急治疗，不然，能导致肺通气衰竭而致死亡，故SA属呼吸道急症。

2.运动性哮喘

也称运动诱发性哮喘，是指达到一定的运动量后引起支气管痉挛而产生的哮喘，因此其发作都是急性的、短暂的，而且大多数能自行缓解。运动性哮喘固然均由运动引起，但运动的种类、运动持续时间、运动量和运动强度均与哮喘的发作有直接关系。

3.药物性哮喘

哮喘的发作是由使用某些药物引起(诱发)的，这类哮喘称为药物性哮喘。可能引起哮喘发作的药物很多，常见者为：阿司匹林，β受体阻滞药，局部麻醉药，添加剂，医用气雾剂中的杀菌复合物，用于饮用酒、果汁、饮料和药物作防腐保藏剂和抗生素或磺胺药(包括青霉素、磺胺药、呋喃类药)等。这些药物通常是以抗原(如免疫血清)、半抗原或佐剂的身份参与机体的变态反应过程的，没有机体的易感性就不容易发生过敏性反应。但并非所有的药物性哮喘都是机体直接对药物产生过敏反应而引起的，β受体阻滞药更是如此，它是通过阻断β受体，使β_2受体激动药不能在支气管平滑肌的效应器上起作用，导致支气管痉挛，哮喘发作。

4.阿司匹林性哮喘

阿司匹林是诱发药物性哮喘中最常见的药物，某些哮喘患者于服用阿司匹林或其他解热镇痛药及非类甾体抗炎药后数分钟或数小时内即可诱发剧烈的哮喘，其表现颇似速发型变态反应，近年来普遍认为可能是对阿司匹林的不耐受性导致。这种对以阿司匹林为代表的解热镇痛药的不耐受现象就称为阿司匹林性哮喘。

5.咳嗽变异性哮喘

有时哮喘仅表现为咳嗽，变异性的气流阻塞可以不存在。其诊断标准(小儿年龄不分大小)是：①咳嗽持续或反复发作超过1个月，常在夜间(或清晨)发作，痰少，运动后加重；②没有发热和其他感染表现或经较长期抗生素治疗无效；③用支气管扩张药可使咳嗽发作缓解；④肺功能检查确认有气道高反应性；⑤个人过敏史或家族过敏史和(或)过敏源皮试阳性等可做辅助诊断。

【诊断标准】

1.诊断标准

(1)婴幼儿哮喘诊断标准(计分法)：凡年龄<3岁，喘息反复发作者计分原则：①喘息发作≥3次(3分)；②肺部出现喘鸣音(2分)；③喘息突然发作(1分)；④有其他特应性病史(1分)；⑤一、二级亲属中有哮喘病史(1分)。

评分原则：①总分≥5分者诊断婴幼儿哮喘。②喘息发作只2次或总分≤4分者初步诊断为可疑哮喘(喘息性支气管炎)，如肺部有喘鸣音可作以下任意一试验：a.1%肾上腺素0.01mL/kg每次皮下注射，15～20min后若喘息缓解或喘鸣音明显减少者加2分。b.以沙丁胺醇(舒喘灵)气雾剂，沙丁胺醇水溶液雾化吸入后观察喘息或喘鸣音改变情况，如减少明显者可加2分。

(2)3岁以上儿童哮喘诊断标准：①喘息呈反复发作者(或可追溯与某种变应原或刺激因

素有关)。②发作时肺部闻及喘鸣音。③平喘药有明显疗效。

疑似病例可选用1%肾上腺素皮下注射0.01mL/kg,每次最大量不大于0.3mL,或以沙丁胺醇气雾剂或溶液雾化吸入,观察15min有明显疗效者有助诊断。

(3)咳嗽变异性哮喘诊断标准(儿童年龄不分大小):①咳嗽持续或反复发作>1个月,常在夜间(或清晨)发作、痰少、运动后加重,临床无感染征象,或经较长期抗生素治疗无效。②用支气管扩张药可使咳嗽发作缓解(基本诊断条件)。

(4)哮喘持续状态:哮喘发作时出现严重吸气困难,端坐呼吸,呼吸频率开始变慢,肺部呼吸音及哮喘音减低甚至消失,发绀严重,供氧不见改善,说话困难,大汗淋漓,肢端发冷,心率速,脉细速、弱,甚至神志不清,在合理应用拟交感神经药物和茶碱类药物,超过24～48h不能缓解,呈一种持续性的严重哮喘状态,结合有反复发作史者。亦可因呼吸衰竭或周围循环障碍,体力衰竭而致死。

有个人过敏史或家庭过敏史,气道呈高反应性,变应原皮试阳性等可做辅助诊断。

2.疗效判定

临床控制:哮喘症状完全缓解,即使偶有轻度发作不需用药即可缓解。第一秒用力呼吸量(FEV_1)(或用力呼气流量FEF)增加量>35%,或治疗后FEV_1(或最大呼气流量PEF)≥80%预计值。PEF昼夜波动率<20%。显效:哮喘发作较治疗前明显减轻,FEV_1(或PEF)增加量范围25%～35%,或治疗后FEV_1(或PEF)达到预计值的60%～79%,PEF昼夜波动率<20%,仍需用糖皮质激素或支气管舒张药。好转:哮喘症状有所减轻,FEV_1(或PEF)增加量15%～24%,仍需用糖皮质激素和(或)支气管舒张药。无效:临床症状和FEV_1(或PEF)测定值无改善或反而加重。

四、治疗

【接诊检查】

1.嗜酸细胞计数

大多数过敏性鼻炎及哮喘患儿血中嗜酸细胞计数超过0.3×10^9/L(300/mm^3)。痰液中也可发现有嗜酸细胞增多和库斯曼螺旋体和夏科-莱登结晶。

2.血常规

红细胞、血红蛋白、白细胞总数及中性粒细胞一般均正常,但应用β受体兴奋药后白细胞总数可以增加。若合并细菌感染,两者均增加。

3.胸部X线检查

缓解期大多正常,在发作期多数患儿可呈单纯过度充气或伴有肺门血管阴影增加;有合并感染时,可出现肺部浸润以及发生其他并发症时可有不同像,但胸部X线有助于排除其他原因引起的哮喘。

4.皮肤变应原检查

皮肤试验是用致敏原在皮肤上所做的诱发试验,一般在上臂伸侧进行。主要有4种方法。①斑贴试验:用于确定外源性接触性皮炎的致敏物。②划痕试验:主要用于检测速发反应的致敏物，于试验部位滴一滴测试剂，然后进行划痕，划痕深度以不出血为度，20min 后观察反应，阳性反应表现为红晕及风团。此法优点是安全、不引起剧烈反应，但缺点是不如皮内试验灵敏。③皮内试验：敏感性较高，操作简便，不需特殊设备，是目前特异性试验最常用方法。一般用以观察速发反应，也可观察延迟反应。皮内试验注射变应原浸液的量为 0.01～0.02mL。一般浸液浓度用 1：100(W/V)，但花粉类多用1：1000～1：10000 浓度。皮试的目的是为了明确引起哮喘的致敏原，故皮试前 24～48h 应停用拟交感神经类、抗组胺类、茶碱类、皮质类固醇类药物，以免干扰结果。④吸入性过敏源和食入性过敏源筛查的组合检测：可检测各种常见的过敏反应，并可估计人血清或血浆中 IgE 的总水平。吸入性过敏源筛查检测组合包括：屋尘、尘螨、粉螨、猫毛发皮屑、狗毛发皮屑、点青霉、交链孢霉、黑根霉、蟑螂、蚊子、普通豚草、蒿属植物、白桦、榆树、梧桐、桉树、桑树。食入性过敏源筛查检测组合包括：螃蟹、虾、龙虾、鳕鱼、带鱼、金枪鱼、牛肉、羊肉、鸡肉、牛奶、蛋白、蛋黄、花生、大豆、绿豆、大马哈鱼、大比目鱼、扇贝或干贝。

5.肺功能检查

近年来国内外学者推荐用微型流速来测量最大呼气流速(PEFR)以随时监测哮喘患儿病情变化。其方法是被检者取立位，右手持峰流速仪深吸一口气立即将仪器咬口端塞进口腔内，口唇要含紧口器，不漏气，用最大力量及最快速度将气呼出，重复 3～4 次，选其最高值记录评价。检查时，患儿在吸气和呼气间不能屏气，检查前应反复向患儿演示，同时要测量身高，然后与本地区正常儿童标准值比较，如低于正常吸入支气管扩张药如沙丁胺醇气雾剂 2 揿，其值能提高 15%，则有诊断意义。用峰流速仪试验不但可诊断哮喘，还可监测哮喘患儿病情，测定气道高反应性。其最大特点是可随身携带，便于家长和患儿自我监测病情，记录于哮喘日记调整治疗方案，达到较长时间控制哮喘发作的目的。但在危重型患儿因全身情况衰竭，或气道通气量急骤减少，常不宜反复进行测试。

6.血气分析

是测量哮喘病情的重要实验室检查，特别对并发低氧血症和高碳酸血症的严重病例，可用来指导治疗。有学者依据血气结果，将哮喘发作分为三度。①轻度：pH 正常或稍高，PaO_2 正常，$PaCO_2$ 稍低，提示哮喘处于早期，有轻度或过度通气，支气管痉挛不严重，口服或气雾吸入平喘药可使之缓解；②中度：pH 值正常，PaO_2 偏低，$PaCO_2$ 仍正常，则提示患者通气不足，支气管痉挛较明显，病情转重，必要时可加用静脉平喘药物；③重度：pH 值降低，PaO_2 明显降低，$PaCO_2$ 升高提示严重通气不足，支气管痉挛和严重阻塞，多发生在哮喘持续状态，需积极治疗或给予监护抢救。

【规范处理】

1.一般治疗

吸氧，保持呼吸道通畅，患儿保持半卧位可减轻困难。

2.病因治疗

避免接触过敏源，积极治疗和清除感染灶，祛除各种诱发因素，如吸烟、冰冷饮料、水果，预防气候突变等。

3.急性发作的治疗

(1)控制感染:怀疑有感染时,可根据病情或病原学检查选用1～2种抗生素。

(2)控制哮喘药物

糖皮质激素:适用于各型、各年龄段的哮喘,是最有效的抗炎药物。

吸入剂有:①必酮碟干粉:100μg/囊泡,每次100μg,3～4/d;②丙酸倍氯米松(必可酮):50μg/揿,每次100μg,2～4/d;③布地奈德(丁地去炎松):50μg/揿,每次50～100μg,2～4/d。吸入糖皮质激素适用于哮喘急性加重,慢性哮喘反复发作,哮喘的预防性治疗,尤其适用于每日有症状的小儿,需长期使用。

口服药多用泼尼松,1～2mg/(kg·d)(最大量40mg/d),分2～3次日服,3～5d短程使用。少数患儿需长期口服糖皮质激素,则宜每日顿服或隔时顿服,在口服的同时应用吸入糖皮质激素,2周以后,逐渐停用口服,用吸入糖皮质激素来完全或部分替代口服糖激素。

静脉用药有①氢化可的松:每次4～8mg/kg,静脉滴注,2/d;②甲泼尼龙:每次1mg/kg,每6h 1次;③地塞米松:每次1～2.5mg,2～3/d。疗程3～5d,病情稳定后立即停药,有激素依赖倾向者改用口服泼尼松维持并逐渐过渡至吸入。

β_2受体激动药是临床解除支气管痉挛的一线平喘药。

吸入剂有①沙丁胺醇:100μg/揿,每次1～2揿,3～4/d;②特布他林(博利康尼,喘康速):250μg/揿,每次1～2揿,3～4/d;③喘宁碟干粉:200μg/囊泡,每次200μg,3～4/d;④0.5%沙丁胺醇水溶液:每次0.01～0.03mL/kg(最大量1mL),用2～3mL生理盐水稀释,4～6h雾化吸入1次。吸入型β_2受体激动药为治疗哮喘急性发作和预防运动诱发哮喘的首选药物。气雾剂最适用于哮喘初发阶段,0.5%沙丁胺醇水溶液雾化吸入对重度哮喘发作或哮喘持续状态疗效较好,开始可0.5h用药1次,以后每隔4～6h重复1次。

口服药有①短效β_2受体激动药:起效快,疗效维持4～6h。沙丁胺醇:每次2～4mg,5岁以下的患儿每次0.5～1mg,大于5岁每次2mg,3～4/d。②中效β_2受体激动药:起效较快,疗效可维持6～8h。特布他林:每片2.5mg,1～2岁每次1/4～1/3片,3～5岁每次1/3～2/3片,6～14岁每次2/3～1片,3/d。③长效β_2受体激动药:作用强,疗效维持12h,且有抗炎作用。丙卡特罗(美喘清):每片25μg,每次1.25μg/kg,1～2/d。

氨茶碱具有抗炎及平喘的双重作用。①口服用药:每次4～6mg/kg,6h 1次。缓释片(茶碱),每次8～12.5mg/kg,1～2/d。②静脉用药:首次5～6mg/kg,于20～30min内静脉滴注,继以1mg/(kg·h)静滴维持。

4.咳嗽变异性哮喘的治疗

可用沙丁胺醇和酮替芬。沙丁胺醇每次0.1mg/kg,3/d,在咳嗽消失后继续服用半个月停药。酮替芬,幼儿每次0.5mg,儿童每次1mg,口服,2/d,疗程一般为半年。也可用丙卡特罗,1.25μg/(kg·d),口服,1/d。

5.哮喘持续状态的治疗

(1)立即氧气吸入:浓度以40%为宜。最好以氧气为驱动将沙丁胺醇溶液稀释后雾化吸入。0.5%沙丁胺醇溶液,1～4岁0.25mL,4～8岁0.5mL,8～12岁0.75mL,12岁以上1.0mL,加生理盐水至2mL,初为1～2h 1次,好转后6h 1次。

(2)糖皮质激素:早期、足量、短程、静脉使用。静脉滴注氢化可的松每次5～10mg/kg,或地塞米松每次0.25～0.75mg/kg,6～8h 1次。症状缓解后逐渐减量或改为口服。

(3)氨茶碱:首剂5～6mg/kg,静脉滴注,30min内滴完,继后以0.8～1mg/(kg·h)维持3h,或6～8h重复1次。注意在使用大剂量$β_2$受体激动药后再用氨茶碱不但不能增加扩张支气管的效果,反而会增加不良反应的发生。

(4)沙丁胺醇溶液:每次2.5～5μg/kg,加入250mL葡萄糖溶液中静脉滴注,每分钟1mL,30min左右症状好转后减慢滴速,维持4～6h,8h后可重复应用。该药适用于雾化吸入或静脉滴注氨茶碱后病情无好转的患儿。

(5)控制感染:感染是儿童哮喘持续状态的常见诱因,且痰液潴留也易继发细菌感染,应选择两种抗生素联用。

(6)补液、纠正酸中毒:一般可给予1/3张含钠溶液,补液量按80～100mL/(kg·24h)计算,再根据病情调整。明显的代谢性酸中毒可应用碳酸氢钠溶液纠正。注意同时纠正低钾、低钠血症。

(7)机械通气:出现呼吸困难明显,双肺呼吸音减低甚至听不到哮鸣音,意识障碍,血气分析提示明显的低氧血症,二氧化碳分压大于8.6kPa,应给予气管插管机械通气治疗。

6.缓解期治疗

(1)脱敏疗法:对由明确过敏源引发的哮喘,用标准提取物并在严格监测下进行特异性免疫治疗。

(2)抗感染治疗。①色甘酸钠:气雾剂1mg/揿,每次2mg,3～4/d;干粉吸入每粒20mg,每次20mg,3～4/d。疗程至少在1个月以上。预先吸入$β_2$受体激动药后再吸入该药,可避免偶可发生的诱发和加重咳嗽与喘鸣。②酮替芬:每片1mg,小于3岁每次0.5mg,大于3岁每次1mg,2/d,疗程超过2～3个月。③吸入糖皮质激素:不能起到即刻平喘的作用,一般在使用后1～2周才能起效,8～12周可获得良好改善。在获得最大疗效后逐渐减量,以可控制症状的最小剂量维持治疗。或在急性期规范化治疗的4个月后,缓解期长期、规则地以维持量吸入激素,这是治疗气道炎症最有效手段,疗程需两年。

(3)提高机体免疫力:根据免疫功能检查结果,选用增强细胞免疫、体液免疫和非特异性免疫的药物,如转移因子、胸腺素、胎盘肽、左旋咪唑、丙种球蛋白、卡介苗等。

【注意事项】

用药应注意以下特点:

1.寻找诱因,避免过敏源

大多数哮喘儿童通过试验可以找出过敏源,以便日后生活中尽量避免接触。

2.增强体质,预防用药

哮喘患儿在发作间歇期应进行适度体育锻炼,以提高机体对外界环境变化的适应能力。发病季节前可用些抗过敏药物,如色甘酸钠。

3.合理用药,减少复发

目前尚无药物能根治哮喘发作,但有方法降低机体的过敏状态,用药物缓解支气管痉挛及调整机体抗病能力。降低机体的过敏状态可采用脱敏疗法。即将已知的过敏物制成若干种低浓度溶液，从小剂量开始肌内注射，坚持2～3年。缓解支气管痉挛应首选β肾上腺素能受体兴奋药，如氨茶碱口服或静脉注射，每次每千克体重4～6mg，6h 1次，以保持血中有效浓度。哮喘急性发作控制后，仍应坚持用药。

五、诊治进展

1.遗传因素对哮喘发病的影响

尽管流行病学研究显示越来越多的基因似乎与哮喘发生有关，然而导致基因表达调节障碍的基因变异与功能间关系的机制试验却受到高频发生的自然变异的阻碍。基因和环境间的相互作用又为哮喘表型的确定增添了另外一层复杂性。如何从遗传相关性转移到易感基因或SNPs的蛋白功能学研究是目前的另一大挑战。完成以上工作才可能获得相关知识开发一种新的更为有效的针对哮喘的治疗方案。

2.免疫治疗

辅助性T淋巴细胞业群功能失调，即Th1/Th2细胞失衡，在哮喘发生中的作用已越来越为人们所认识，故针对调节Th1/Th2细胞间平衡的哮喘免疫治疗已成为研究热点，增强Th1细胞免疫的治疗如：卡介苗、DNA疫苗、Th1细胞因子等；抑制Th2细胞免疫的治疗，如：转录因子GATA-3、CCR3拮抗药等方法均取得了一定的进展。

3.抗IgE治疗

哮喘患者体内存在特异度IgE抗体，对常见的过敏源易产生过敏反应，抗IgE治疗是通过阻碍IgE与肥大细胞或嗜碱粒细胞的结合而防止炎性递质的释放从而控制哮喘。通过给过敏性哮喘患者静脉注射重组人单克隆抗IgE抗体可降低血IgE水平，改善哮喘症状，并抑制抗原诱导的哮喘速发及迟发反应。

第四节　肺气肿

一、概述

肺气肿是指呼吸细支气管以远的末梢肺组织因残气量增多而呈持久性扩张，并伴有肺泡间隔破坏，以致肺组织弹性减弱，容积增大的一种病理状态。肺气肿若治疗不及时，可引起自发性气胸、呼吸衰竭、慢性肺源性心脏病、胃溃疡以及睡眠呼吸障碍等并发症，严重危害患者生命健康。据世界卫生组织的调查，我国肺气肿的病死率达460/10万，75岁以上男性肺气肿的病死率达6000/10万。

二、病因

肺气肿是支气管和肺疾病常见的并发症，与吸烟、空气污染、小气道感染、肺尘埃沉着病等关系密切，尤其是慢性阻塞性细支气管炎是引起肺气肿的重要原因。

1.大气污染

尸检材料证明，气候和经济条件相似情况下大气污染严重地区肺气肿发病率比污染较轻地区为高。

2.吸烟

纸烟含有多种有害成分，如焦油尼古丁和一氧化碳等，吸烟者黏液腺岩藻糖及神经氨酸含量增多，可抑制支气管黏膜纤毛活动，反射性引起支气管痉挛，减弱肺泡巨噬细胞的作用。吸烟者并发肺气肿或慢性支气管炎，死于呼吸衰竭或肺心病者，远较不吸烟者为多。

3.呼吸道病毒和细菌感染

反复感染可引起支气管黏膜充血、水肿、腺体增生肥大、分泌功能亢进、管壁增厚狭窄引起气道阻塞。肺部感染时蛋白酶活性增高，与肺气肿形成也可能有关。

4.蛋白酶-抗蛋白酶平衡失调

体内的一些蛋白水解酶对肺组织有消化作用，而抗蛋白酶(主要为α_1-抗胰蛋白酶)对于，弹力蛋白酶等多种蛋白酶有抑制作用。吸烟可使中性粒细胞释放弹性蛋白酶，烟雾中的过氧化物还使α_1-抗胰蛋白酶的活性降低，导致肺组织弹力纤维分解，造成肺气肿。此外，遗传性α_1-抗胰蛋白酶缺乏者易于发生肺气肿。α_1-抗胰蛋白酶缺乏家族的肺气肿发病率比一般人高15倍，主要是全腺泡型肺气肿。但是，我国因遗传性α_1-抗胰蛋白酶缺乏引起的原发性肺气肿非常罕见。

小儿时期肺气肿，根据原因分为三类：

(1)代偿性肺气肿：属于局限性非阻塞性肺气肿，见于肺炎、肺不张、脓胸、气胸等疾病。由于病肺组织损坏，容积缩小，于是健康肺膨胀、填补空隙，故形成代偿性肺气肿。这类肺气肿，只是单纯的肺泡膨胀并无支气管阻塞因素，待原发病清除后，气肿现象也随着消失。

(2)阻塞性肺气肿：由各种原因引起的细支气管部分阻塞形成活瓣作用所致。当用力吸气时候，气体尚能冲开阻力进入肺内；呼气时，由于力量较小，使一部分进入肺内的气体，不能顺利排出，而残留在肺内，因而肺泡过度充气，逐渐膨胀，肺泡壁破裂并相互融合所致。引起梗阻性肺气肿的常见原因：异物吸入支气管或细支气管，各种肺炎，急慢性支气管炎，支气管哮喘，百日咳，支气管黏膜下结核等。

(3)先天性肺组织及肺循环发育异常所致单侧肺气肿：包括先天性肺叶气肿、特异性肺气肿等。

三、病理

气肿肺肉眼可见显著膨大，边缘钝圆，色泽灰白，表面常可见肋骨压痕，肺组织柔软而弹性差，指压后的压痕不易消退，触之捻发音增强。镜下肺泡扩张，间隔变窄，肺泡孔扩大，肺泡间隔断裂，扩张的肺泡融合成较大的囊腔；肺毛细血管床明显减少，肺小动脉内膜呈纤维性增厚；小支气管和细支气管可见慢性炎症。

肺气肿病变发生在肺腺泡，即Ⅰ级呼吸细支气管所分布的肺组织范围内，属肺泡性肺气肿。根据病变的确切解剖部位及分布范围的不同可分为：

1.弥漫性肺气肿

（1）腺泡中央型肺气肿：病变累肺腺泡的中央部分，呼吸细支气管病变最明显，呈囊状扩张，在近端囊壁上常可见呼吸上皮（柱状或低柱状上皮）及平滑肌束的残迹；肺泡管、肺泡囊变化则不明显。常由吸烟引起，最常发生于上肺。

（2）全腺泡型肺气肿：病变累及肺腺泡的各个部位，从终末呼吸细支气管直至肺泡囊和肺泡均呈弥漫性扩张，遍布于肺小叶内，有时还可见到囊泡壁上残留的平滑肌束片段。如果肺泡间隔破坏较严重，气肿囊腔可融合成直径超过 1cm 的大囊泡，形成大泡性肺气肿。CT 和肺血管造影显示肺边缘血管减少，弥散功能低下，活动时动脉氧饱和度降低。一般发生于全肺，可能与 α_1-抗胰蛋白酶缺乏有关。

（3）腺泡周围型肺气肿：也称间隔旁型肺气肿，常合并腺泡中央型和全腺泡型肺气肿。病变主要累及肺腺泡远端部位的肺泡囊，而近端部位的呼吸细支气管和肺泡管基本正常；微小的破坏逐渐融合成大的空腔并有可能形成胸膜下巨大的大泡，易引起白发性气胸，但界限清楚且手术效果好。

2.局限性肺气肿

（1）不规则型肺气肿：也称瘢痕旁肺气肿，病变主要发生在瘢痕附近的肺组织，常见于纤维空洞型肺结核或慢性弥漫性炎症病变，如肺肉瘤病、蜂巢肺等。肺腺泡不规则受累，空腔较大，常同时伴有纤维化，临床症状少，确切部位不定，一般是发生在呼吸细支气管远侧端，肺泡囊有时也受累。

（2）肺大疱：病变特点是局灶性肺泡破坏，小叶间隔也遭破坏，往往形成直径超过 2cm 的大囊泡，常为单个孤立位于脏层胸膜下，而其余肺结构可正常。

（3）间质性肺气肿：是由于肺泡壁或细支气壁破裂，气体逸入肺间质内，在小叶间隔与肺膜连接处形成串珠状小气泡，呈网状分布于肺膜下。

四、临床表现

发病缓慢，多有慢性咳嗽、咳痰、气喘、呼吸困难。早期症状不明显，或在劳累时感觉呼吸困难；随着病情发展，呼吸困难逐渐加重，以致难以胜任原来的工作。晚期重症患者支气管阻塞较严重，咳喘不已，常因并发呼吸道感染而造成严重肺通气功能不足，甚至发生呼吸功能衰竭而出现一系列症状，诸如水肿、心悸、发绀、头痛、神志恍惚甚至昏迷。儿童肺气肿的症状表现则与病变太小有关。

慢性支气管炎并发阻塞性肺气肿时，在原有的咳嗽、咳痰等症状的基础上出现逐渐加重的呼吸困难。最初仅在劳动、上楼或登山、爬坡时有气急；随着病变的发展，在平地活动时，甚至在静息时也感气急。当继发感染时，支气管分泌物增多，进一步加重通气功能障碍，有胸闷、气急加剧，严重时可出现呼吸功能衰竭的症状，如发绀、头痛、嗜睡、神志恍惚等。

由于吸氧和呼出二氧化碳很困难，造成缺氧和二氧化碳在血液内积蓄，导致心脏、大脑、肝脏、肾脏、胃肠道功能损害，尤其对心脏影响最大。由于肺泡间隔毛细血管床受压迫及数量减少，使肺循环阻力增加，肺动脉压升高，最终导致慢性肺源性心脏病、心力衰竭甚至死亡。慢性肺病也可以引起所谓继发性红细胞增多症，即携氧的红细胞数目过多。

肺气肿患者因长期处于过度吸气状态使肋骨上抬，肋间隙增宽，胸廓前后径加大，形成肺气肿患者特有的体征"桶状胸"。患者胸廓呼吸运动减弱，叩诊呈过清音，心浊音界缩小或消失，肝浊音界下降，语音震颤减弱，听诊时呼吸音减弱，呼气延长，用力呼吸时两肺底部可闻及湿啰音和散在的干啰音，剑突下心音增强，肺动脉瓣第二音亢进。

肺气肿的严重并发症包括：肺源性心脏病及右心衰竭；肺大疱破裂后引起自发性气胸，并可导致大面积肺萎陷；呼吸衰竭及肺性脑病。呼吸衰竭时发生的低氧血症和高碳酸血症会引起各系统的代谢功能严重紊乱，其中中枢神经系统对缺氧最为敏感，随着缺氧程度的加重，可出现一系列中枢神经系统功能障碍，由开始的大脑皮质兴奋性增高而后转入抑制状态。患者表现由烦躁不安、视力和智力的轻度减退，逐渐发展为定向和记忆障碍、精神错乱、嗜睡、惊厥以至意识丧失。迅速发生的 CO_2 潴留也能引起中枢神经功能障碍，患者常出现头痛、头晕、烦躁不安、言语不清、扑翼样震颤、精神错乱以及嗜睡、昏迷、呼吸抑制等"二氧化碳麻醉"症状。由呼吸衰竭造成的以脑功能障碍为主要表现的综合征，称为肺性脑病，可能是由于低氧血症、高碳酸血症，以及酸碱平衡紊乱导致神经细胞变性、坏死和脑血液循环障碍引起脑血管扩张、脑水肿、灶性出血、颅内压升高甚至脑疝形成等因素综合作用所致。

五、辅助检查

1.胸部 X 线检查

因肺容积增大，可见肺野扩大，肋间隙增宽，肋骨平行，活动减弱，横膈下降且变平，两肺野的透亮度增加。

2.肺功能检查

表现为通气功能下降，对诊断肺气肿具有重要意义。诊断标准是残气量超过肺总量的35%，最大通气量低于预计值的80%，肺总量超过预计值的100%，1秒用力呼吸量低于肺活量的60%。

3.血气分析

如出现明显缺氧二氧化碳滞留时，则动脉血氧分压（PaO_2）降低，二氧化碳分压（$PaCO_2$）升高，并可出现失代偿性呼吸性酸中毒，pH 降低。

4.血液和痰液检查

一般无异常，继发感染时似慢性支气管炎急性发作表现。

5.心电图检查

一般无异常，有时可呈低电压。

六、诊断

肺气肿的诊断尤其是早期诊断比较困难，应结合病史、体征、胸部X线检查及肺功能检查综合判断。凡有引起气道阻塞的疾病如慢性支气管炎、支气管哮喘、肺结核等病史，气急逐渐加重，应进一步行胸部X线和肺功能检查，可助诊断。若肺功能检查显示残气量增加，残气/肺总量超过35%，第一秒用力呼气量/用力肺活量比值<60%，或最大通气量占预计值80%以下，气体分布不均，弥散功能减低，经支气管扩张剂治疗，肺功能无明显改善者，即可诊断为阻塞性肺气肿。

七、鉴别诊断

儿童肺气肿应与先天性肺囊肿、气胸等疾病相鉴别。

1.先天性肺囊肿

为一种肺部先天性畸形，可分为单发(孤立性)和多发性，前者较为多见。小的囊肿可无任何症状，仅在X线检查时才被发现，较大囊肿在继发感染或胀大压迫周围组织时才出现症状。胸部X线检查显示边缘清晰的圆形或椭圆形的致密阴影，或圆形或椭圆形壁薄的透亮空洞阴影中可有液平面，可助鉴别。

2.气胸

是由于肺部疾病或外伤等因素使肺组织和脏层胸膜破裂，或由于靠近肺表面的微小泡和肺大疱破裂，肺和支气管内空气进入胸膜腔所致。X线检查是诊断气胸的重要方法，大多有明确的气胸线，为萎缩肺组织与胸膜腔内气体交界线，呈外凸线条影，气胸线外为无肺纹理的透光区，线内为压缩的肺组织，合并胸腔积液时可见气液面。

八、治疗

目前无法治愈，治疗目的在于延缓病情进展，提高患者生活质量。

1.一般治疗

(1)戒烟：有助于延缓病情发展，是肺气肿治疗的主要措施。方法包括行为治疗，和(或)药物治疗。不吸烟的患者应该避免与吸烟者共处于一个封闭的环境里。

(2)改善居住环境：尽可能避免吸入污染的空气、烟雾，避免室温过冷或过热，不要居住在高原地带。

(3)氧疗：严重时应予氧疗，可改善呼吸困难，增加体力。每天12～15小时的给氧能延长寿命，若能达到每天24小时的持续氧疗，效果更好。供氧器械有手提式氧气筒和床旁氧气筒两种，手提式氧气筒可以在患者进行日常活动时通过鼻孔持续供氧。

(4)适当锻炼：可增强胸部肌肉力量，以帮助呼吸，减轻肺部负荷，改善生活质量。应在医师指导下视病情制订方案，例如气功、太极拳、呼吸操、定量行走或登梯练习。

(5)呼吸咳嗽训练:包括腹式呼吸、缩唇深慢呼气、咳嗽训练,有助于清除肺内痰液,加强呼吸肌和膈的活动能力。

2.药物治疗

药物治疗主要用于改善症状,包括扩张气道、控制呼吸道感染、治疗心力衰竭等并发症;有严重通气不足并发呼吸性酸中毒和神志改变者,则应进行人工机械辅助通气治疗。

(1)支气管扩张剂,如氨茶碱、β_2受体激动剂;如有过敏因素存在,可适当选用糖皮质激素。

(2)祛痰剂:用以排除痰液。

(3)抗生素:发生呼吸道急性感染时,应根据病原菌或经验选用有效抗生素控制感染,如青霉素、庆大霉素、环丙沙星、头孢菌素等。

(4)弹性蛋白酶抑制剂:通过纠正蛋白酶-抗蛋白酶失衡而改善病情,目前国外正开展相关的临床研究。

3.外科治疗

外科医师自20世纪初开始,就一直在尝试如何通过手术治疗来提高肺气肿患者生活质量。目前肺大疱切除术和肺移植为主要的手术方式,其中大疱切除术通过切除膨胀的肺大疱,可使周围受限制并有潜在功能的肺再膨胀,并通过使用高分辨CT检查等细致的术前准备和电视胸腔镜微创技术,提高了手术效果。

九、预防

1.良好的生活习惯

首先是戒烟,或避免与吸烟者共处于一个封闭的环境里;应注意保暖,避免受凉,预防感冒;避免焦虑,培养积极开朗的生活态度;应改善环境卫生,做好个人劳动保护,消除及避免烟雾、粉尘和刺激性气体对呼吸道的影响。若有咳嗽、咳痰应立即就医。

2.加强营养,增强免疫力

饮食要注意营养成分,多补充蛋白质类食物,避免豆类、甘蓝菜等易胀气的食物;有心力衰竭者,则应注意忌盐。若长期饮食量较少,又用利尿剂者应注意补充钾离子,食品中以橘子、香蕉、鲜蘑菇等钾离子含量较高。避免暴饮暴食,宜少食多餐;应减缓进食速度,以免增加呼吸负担;应保持正常体重,做好每天进食量、饮水量和大小便排出量的记录。

3.免疫接种

流感和肺炎可加重病情,肺气肿患者应接受常规的流感与肺炎预防接种。

十、预后

影响预后的主要因素是肺功能状况和并发症。当$FEV_1>1.5L$,常有正常的生存期;而$FEV_1\leqslant1.01$时,平均生存期≤5年;稳定期开始出现呼吸困难者大多数将在6～10年内发展为严重呼吸困难,这一阶段年病死率约为10%。合并低氧血症、高碳酸血症、失代偿期肺心病、肺栓塞者预后不良。儿童肺气肿预后较好，常随呼吸道感染的痊愈和支气管梗阻的消除而消退。

第五节　肺脓肿

一、概述

肺脓肿是由各种病原菌感染引起的肺实质炎性病变，导致组织坏死、破坏、液化形成脓肿。以高热、咳嗽、咳大量脓痰为主要临床特征。常见病原体包括金黄色葡萄球菌、化脓性链球菌、肺炎克雷伯杆菌、铜绿假单胞菌和厌氧菌等。可见于各年龄组小儿。主要继发于肺炎；或并发于败血症；偶有自邻近组织化脓病灶，如肝脓肿、膈下脓肿或脓胸蔓延至肺部；肿瘤或异物压迫可使支气管阻塞而继发化脓性感染；肺吸虫、蛔虫及阿米巴等寄生虫也可引起肺脓肿。原发性或继发性免疫功能低下和免疫抑制剂应用均可使其发生概率增加，但自抗生素应用以来，发病率已显著下降。

二、病因

1.病因

病原体常为上呼吸道、口腔的定植菌，包括需氧、厌氧和兼性厌氧菌。90％肺脓肿患儿合并有厌氧菌感染，毒力较强的厌氧菌在部分患儿可单独致病。常见的病原体还包括金黄色葡萄球菌、化脓性链球菌、肺炎克雷伯杆菌和铜绿假单胞菌。大肠埃希菌和流感嗜血杆菌也可引起坏死性肺炎。

2.病理

早期有肺组织炎症和细支气管阻塞，继之小血管炎性栓塞，肺组织化脓性炎症、坏死，形成肺脓肿，继而坏死组织液化破溃到支气管，致脓痰和坏死组织排出，脓腔消失后病灶愈合。若脓液仅部分排出，形成有气液平的脓腔，空洞壁表面常见残留坏死组织。病变有向周围扩展的倾向，甚至超越叶间裂波及邻接的肺段。若脓肿靠近胸膜，可发生局限性纤维蛋白性胸膜炎，发生胸膜粘连。周围健全的肺组织显示代偿性膨胀。若治疗不充分或支气管引流不畅，坏死组织留在脓腔内，炎症持续存在则转为慢性，脓腔周围肉芽组织和纤维组织增生，腔壁变厚，周围的细支气管受累变形或发生程度不等的扩张。如为张力性脓肿，破溃到胸膜腔，则可形成脓胸、脓气胸或支气管胸膜瘘。肺脓肿可完全吸收或仅剩少量纤维瘢痕。少数患儿脓毒栓子可经体循环或椎前静脉丛逆行至脑，引起脑脓肿。

小脓肿很少压迫肺脏引起通气血流改变，故临床上多无呼吸受限的表现，但是较大的脓肿可以改变通气血流，临床上可见缺氧和呼吸增快。

三、临床表现

起病较急,发热无定型,多为持续或弛张型高热,可伴寒战。咳嗽可为阵发性,有时出现呼吸增快或喘憋、胸痛或腹痛,常见盗汗、精神不振、乏力、体重下降,婴幼儿多伴呕吐与腹泻。如脓肿与呼吸道相通,咳出臭味脓痰。可有咳血痰,甚至大咯血。如脓肿破溃,与胸腔相通,则成脓胸及支气管胸膜瘘。症状可随大量痰液排出而减轻。

吸入性肺脓肿多有吸入感染因素(齿、口、咽喉感染灶,手术、劳累、受凉和脑血管病变等),急性起病,畏寒、高热、咳嗽、大量脓臭痰等。

继发性肺脓肿多有支气管扩张、支气管囊肿、肺结核空洞、支气管异物阻塞等原有疾病的临床表现存在,之后出现原有症状加重,发热、咳嗽、脓痰。

血源性肺脓肿多先有原发病灶(疖、痈等),可有畏寒、高热等感染中毒症的表现。经数天或数周后才出现咳嗽、咳痰,痰量不多,极少咯血。

慢性肺脓肿常有不规则发热、咳嗽、咳脓臭痰、消瘦、贫血等症状。

肺部体征与肺脓肿的大小和部位有关。早期、病变较小或位于肺脏的深部,可无异常体征。脓肿形成后病变部位叩诊浊音,呼吸音减低,数天后可闻及支气管呼吸音、湿啰音;随着肺脓肿增大,可出现空瓮音;病变累及胸膜可闻及胸膜摩擦音或呈现胸腔积液体征。血源性肺脓肿肺部体征大多阴性。慢性肺脓肿患儿患侧胸廓略塌陷,叩诊浊音,呼吸音减低,可有杵状指(趾)。

四、辅助检查

1.血常规

急性期血白细胞总数可达(20～30)×10^9/L或更高,中性粒细胞在90%以上。核明显左移,常有中毒颗粒。慢性期白细胞可稍升高或正常,可见红细胞和血红蛋白减少。

2.痰液检查

痰液静置后分三层:上层为泡沫,中层为清液,下层为黏液脓块或坏死组织,可将下层脓块进行涂片和培养;脓痰镜检时见弹力纤维,证明肺组织有破坏。

3.病原学检查

脓痰或气管吸取的分泌物进行培养检测病原菌,痰涂片革兰染色、痰液普通培养可找到致病菌。因为本病多为厌氧菌为主的混合感染,所以若疑为本病应同时做厌氧菌培养。

4.X线胸片

应做正侧位胸片。早期可仅见炎性浸润影,边缘不清,若脓肿形成则为团片状浓密阴影,分布在一个或数个肺段。肺脓肿形成后,大量脓痰经支气管排出,胸片上可见带有含气液平面的圆形空洞,内壁光滑或略有不规则。慢性肺脓肿腔壁变厚,周围为密度增高的纤维索条,可伴支气管扩张、胸膜增厚;血源性肺脓肿在两肺可见多个团片状浓密阴影。支气管碘油造影用于慢性肺脓肿可疑并发支气管扩张的患者。

5.胸部CT

CT对肺脓肿的早期诊断价值较大，对显示空洞壁情况及病灶周围肺野情况优于X线，能更准确定位并有助于作体位引流和外科手术治疗。CT可用于鉴别肺脓肿和有气液平的局限性脓胸、发现体积较小的脓肿和葡萄球菌肺炎引起的肺气囊腔。肺脓肿早期可见大片状密度增高影，边界模糊，中央密度较高，边缘密度较淡。当病灶坏死、液化可出现多个低密度病灶，继而形成空洞，其内可见液气平面。

6.MRI

肺脓肿内坏死液化组织MRI呈T_1WI低或中等信号，T_2WI为高信号，空洞内气体均为低信号。

7.核医学核素标记

放射性核素标记白细胞显像，病变区灶性高密度影，空洞呈轮圈状浓聚影。

8.纤维支气管镜

有助于明确病因和病原学诊断，并可用于治疗；如有气道内异物，可取出异物使气道引流通畅；如疑为肿瘤阻塞，则可取病理标本。还可经纤维支气管镜插入导管，尽量接近或进入脓腔，吸引脓液、冲洗支气管及注入抗生素，以提高疗效与缩短病程。

五、诊断

根据患儿急性起病的发热、咳嗽，或伴脓痰，痰有臭味的病史；慢性肺脓肿的患者伴杵状指（趾）等表现，结合血象、X线胸片对本病可做诊断，肺CT、MRI能早期、精确诊断。

由于引起小儿肺脓肿的原因很多，其中最常见的原因是感染，在临床的诊断思考方面，除了要注意肺脓肿的临床表现外，还需尽快查清楚感染的病原体，做出病因诊断，以便指导临床治疗和估计预后。对反复发作或慢性迁延的患者，还要尽可能明确导致反复感染的原发疾病和诱因，如营养不良、营养性贫血、原发性或继发的免疫缺陷病等。

在诊断肺脓肿时还要注意与空洞性肺结核继发感染、先天性肺囊肿继发感染进行鉴别。空洞性肺结核是一种慢性病，起病缓慢，病程长，可有长期咳嗽、午后低热、乏力、盗汗，食欲减退或有反复咯血。X线胸片显示空洞壁较厚，好发于上叶尖后段及下叶背段，病灶周围可有卫星灶，多无气液平，痰中可找到结核分枝杆菌。但当合并肺部感染时，可出现急性感染症状和咳大量脓臭痰，且由于化脓性细菌大量繁殖，痰中难以找到结核分枝杆菌，此时要详细询问病史。如一时不能鉴别，可按急性肺脓肿治疗，控制急性感染后，胸片可显示纤维空洞及周围多形性的结核病变，痰结核分枝杆菌可阳转。先天性肺囊肿继发感染时，囊肿内可见气液平，周围炎症反应轻，液性囊肿呈界限清晰的圆形或椭圆形阴影，全气囊肿呈一网或椭圆形薄壁透亮囊腔影。无明显中毒症状和脓痰。如有以往的X线胸片做对照，更容易鉴别。

六、鉴别诊断

1.肺大疱

见于金黄色葡萄球菌肺炎或病毒性肺炎后，X线胸片上肺大疱壁薄，形成迅速，并可在短时间内自然消失。

2.大叶性肺炎

与肺脓肿早期表现类似，但大叶性肺炎病程短，一般 7～10 天可痊愈。

3.支气管扩张继发感染

根据既往严重肺炎或结核病等病史，典型的清晨起床后大量咳痰，结合 X 线胸片、肺 CT 及支气管造影所见，可以鉴别。

4.空洞性肺结核

需要结合临床病史、结核菌素试验、痰液涂片或培养结核菌的检查结果。X 线胸片结核空洞周围有浸润影，一般无液平面，常有同侧或对侧结核播散病灶。

5.先天性肺囊肿

其周围组织无浸润，液性囊肿呈镜界分明的圆形、椭圆形阴影。全气囊肿呈一圆或椭圆形薄壁透亮阴影。

七、治疗

抗菌药物治疗和脓液引流是主要的治疗原则。

1.抗菌药物治疗

吸入性肺脓肿多为厌氧菌感染，一般均对青霉素敏感，仅脆弱拟杆菌对青霉素不敏感，但对林可霉素、克林霉素和甲硝唑敏感。早期可用青霉素 10 万 U/(kg·d)，疗程 4～6 周。随后根据痰细菌培养及敏感试验选用敏感抗生素，如头孢菌素、万古霉素及亚胺培南/西司他丁钠等治疗。对革兰阳性菌常选用半合成青霉素，如苯唑西林、红霉素或头孢菌素等；革兰阴性菌可选用氨苄西林或第三代头孢菌素。

血源性肺脓肿多为葡萄球菌和链球菌感染，可选用耐 β-内酰胺酶的青霉素或头孢菌素。如为耐甲氧西林的葡萄球菌，应选用万古霉素、替考拉宁或利奈唑胺。

如为阿米巴原虫感染，则用甲硝唑治疗。如为革兰阴性杆菌感染，则可选用第二代或第三代头孢菌素，必要时联用氨基糖苷类抗菌药物，如阿米卡星。

抗菌药物的剂量和疗程要足，一般至体温正常、症状消失、X 线检查显示脓肿吸收 7 天后停药。具体疗程因脓肿吸收的速度、脓肿的大小、临床表现的严重程度而定，一般疗程 3～4 周。

2.脓液引流

保证引流通畅，是治疗成功的关键。

(1)体位引流：根据脓肿的部位和支气管的位置采用不同体位，引流的体位应使脓肿处于最高位，年长儿可呈头低位、侧卧位(健侧在下，患侧在上)。一般应在空腹时进行，每天 2～3 次，每次 15～30 分钟。婴儿可通过变换体位，轻拍背部。引流时可先做雾化吸入，再拍背，以利痰液引流。

(2)经纤维支气管镜吸痰及局部给药治疗：抗生素治疗效果不佳或引流不畅者，可进行支气管镜检查，吸出痰液和腔内注入药物。

方法:纤维支气管镜插至病变部位的支气管开口处吸痰,吸出的痰液送细菌培养、结核菌和细菌学检查。用生理盐水局部反复冲洗,后注入抗生素,每周1～2次,直至症状消失,脓腔及炎症病灶消失。局部用抗生素依药敏而定。

(3)经肺穿刺抽脓注入给药:如脓腔较大又靠近胸壁,在X线或超声定位后,在常规消毒下经肺直接穿刺脓腔,尽可能将脓液抽净后注入稀释的抗生素。经肺穿刺有一定危险性,易发生气胸和出血。应做好给氧及止血的准备。尽量避免反复穿刺,以免引起健康肺组织和胸腔的感染。

(4)经皮穿刺置管:经正侧位胸片确定脓腔部位后,首先在局麻下用细长针试穿脓腔,一旦抽出脓液,立即停止抽脓,按原路径及深度插入导管穿刺针,置入内径11.5mm的细长尼龙管或硅胶管至脓腔内,退出导管。置管长度应使尼龙管在脓腔内稍有蜷曲,便于充分引流。皮肤缝线固定尼龙管。定时经常抽吸脓液,用生理盐水或抗生素液灌洗脓腔,管外端接低负压引流袋。待脓液引流干净,复查X线胸片,证实脓腔基本消失,夹管2～3天,无发热、咳脓痰等征象,拔管。

该方法创伤小,引流充分,置管不受脓腔部位限制,并可多个脓腔同时置管引流。

3.支持及对症疗法

注意给高热量、高蛋白、富含维生素的易消化食物。环境温湿度适宜,通风良好。注意保持患儿安静休息、口腔清洁。病情严重、全身状态衰竭的患儿,可以给予静脉丙种球蛋白、血浆、氨基酸复合液。呼吸困难者应给予吸氧。必要时可给祛痰止咳剂;原则上不用镇咳剂药物,以免抑制咳嗽,影响痰液的排出。对于咯血的患儿应给予止血、镇静剂。

4.手术治疗

手术适应证:①病程3～6个月以上,经内科保守治疗2个月以上无效,脓腔已包裹,脓腔壁上皮化和并发支气管扩张;②大咯血经内科治疗无效或危及生命者;③伴有支气管胸膜瘘或脓胸经抽吸、引流和冲洗疗效不佳者。病灶为单个而非多发,可以考虑手术切除病灶。术前应评价患儿一般情况和肺功能。手术禁忌证:急性发作期脓肿尚未形成,或多发的、小的肺脓肿及其他不能耐受手术的情况。

八、预防

对急性肺炎和败血症应及时彻底治疗;有呼吸道异物吸入时,须迅速取出异物;在腭扁桃体切除及其他口腔手术过程中,应避免分泌物及组织吸入肺部;重视口腔、上呼吸道慢性感染的预防与治疗,杜绝污染分泌物误吸入下呼吸道的机会;积极治疗皮肤痈疖或肺外化脓性病灶,不挤压痈疖,可以防止血源性肺脓肿的发病。重视呼吸道湿化、稀释分泌物、鼓励患儿咳嗽,保持呼吸道的引流通畅,从而有效地防止呼吸道吸入性感染。注意个人卫生,适当锻炼,增强体质,避免过度劳累,预防各种促使误吸的因素。

九、预后

本病一般预后良好。吸入异物所致者，在取出异物后迅速痊愈。有时脓肿经支气管排脓，偶可自愈。并发支气管扩张症、迁徙性脓肿或脓胸时预后较差。并发症有支气管肺炎、肺纤维化、胸膜增厚、肺气肿及肺心病等。

第六节　胸膜疾病

小儿胸膜疾病以胸膜炎最为常见，多继发于肺部感染，原发性或其他原因所致者较少见。

一、胸膜炎

胸膜炎分为三种：干性胸膜炎、浆液性胸膜炎和化脓性胸膜炎。

（一）干性胸膜炎

干性胸膜炎又称纤维素性胸膜炎，常与肺部细菌感染有关，亦可发生于急性上呼吸道疾病过程中。结缔组织疾病如风湿热患儿亦可发生。病变多局限于脏层胸膜，胸膜面粗糙而无光泽，一般无渗出液或很少渗出液，迅速吸收后留存纤维素层，形成粘连，可能逐渐吸收。

主要症状为胸痛，可牵涉到腹部、肩部和背部。深呼吸及咳嗽时疼痛加剧。患儿喜患侧卧位，患侧呼吸运动受限制、听诊呼吸音减弱。病程早期可闻胸膜摩擦音，在全部呼吸期间均可听到。胸部X线透视和胸片可见患侧膈呼吸运动减弱，肋膈角变钝。

诊断本病时，要注意与流行性胸痛和带状疱疹前驱期的胸痛及肋骨骨折相鉴别。腹痛明显者，尚需排除急性肠系膜淋巴结炎、阑尾炎。同时应分析胸膜炎的原因，注意肺部有无炎症，并进行必要的检查，尤其注意排除结核病。

主要针对原发病进行治疗。可适当给镇痛剂止痛。如非肺炎病例，宜用宽大胶布条紧缠患部以减少其呼吸动作或给镇咳剂抑制咳嗽。肺炎患儿则不宜采用。

（二）浆液性胸膜炎

浆液性胸膜炎，又称渗出性胸膜炎或浆液纤维素性胸膜炎或浆液血性胸膜炎，大多与肺部非化脓性细菌感染，如结核、病毒性肺炎（如腺病毒肺炎）、真菌性肺炎及支原体肺炎有关，亦可发生于腹部或纵隔炎症过程中，少数与肿瘤、结缔组织疾病等有关。

早期症状与干性胸膜炎相仿。随着胸腔内液体的积聚，胸痛症状逐渐消失。如液体量不大，可保持无症状。当大量积液时，可出现咳嗽、呼吸困难、端坐呼吸或发绀。胸部体征依渗出量多少而定。可见患侧肋间隙饱满、呼吸运动减弱、气管、纵隔及心脏向对侧移位、触诊语音震颤降低、叩诊有浊音或实音、听诊呼吸音减低或消失，积液如在右侧，可使肝脏向下移位。病变多限于一侧。如无包裹，上述体征随体位变化而改变。婴儿患本病时体征可不太明显，有时听到支气管呼吸音，如伴肺炎可闻干湿啰音。

胸部 X 线检查可见密度均匀的阴影，上界呈弧形曲线，外侧高于内侧，只有在空气进入胸腔后才会出现液平面。大量积液者见一侧肺呈致密暗影，患侧肋间隙增宽，纵隔向健侧移位，横膈下降。少量积液时仅见肋膈角或心膈角消失，叶间隙增宽。超声波检查对诊断有较大帮助。CT 检查还有助于观察患侧肺部病变。

如有上述典型症状和体征，结合胸部 X 线检查，不难做出诊断，但进一步明确胸膜炎的性质，则要通过胸腔穿刺抽出积液，进行实验室检查，后者有助于与化脓性胸膜炎、漏出性胸水、血胸、乳糜胸的鉴别。渗出液特点为外观淡黄色，清或略混浊，较黏稠，易凝固，比重多大于 1.016，细胞数多大于 500×10^6/L，蛋白定量常高于 25g/L，胸水蛋白与血清蛋白之比多大于 0.5，糖定量低于血糖，乳酸脱氢酶(LDH)常超过 200 单位，胸水 LDH 与血 LDH 之比常大于 0.6，胸水黏蛋白定性试验阳性，溶菌酶水平常高于 20μg/mL。pH 低于 7.20 常提示渗出性。漏出性胸水常为外观淡黄色，清，稀薄，不凝固，比重＜1.016，细胞数＜100×10^6/L，蛋白定量＜25g/L，胸水蛋白与血清蛋白之比＜0.5，糖定量与血糖相近，LDH 常低于 200 单位，胸水 LDH 与血 LDH 之比＜0.6，Rivalta 试验阴性。漏出液多见于心力衰竭、心包炎、上腔静脉综合征、肾病综合征、营养不良等所致低蛋白血症者，常为双侧性，且伴全身性水肿和或腹水。

主要针对原发病治疗。积液过多而发生压迫症状时，可穿刺排液。对结核性胸膜炎，在抗结核治疗同时可加用肾上腺皮质激素，以减轻中毒症状，促进胸水吸收，减少胸膜增厚和粘连的发生。加强营养，给予富有维生素及蛋白质的饮食。

(三)化脓性胸膜炎

化脓性胸膜炎又称脓胸，是指胸膜腔内有脓液积聚。本病多见于婴儿和学龄前儿童。多与肺部细菌感染有关，尤其是葡萄球菌感染，其次为肺炎链球菌和流感嗜血杆菌。Caksen H 等报道 32 例金黄色葡萄球菌肺炎中 37.5%发生脓胸。少数可由于肺脓肿破裂、胸膜穿刺或外科创伤、纵隔感染、膈下感染等引起。近年来由于抗生素的广泛应用，本病发生率已明显降低。

早期表现与细菌性肺炎相似。经抗生素治疗后可有数天的间隔期，随后出现急性中毒症状，如面色灰白、食欲缺乏、精神萎靡、高热、频咳、胸痛、呼吸困难，有时发绀。婴儿可仅表现为呼吸症状的恶化，病程长者可伴贫血、消瘦、杵状指(趾)等。积脓多时，患侧肋间隙饱满、呼吸运动减弱、听诊肺呼吸音消失，心脏及支气管受压而移向对侧。积脓量不多时，可在肺底部一定范围听到湿啰音，或在脓液面上方听到管状呼吸音。少量积脓时可无明显体征，仅叩诊浊音、听诊呼吸音减低。

葡萄球菌所致脓胸常并发支气管胸膜瘘和脓气胸，亦可发生化脓性心包炎、肺脓肿、肋骨骨髓炎或脑膜炎、败血症等，后者在肺炎链球菌和流感嗜血杆菌感染者更为多见。

胸部 X 线检查与渗出性胸膜炎相似。体位改变后胸片无变化常提示包裹性脓胸。胸水检查对诊断及鉴别诊断至关重要。脓液的性质与病原菌有关。金黄色葡萄球菌引起者，脓液极为黏稠，呈黄色或黄绿色。肺炎链球菌引起者亦较稠厚，呈黄色。链球菌引起者脓液稀薄，呈米汤样。在胸水常规基础上均应进行胸水培养和涂片革兰染色找细菌，同时送血培养。乳胶凝集试验可能有助于病原诊断。外周血白细胞计数和中性粒细胞比例常增高，血沉加快。

治疗原则是控制全身和局部感染，排除胸腔中的脓液。

1.一般疗法

卧床休息，给予高热量、富含蛋白质、维生素的饮食，补充损失的蛋白质，纠正水、电解质紊乱，必要时少量多次输血。

2.抗生素治疗

最好根据体外药物敏感试验结果选用对致病菌敏感的抗生素。葡萄球菌感染首选耐酶青霉素，如苯甲异噁唑青霉素、乙氧萘青霉素或万古霉素；肺炎链球菌感染可选用青霉素，但近年来青霉素耐药率明显增高，对重症或青霉素治疗无效者应使用头孢噻肟、头孢曲松或万古霉素；流感嗜血杆菌可选用头孢呋辛、头孢噻肟、头孢曲松或阿奇霉素。抗生素疗程至少 3～4 周。

3.胸腔闭锁引流

脓液稀薄者，可每日或隔日用粗针穿刺抽脓。若效果不明显，可安置肋间硅胶管或导尿管，行水封式引流。但目前多数学者认为，如胸穿抽出脓液，应立即放管通过水封式或负压引流，而不应该通过反复穿刺抽吸排脓。引流管内径应尽可能大。多房性包裹性脓胸可能需数根引流管。引流时间一般为 1 周左右。局部注入抗生素并不能提高疗效，并有局部不良反应。有文献报道局部注入溶纤维性药物如尿激酶等可促进胸水引流排出。

4.手术治疗

小儿脓胸发病后 3～5 周，胸膜即可形成厚的纤维板，影响肺的膨胀，因此有人主张早期施行纤维板剥离术。对经静脉抗生素治疗和胸腔闭式引流 72 小时后仍发热不退伴呼吸困难者，通过胸腔镜或开胸手术可促进恢复。在手术引流的同时，应及时采用体位引流，提高疗效，缩短病程。

二、气胸与脓气胸

气胸是指肺外、胸膜腔内有气体蓄积。若胸膜腔内同时有脓液存在则称为脓气胸。

任何原因导致胸膜腔与外界大气相通，使空气通过壁层胸膜或破裂的肺泡、支气管胸膜瘘进入胸膜腔均可导致气胸。根据病因可分为原发性气胸和继发性气胸两大类。原发性气胸原因不明，多发生于青少年和成人，尤其是体型高而瘦的男性。有些患儿有家族史。继发性气胸可发生于胸部创伤（如肺部穿通伤、外科手术、肺或胸膜穿刺误伤、机械通气）、呼吸道严重梗阻、肺部感染、弥漫性肺间质病变，偶可继发于肺结核、恶性肿瘤、吞咽腐蚀性药物等。若继发于肺部化脓性细菌感染，则形成脓气胸。

临床上根据胸腔内压力及胸膜破裂情况，将气胸分为闭合性、开放性及张力性三种。①闭合性气胸：气体进入胸膜腔后，胸膜裂口已经闭合，一次或数次抽气后压力不再上升；②开放性气胸：胸膜裂孔开放，气体随呼吸进出胸腔，胸腔内压力与大气压相等；③张力性气胸：胸膜裂口小并形成活瓣性阻塞，在吸气时气体进入胸腔，而呼气时气体不易排出，致胸腔内压力不断增加，抽气后不久压力即再升高。

临床症状取决于胸腔内积气量多少及是否为张力性气胸。小儿气胸多急性起病，一般在原发病的基础上突然出现烦躁、咳嗽、气急及呼吸困难等症状，或原有的呼吸困难等症状突然加重；年长儿可诉胸闷、胸痛。如积气量少，症状可不明显。张力性气胸时，由于大量气体积聚，不但肺组织受压，而且纵隔严重移位，导致腔静脉回流障碍，易引起严重的心肺功能障碍，表现烦躁、发绀、全身冷汗、脉搏细速、血压下降等休克症状，甚至出现意识不清、昏迷等。典型体征为患侧胸部饱满、呼吸运动减弱或消失、叩诊呈鼓音、触觉语颤及听诊呼吸音减弱或消失，气管及纵隔移向对侧。脓气胸者可有明显的中毒症状，体格检查患侧叩诊呈鼓音或浊音，且随体位的变化而有变化。

本病常根据胸部 X 线所见做出诊断。气胸部分透亮度增加、肺纹理消失，肺组织被压向肺门呈团状，可见气胸线（即肺边缘），纵隔可向对侧移位。脓气胸可见气液面。本病应与肺大疱、大叶性肺气肿、先天性含气肺囊肿等鉴别。在诊断时应特别注意是否为张力性气胸。如有纵隔明显移位、腔静脉回流障碍或胸腔穿刺时气体迅速冲出提示为张力性气胸。

少量闭合性或开放性气胸、肺压缩程度＜20％者，可让患儿卧床休息，气体大多在 2～4 周内被吸收。对张力性气胸或肺压缩程度较大者，须立即进行治疗。一般采用胸腔闭式引流，若效果不好，可用胸腔连续吸引法引流。纯氧吸入可促进气体吸收。脓气胸的治疗原则与脓胸相同。

三、乳糜胸

乳糜胸是指各种原因所造成的胸导管破裂或阻塞，使乳糜液溢入胸膜腔。近年来随着心胸手术的增多及中心静脉营养疗法的应用，本病呈增多趋势。约 50％患儿与胸科手术损伤胸导管有关。胸部的各种损伤、开放性肋骨骨折、爆炸伤等，新生儿产伤、新生儿窒息和呼吸暂停进行人工呼吸及体外心脏按压，使颈胸部压力过高均可导致胸导管破裂。各种良性、恶性肿瘤压迫左锁骨上静脉及淋巴干管或胸导管亦可造成乳糜胸。其他少见的原因包括中心静脉插管导致导管栓塞或血栓形成、淋巴系统发育不良（胸导管缺如、闭锁、多发性小淋巴管扩张）等。Beghetti 等报道 51 例乳糜胸患儿，其中 46 例发生于心胸手术后，1 例为胸部外伤后，4 例为先天性淋巴管发育畸形。

多为一侧性，尤以左侧居多。其症状的轻重与积液量和其聚集的速度有关。积量多时有咳嗽、气急及呼吸困难等症状，体格检查患侧听诊呼吸音降低、叩诊浊音并有纵隔移位等体征。新生儿乳糜胸多见于男性，多数发生在生后 1 周内，其中半数发生在生后 24 小时以内，可伴 Down 综合征及母亲羊水过多等。

根据胸腔穿刺抽出乳白色牛奶样液体及其化验结果可做出诊断。其比重为 1.012～1.018，白细胞计数常 0.5×10^9～1.0×10^9/L，淋巴细胞常在 80％～90％以上。pH 7.4，总蛋白 30～80g/L，脂肪 4～40g/L，甘油三酯＞1.1mmol/L。胸水苏丹乙醇染色可见红色脂肪颗粒。胸水乙醚试验：胸水加少量乙醚振荡均匀静置片刻，胸水变清亮。而假性乳糜胸的胸水无变化，后者多为慢性脓胸，脓细胞发生脂肪变性而呈乳糜样外观。另外，乳糜性胸水中的甘油三酯含量明显升高，而慢性浆液性渗出液中胆固醇含量明显升高。未开奶的新生儿病例则可出现清晰透亮的液体，而非乳白色。

婴儿乳糜胸 50％以上可自行缓解。反复胸腔穿刺可减轻压迫症状，但乳糜可迅速漏出重新积聚，并导致热量、蛋白质和淋巴细胞的丢失，继发免疫功能缺陷，如低免疫球蛋白血症和细胞免疫功能异常。有人建议将抽出的乳糜液重新输入患儿体内，但操作技术方面仍有较大难度，而且可能产生危险。

多数学者主张乳糜胸患儿应给予低脂肪、高蛋白质、高热量饮食，适当限制盐的摄入。增加维生素尤其是脂溶性维生素 A 和 D 的摄入。经上述饮食控制 1～2 周无效，可给予全肠道外营养，以减少乳糜液的生成。若内科保守治疗无效，可行手术治疗，如胸导管结扎、胸腹腔引流术。目前已有较多非损伤性乳糜胸患儿经胸导管结扎治疗成功的报道。

第七节 胸腔积液

一、概述

正常人有少量浆液存在于胸膜腔（胸膜壁层与脏层之间的间隙），起润滑作用。病理状态时，胸膜毛细血管渗出的液体和胸膜小静脉与淋巴管的再吸收之间的动态平衡可被打破，出现胸腔积液。胸腔积液的临床分类很多，通常可根据原因分为炎症性病因引起的渗出性积液和非炎症性病因引起的漏出性积液两大类，还可分为原发性和继发性两类。儿科最常见的是感染引起的胸腔积液。

二、病因

壁层胸膜的毛细血管在胸腔积液的形成中起主要作用。胸液从胸壁体循环毛细血管滤过到胸壁间质，然后进入胸膜腔。大部分胸腔积液通过壁层胸膜淋巴管引流。通常，胸腔液滤过速度从肺尖到肺底呈逐渐下降趋势，而淋巴管引流量则在肺底区域最大，由于其滤过和吸收部位不同，胸膜液可在胸膜腔内循环。淋巴引流是维持胸腔少量液体的唯一机制。胸腔内液体量增加，胸膜淋巴管可反应性增加引流量。病理情况下，如炎症、右心衰竭等，均可增加液体滤过量，当液体滤过超过胸膜淋巴管最大的引流量时就出现胸腔积液。

胸腔积液分漏出液和渗出液。漏出液的形成主要是血浆胶体渗透压降低、水钠潴留、静脉回流受阻等原因导致，如肾病综合征、右心衰竭、肝硬化、上腔静脉压迫综合征、严重营养不良、纵隔肿瘤压迫等。渗出液形成常常与毛细血管和胸膜渗透性增强有关。临床上，引发渗出液的病因多而复杂，常见病因包括感染性疾病，如细菌（包括结核分枝杆菌）、病毒、真菌、支原体、寄生虫等。结缔组织病包括系统性红斑狼疮、类风湿、结节性多动脉炎、结节病等。儿童胸腔积液多继发于肺部感染。通常分为浆液纤维素性胸膜炎（或浆液渗出性胸膜炎）：为浆液和纤维蛋白渗出于胸膜腔，常由结核、细菌、肿瘤性胸膜炎所致。主要表现为胸痛气急。化脓性胸膜炎（脓胸）：是指胸膜腔受致病菌感染，形成积脓。表现为恶寒、高热、胸痛、咳嗽和咳脓痰。

三、临床表现

根据不同的引起胸腔积液病因，患者相应原发病的临床表现。胸腔积液本身的临床表现没有特异性，主要是胸痛、呼吸困难或咳嗽等。胸痛多为单侧性锐痛，可以随咳嗽和呼吸加重，可以向肩部、颈部或腹部放射。胸腔积液量少时，可无任何症状，急性疾病时可有干咳、胸痛，查体可见患侧呼吸运动减弱、可闻及胸膜摩擦音。中等量积液，若积液发生较快，可有气急、气促、呼吸困难表现，起病缓慢时多数患儿可耐受，但在运动时也会出现呼吸困难。查体可见患侧胸廓饱满、肋间隙增宽、呼吸运动减弱，触觉语颤较弱或消失，叩诊呈实音或浊音，呼吸音较弱或消失。此时胸片可见片状外高内低密度增高影，气管、心脏向健侧移位。大量胸腔积液时呼吸困难明显，可出现鼻翼扇动、三凹征，可见口唇发绀，上述体征更为明显。

四、辅助检查

1.影像学检查

(1)X 线胸片：游离积液超过 300mL 时，胸片肋膈角变钝消失。中等量积液时，呈内低外高的弧形影，大量胸腔积液时患侧胸腔全为致密阴影，常仅肺尖透亮，纵隔移向健侧。局限性包裹积液可位于肺叶间或肺与纵隔、横膈、胸壁之间。侧位胸片有助于区别密度增高的肺部浸润影和自由流动的胸腔积液。

(2)胸部 CT：能发现常规胸片难以分辨的病变，如肿块、结节、胸膜斑块、和包裹积液的程度和部位等。壁层胸膜增厚往往是渗出液的征象，其特异性达 96%以上，但敏感性较低。对明确纵隔包裹性积液及鉴别包裹性积液与支气管胸膜瘘等，CT 有独特价值。

(3)磁共振成像(MRI)；对软组织有很高分辨率，可显示胸壁分层，因此能明确炎性及恶性胸腔积液胸膜的浸润，特别对肺尖的病变更有意义，漏出液、癌性及炎性渗出液的 MRI 信号特征有明显不同。肺炎旁胸腔积液的病例，影像学上胸壁无明显改变，而恶性胸腔积液常伴有胸膜周围脂肪层的变化以及深层肋间肌的改变，这有助于鉴别良性和恶性胸腔积液。

2.超声检查

B 超可发现＜150mL 的胸腔积液，对包裹性积液和肿块的鉴别也很有意义。B 超可显示胸腔积液的内部结构、液体回声的特征、病变范围以及与邻近组织的关系。超声检查发现胸腔积液有分隔存在或显示复合或均匀的回声波型，提示为渗出液。高密度回声波型常伴有血性胸腔积液或脓胸。超声引导下的胸腔穿刺准确性高、安全性好，特别适用于积液量少或包裹性积液患者，也是引导放置胸腔引流管的有效方法。

3.胸腔液检查

(1)外观和气味

1)气味：胸腔积液的气味有时能提示某些疾病，积液如有腐臭味，很可能为脓胸，且多为厌氧菌感染。

2)颜色：抽出的胸腔积液呈红色时，必须鉴别真性、假性血性胸腔积液。胸腔穿刺时如引起血管创伤出血,500mL 胸腔积液中混入 1mL 鲜血就可以出现假性血性胸腔积液。连续抽吸胸液分装若干试管,血色程度前后有显著差别者即为假性血性胸腔积液;反之,先后变化不明显,且不凝固者,为真性血性胸腔积液。真性血性胸腔积液应测定其血细胞比容(hct),如>0.5 外周血细胞比容,则为血胸;如胸腔积液血细胞比容<0.01,则无意义;血性胸腔积液通常提示恶性肿瘤、肺栓塞或创伤。

3)透明度:如胸腔积液混浊,呈牛奶样或血性,应离心后检查其上清液。如上清液透明,则为细胞或细胞碎片导致胸腔积液混浊;反之,如上清液混浊,其原因为积液中脂类含量过高,可能为乳糜胸。

(2)胸腔积液细胞分类:对明确积液的病因很有帮助。如胸腔积液以多形核粒细胞为主,同时伴有肺实质浸润,最可能的诊断为肺炎旁胸腔积液,如无肺实质浸润,则可能是肺栓塞、病毒感染等所致胸腔积液,或恶性胸腔积液,结核性胸膜炎等。此时,应行胸部、腹部 CT 和腹部 B 超检查。上述检查如无阳性发现应重复胸穿。如此时以单核细胞为主,乳酸脱氢酶(LDH)下降,病毒性胸腔积液及结核性胸腔积液的可能性较大。胸腔积液中细胞如以单核细胞为主,慢性胸膜病变的可能性更大,病因包括结核、恶性肿瘤、肺栓塞或吸收期病毒性胸膜炎等。

(3)胸液腺苷脱氨酶(ADA):广泛分布于人体各组织,催化腺苷水解,生成肌苷和氨,其水平升高是 T 淋巴细胞对某些特殊病变刺激的反应。结核性胸腔积液 ADA 水平多超过 45U/mL,而其他性质的胸腔积液,仅 3%左右 ADA 水平>45U/mL。

(4)胸腔积液葡萄糖:漏出液葡萄糖含量与血糖近似;渗出液中葡萄糖可因分解而减少,还伴有 pH 降低和 LDH 增高。肺炎旁胸腔积液葡萄糖水平明显降低,多<1.12mmol/L,且随病情进展而进一步下降。结核性胸腔积液的葡萄糖水平仅轻度下降,多为 1.68~3.08mmol/L。类风湿关节炎所致胸液,其葡萄糖水平极低,多为 0~0.56mmol/L。

(5)胸腔积液 LDH:胸腔积液 LDH 水平为胸膜炎症的可靠指标,有助于区别漏出液和渗出液但无法确定渗出液病因。LDH 活性在肺炎旁胸腔积液(尤其脓胸)中最高可达正常血清水平的 30 倍;其次为恶性胸腔积液;而在结核性胸液仅略高于正常血清水平。

4.侵入性检查

(1)闭式胸膜活检:闭式胸膜活检简单易行,损伤较小。当胸腔积液细胞学、微生物学和免疫学检查均无法明确病因时,应行此项检查。活检标本可行组织学检查,还应行分枝杆菌培养,两者结合,对结核性胸腔积液的诊断阳性率>80%。

(2)支气管镜检查:胸部影像学检查有肺部异常或有咯血的患者可以行支气管镜检查。

(3)胸腔镜:可观察到绝大部分胸膜腔,特别是闭式胸膜活检无法涉及的脏层、膈面和纵隔胸膜,还可在直视下对可疑部位进行活检。因此,广泛应用于胸膜疾病的诊断。其诊断阳性率可达 95%。与开胸肺活检相比,胸腔镜检查创伤小,危险性低,患者痛苦少,术后恢复较快,体质虚弱的患者也可采用。临床上,通过创伤性较小的检查如胸腔积液细胞学检查、胸膜针刺活检,仍未明确诊断时,应考虑行胸腔镜检查。

(4)开胸胸膜活检:这是确定胸腔积液病因的“金标准”,在直视下可发现可疑病灶,并能进行活检,特异性和敏感性均高于其他检查方法。但此项检查创伤大,要严格掌握适应证。

五、诊断

只要明确发现胸腔内存在过量液体(游离或包裹),均可以诊断胸腔积液。但需进一步寻找病因,明确积液性质。

详细询问病史,如有无结核接触史,有无外伤、感染、营养不良、恶病质、心力衰竭、肾脏疾病、结核病等基础疾病,这对病因诊断有很重要的作用。同时,需做胸腔穿刺,取穿刺液进行实验室检查,这对确定诊断是必不可少的方法。

通常从抽出液的外观即可发现有明显的不同,从而可区分浆液性胸膜炎、脓胸、血胸及乳糜胸。胸腔积液常规检查就可以区别漏出液和渗出液。胸腔积液的比重<1.015,蛋白>2.5g,Rivalta 试验为阴性,则为漏出液,常见于心力衰竭、重症肾疾患或营养不良性水肿,患者常同时伴有全身性水肿,且胸腔积液多系双侧性。如为渗出液,要做胸腔积液培养,细胞形态学检查,测葡萄糖,ADA、LDH、TB-PCR 等,以明确病因诊断。若穿刺液未进行细菌学检查,要区分浆液纤维性胸膜炎和化脓性胸膜炎有时较难。一般前者的胸腔积液呈微浑或澄清,含少量的白细胞,偶见红细胞,它能迅速改变为脓性液体,性质取决于施行穿刺术在病程中的时间。若胸膜腔内液量很少,或已确诊为肺炎球菌性肺炎时,可不作胸腔穿刺。若疑为结核性,则应作 PPD 试验,T-SPOT 检查,结果多为阳性。

六、鉴别诊断

1.膈疝

膈疝的表现有时类似于胸腔积液,当膈疝发生绞窄时,容易合并胸腔积液。要注意鉴别诊断。拟诊断胸腔积液者,如发生部位和形状不典型,应除外膈疝。如疝囊内的小肠有气体,诊断比较清楚。否则,就应行上消化道造影,以明确诊断。

2.胸膜增厚

胸膜增厚时,叩诊与听诊的表现可与胸腔积液相同。不同之处是胸膜增厚时患侧胸腔可出现塌陷,气管和纵隔向患侧移位。侧卧位胸片以及 B 超、CT 等均有助于鉴别。

3.肺内疾患

下叶肺炎可表现下肺野大片致密模糊影,有时会误诊为胸腔积液。下肺膨胀不全时也可类似于胸腔积液。肺内肿块有时还可与叶间包裹性积液相混淆。但上述疾病通过侧卧位胸片以及 B 超、CT 等能鉴别。

七、治疗

胸腔积液治疗首先是治疗原发病,支持及对症治疗,尽量卧床休息,给予高蛋白、高热量、多种维生素易消化的饮食。胸腔积液较多时,进行穿刺抽液,可减轻临床症状、促使肺复张、纵隔复位并保护肺功能。注意抽液速度不宜过快,每次抽液婴幼儿不超过 150～200mL,年长儿不超过300～500mL，以免引起纵隔摆动。如积液量多或脓液稠厚，不易穿刺时，可以进行胸腔闭式引流。

儿童最常见的是感染性胸腔积液，如结核性胸膜炎、化脓性胸膜炎和支原体肺炎合并胸膜炎。其治疗原则是：

1.结核性胸膜炎

①抗结核治疗：结核性胸膜炎主要由结核菌及其代谢产物引起胸膜的变态反应，故抗结核治疗多采用短程化疗，常用9～12个月HR方案。耐药性结核性胸膜炎、粟粒型肺结核伴有胸腔积液，双侧结核性胸膜炎或多发性浆膜炎的治疗应按血行播散性结核处理，一般按2SHRZ/1HRZ/6HR/3H方案。②胸腔穿刺：抽液可减轻中毒症状、促使肺复张、纵隔复位并保护肺功能。注意抽液速度不宜过快，每周2～3次，胸腔积液多于治疗后6～12周吸收。③糖皮质激素：激素可抗炎、抗过敏、减少渗出并促进吸收，防止胸膜粘连。口服泼尼松1～2mg/(kg·d)，待全身症状改善，积液明显吸收减少时，可逐渐减量，如每3天减少2.5mg，一般用药4～6周。过早停药，胸腔积液可重新出现。④外科治疗：严重的胸膜增厚和包裹性积液可做胸膜剥脱术。

2.支原体肺炎并胸腔积液

给予红霉或阿奇霉素治疗，疗程3～4周。大量积液及中毒症状明显者，早期使用糖皮质激素，可以抑制机体免疫炎症反应及退热，减轻中毒症状及减少胸膜粘连。有条件者可用静脉丙种球蛋白。中等以上积液，积液迅速增长或致脓胸者，尽早胸腔穿刺抽液，必要时给予胸腔闭式引流。

3.化脓性胸膜炎(脓胸)

常见细菌为金黄色葡萄球菌、厌氧菌、大肠埃希菌和假单胞菌。治疗原则：①控制感染：根据病原菌及药敏试验选用有效、足量的抗生素，应静脉给药，观察疗效并及时调整药物和剂量。疗程一般2～3周，金黄色葡萄球菌及肺炎球菌因脓液吸收缓慢，疗程应3～4周或更长，直至症状消失，血象正常，局部无脓或每天引流量＜20mL。②排除脓液：是脓胸治疗的关键，根据脓胸病程和分期选择治疗方法。脓胸可分为渗出期、纤维脓性期和机化期。渗出期可能仅限于前3天，可穿刺抽脓或胸腔闭式引流。纤维脓性期最适合于电视胸腔镜手术。机化期(2～4周后)一般选择开胸脓腔清创和纤维板剥脱术。开胸手术(适应证为病程＞2周且胸腔闭式引流1周症状无改善、合并有较大肺脓肿或支气管胸膜瘘、6周以上的慢性脓胸且纤维板已经形成者)。

4.乳糜胸

治疗一般倾向于采用内科保守疗法。反复穿刺抽液是有效的治疗措施。经过反复穿刺抽液三四天后不见好转者，需使用闭式胸腔引流。有报道应用红霉素、生长抑素、奥曲肽治疗婴幼儿乳糜胸可取得较好效果。反复穿刺及引流可引起大量乳糜液丢失，产生循环血量不足、感染、营养不良等临床表现，应积极采用支持疗法，积极预防感染。当保守治疗效果不佳时可考虑手术治疗。

八、预后

由心力衰竭、营养不良、低蛋白血症及肾功能不全引起的以漏出液为特点的胸腔积液，在原发病治愈后胸腔积液可迅速消失。感染引起的胸膜炎患儿，根据胸腔积液的细菌培养，静脉足量使用敏感抗生素，加上充分的引流，大部分患儿均可治愈，不需要外科手术治疗。要注意随访观察。结核性胸膜炎全程抗结核化疗后，可每年复查1次，随访4～5年，警惕出现肺或肺外结核。支原体感染治疗疗程一般3～4周，停药过早易复发。胸腔积液是临床常见的症状，积极预防的关键是寻找和治疗原发病。在儿科，感染依然是引起胸腔积液最常见的病因。近年来，脓胸的发生率有下降，但支原体肺炎引起的胸腔积液明显上升，结核性胸膜炎也有上升趋势，另外，结缔组织性疾病引起的胸腔积液在儿科也呈上升趋势，应引起临床医师的重视。

第八节　细菌性肺炎

一、细菌性肺炎概论

【概述】

肺炎是指终末气道、肺泡和肺间质的炎症，可由病原微生物、理化因素、免疫损伤、过敏及药物所致。细菌性肺炎是一种累及肺泡的炎症，出现肺泡水肿、渗出、灶性炎症，偶可累及肺间质和胸膜。

肺炎是儿童的主要常见病，也是儿童死亡的主要病因。据WHO估计2000—2003年期间，全世界每年约有200万5岁以下儿童死于肺炎，占该人群总死亡数的19%，目前全球平均每15秒钟就有一名儿童死于肺炎。肺炎一直是我国儿童主要的死亡原因，近几十年来，我国儿童肺炎死亡率不断下降，据2000年统计，我国儿童肺炎死亡率由1991年的1512.7/10万下降至2000年的773.6/10万，但仍为儿童死亡的第一病因，占总死亡的19.5%。

【病因】

1.病因

儿童肺炎的病原复杂，各国研究结果存在差异。这可能是由不同国家地理位置、经济水平、研究病例所选儿童年龄组及检测方法、判断标准不同引起的。一般认为，发展中国家小儿社区获得性肺炎(CAP)以细菌病原为重要，由于细菌感染的检测受检测方法和获取标本的限制，其比例难以确定。目前多以发达国家小儿CAP细菌病原谱作为参考：常见细菌病原包括肺炎链球菌、流感嗜血杆菌(包括b型和未分型流感嗜血杆菌)、金黄色葡萄球菌、卡他莫拉菌，此外还有表皮葡萄球菌、结核分枝杆菌、肠杆菌属细菌等。肺炎链球菌是各年龄段小儿CAP的首位病原菌，不受年龄的影响；流感嗜血杆菌好发于3个月～5岁小儿；而肠杆菌属、B族链球菌、金黄色葡萄球菌多见于6个月以内婴儿。

混合感染：儿童CAP混合感染率为8％～40％，年龄越小，混合感染的概率越高。＜2岁婴幼儿混合感染病原主要是病毒与细菌，在肺炎初始阶段首先为病毒感染，这也是小儿CAP病原学有别于成人的一个重要特征。而年长儿则多是细菌与非典型微生物的混合感染。

2.病理改变

(1)支气管肺炎：细菌性肺炎主要病理变化以一般性支气管炎肺炎表现为多见：炎性改变分布在支气管壁附近的肺泡，肺泡内充满炎性渗出物，经肺泡间通道和细支气管向邻近肺组织蔓延，形成点片状灶性病灶，病灶可融合成片，累及多个肺小叶。

(2)大叶性(肺泡性)肺炎：病原体先在肺泡引起炎症，经肺泡间孔向其他肺泡扩散，使部分肺段或整个肺段、肺叶发生炎症改变；表现为肺实质炎症，通常不累及支气管。致病菌多为肺炎链球菌。但由于抗生素的广泛使用，典型的大叶性肺炎病理改变已很少见。

(3)间质性肺炎：以肺间质为主的炎症，主要表现支气管壁、细支气管壁和肺泡壁水肿、炎性细胞浸润及间质水肿。当细支气管管腔被渗出物及坏死细胞阻塞，可见局限性肺气肿或肺不张。因病变仅在肺间质，故呼吸道症状较轻，异常体征较少。间质性肺炎以病毒性肺炎为多见，在细菌性肺炎中少见。

【临床表现】

不同细菌感染引起的肺炎临床表现差别较大，取决于病原体及宿主免疫状态。轻症仅表现呼吸系统症状，重症累及神经、循环、消化及全身各系统。

1.一般表现

起病或急或缓。非特异性的症状包括发热、寒战、头痛、易怒、烦躁不安。常有前驱上呼吸道感染史。新生儿及婴幼儿常缺乏典型症状或体征，不发热或发热不高，咳嗽及肺部体征均不明显，常表现为拒奶、呛奶、呕吐，呼吸急促或呼吸困难。

2.呼吸系统表现

(1)症状：特异的肺部症状包括咳嗽、咳痰，脓性痰，伴或不伴胸痛；严重者有鼻翼扇动、三凹征、呼吸急促、呼吸困难，偶尔呼吸暂停等。早期为干咳，渐有咳痰，痰量多少不一。痰液多呈脓性，金葡菌肺炎较典型的痰为黄色脓性；肺炎链球菌肺炎为铁锈色痰；肺炎杆菌肺炎为砖红色黏冻样；铜绿假单胞菌肺炎呈淡绿色；厌氧菌感染常伴臭味。抗菌治疗后发展至上述典型的痰液表现已不多见。咯血少见。

(2)肺部体征：早期不明显，仅有呼吸音粗或稍减低，之后可听到中、粗湿啰音。肺实变时有典型的体征，如叩诊浊音、语颤增强、支气管呼吸音、湿啰音等；伴胸腔积液或脓胸时，根据量人小可有不同的表现，如胸痛、叩诊浊音、语颤减弱、呼吸音减弱等。

部分有胸痛，累及胸膜时则呈针刺样痛。下叶肺炎刺激膈胸膜，疼痛可放射至肩部或腹部，后者易误诊为急腹症。

(3)肺炎并发症：延误治疗或病原菌致病力强，可引起并发症。常见并发症有：脓胸、脓气胸、肺脓肿、肺大疱、化脓性心包炎、败血症。任何细菌性肺炎均可能出现气胸和肺大疱，但最常见的还是金葡菌肺炎。肺脓肿在链球菌和流感嗜血杆菌肺炎中极少见，常见于金葡菌肺炎和厌氧菌菌血症。

3.肺外表现

(1)消化系统症状：个别患者尤其婴幼儿，可能有胃肠不适，包括恶心、呕吐、腹泻、腹胀或疼痛。重症出现胃肠功能衰竭的表现：腹胀症状显著者，称为中毒性肠麻痹；呕吐咖啡色样液体症状突出者，称为应激性溃疡。下叶肺炎引起急性腹痛，与急腹症鉴别。

(2)循环系统症状：重症肺炎患儿可心率加快，心音低钝。心力衰竭：患儿突然呼吸加快＞60 次/分；心率增快达 180 次/分，与体温升高、缺氧不相称；骤发极度烦躁，明显发绀，面色发灰，指(趾)甲微血管充盈时间延长；心音低钝，奔马律，颈静脉怒张；肝脏迅速增大；少尿或无尿，颜面眼睑或双下肢水肿。

(3)重症革兰阴性杆菌肺炎可发生微循环衰竭：面色及全身皮肤苍白，四肢发凉、发花，足跟毛细血管再充盈时间延长，眼底动脉痉挛，静脉迂曲扩张，尿量减少，多在休克前发生。

(4)神经系统症状：患儿突然异常的安详、淡漠或嗜睡，出现意识障碍，昏睡、谵妄甚至昏迷，惊厥。呼吸不规则和瞳孔不等大提示脑疝。脑脊液除压力增高外，余无异常。

4.肺外感染灶

细菌性肺炎患儿可同时合并肺外器官感染、皮肤软组织感染、脑膜炎、感染性心内膜炎、心包炎、骨髓炎等。

【辅助检查】

1.外周血检查

(1)白细胞：细菌性肺炎白细胞总数及中性粒细胞多增多，核左移，胞质可见中毒颗粒。重症患儿可见白细胞降低。

(2)C 反应蛋白(CRP)：细菌性肺炎时多明显升高。

(3)血沉(ESR)：重症肺炎增快。

2.病原学检查

(1)细菌培养：血或胸腔积液、肺穿刺液、肺组织活检培养是确定肺炎病原菌的金标准。经纤维支气管镜或人工呼吸道吸引的下呼吸道标本、经防污染毛刷采集的下呼吸道标本由于污染少，培养结果参考价值高。

(2)痰标本的采集：尽量在抗生素治疗前采集标本；尽量采用吸痰管留取深部痰液；2 小时内送检；实验室镜检筛选合格标本(鳞状上皮细胞＜10 个/低倍视野，多核白细胞＞25 个/低倍视野，或两者比例＜1∶2.5)。

(3)有意义的痰培养：①合格痰标本培养优势菌中度以上生长(≥＋＋＋)；②合格痰标本细菌少量生长，但与涂片镜检结果一致(肺炎链球菌、流感嗜血杆菌、卡他莫拉菌)；③3 天内多次培养到相同细菌。

(4)无意义痰培养：①痰培养有上呼吸道正常菌群的细菌(如草绿色链球菌、表皮葡萄球菌、非致病奈瑟菌、类白喉杆菌等)；②痰培养为多种病原菌少量(＜＋＋＋)生长。痰标本由于存在污染或正常定植菌问题，需结合临床判断培养结果意义。

(5)病原体抗原、核酸检测：可采用免疫学和分子生物学方法如对流免疫电泳、乳胶凝集试验、点状酶联免疫吸附试验等检测细菌的特异性抗原，对诊断有一定参考价值。①病原体抗体检测适用于抗原性较强、病程较长的细菌性肺炎，如链球菌肺炎、支原体肺炎。恢复期血清抗体滴度较发病初期升高 4 倍以上具有诊断意义，用于回顾性诊断。②聚合酶链反应（PCR）或特异性基因探针检测病原体核酸。

3.X 线检查

细菌性肺炎特征性影像学改变是节段性或肺叶的不规则浸润影、实变。大叶性肺炎是细菌性肺炎最具特点的改变，也可见多叶同时受累。出现胸腔积液、肺大疱或肺脓肿强烈提示细菌性肺炎。葡萄球菌肺炎特点是影像学短期内进展迅速，在婴幼儿尤其明显。A 组链球菌肺炎可能起初表现为弥漫性间质浸润，之后发展为肺叶或肺段实变。革兰阴性杆菌肺炎常呈下叶支气管肺炎型，易形成多发性小脓腔。厌氧菌肺炎也可出现肺脓肿或气液平。小婴儿由于免疫力低，感染无法局限于一叶肺，X 线常为支气管肺炎表现。

【诊断】

根据典型的临床症状和体征肺炎诊断不难。诊断中注意以下问题：

1.病原体诊断

病原体的分离及其药敏结果对治疗意义重大，临床上尽量提高病原体阳性分离率，包括应用抗生素前采样培养，首选无菌部位培养（血、胸腔积液、肺穿刺液等），或者支气管灌洗液送培养。痰标本取深部气管分泌物，同时考虑到痰标本可能高达 30%存在正常定植菌及污染可能，必须结合培养结果和临床表现综合分析，必要时反复培养。咽拭子和鼻咽分泌物培养只能代表上呼吸道存在的细菌，并不代表下呼吸道病原。国内外报道最高大约只有 50%的细菌性肺炎可以确诊病原体诊断，而血培养的阳性比例只有 10%～15%，胸腔积液阳性比例只有大约 30%。

2.肺炎的并发症诊断

(1)肺部并发症：细菌性肺炎易合并脓胸、脓气胸、肺大疱等肺部并发症，治疗过程中一旦出现发热反复或突发的呼吸困难、胸痛、烦躁、发绀，要考虑并发症可能。

(2)重症肺炎常合并多个肺外器官受累。

1)肺炎相关性脑病的早识别：高血压伴脉搏减慢有重要的早期诊断价值。婴幼儿发生呕吐较早，多见于晨起时，可呈喷射状，须与平时易吐奶者相鉴别。因颅内压增高，年长患儿诉头痛重，但常因患儿迅速转入意识障碍使得医师无法获得该主诉。重症肺炎并发脑病症状患儿一般不宜做腰穿检查，以免脑疝形成。

2)注意机体内环境紊乱造成肺炎病情恶化，包括有效循环血量、酸碱平衡、水电解质、血糖等状态有无异常。肺炎患儿除可能发生呼吸性酸中毒、乳酸性酸中毒外，还可能发生低钠血症、呼吸性碱中毒、低钾血症、高血糖等。

3)注意休克和 DIC 的早识别：重症肺炎常存在代谢性酸中毒、电解质紊乱等，加之呕吐、腹泻，有效循环血量更加不足，血液高凝，可能发生休克和 DIC。小婴儿有效血容量不足时，需要从病史、体征和辅助检查等方面综合判断，对扩容治疗的反应是重要的验证手段。心率和呼吸增快机制的分析：应避免静止、简单地只用呼吸、心率绝对值作为判断呼吸衰竭和心力衰竭主要指标，也要避免以单次的血气或床边多普勒超声心动测定数值作为呼吸衰竭、心力衰竭的唯一判断指标。应结合整体情况全面分析、动态评价。

【鉴别诊断】

1.病毒性肺炎

以婴幼儿多见，常有流行病学接触史，发病前常有上呼吸道症状，多数有喘息。胸片早期以肺纹理增粗为主，后期亦可出现片状浸润，外周血白细胞正常、稍升高（<1500/mm³）或降低。CRP 正常或稍升高。抗生素治疗无效。

2.肺结核

肺结核多有全身中毒症状，如午后低热、盗汗、乏力等；胸片示病灶上叶尖后段和下叶背段，可有空洞或肺内播散；痰中找到结核分枝杆菌可确诊，血抗结核抗体、胸腔积液 γ-干扰素、血 T-SPOT 可协助诊断。

3.急性肺脓肿

早期与肺炎链球菌肺炎症状相似。但后期肺脓肿患者咳大量脓臭痰，影像学可见脓腔及气液平。

4.肺癌

多无急性感染症状。肺癌常伴阻塞性肺炎，抗感染治疗效果差。纤维支气管镜、肺穿刺活检病理、痰脱落细胞学检查可确诊。

5.非感染性肺病

如哮喘、异物吸入、吸入性肺损伤、自发性气胸、肺间质纤维化、肺嗜酸性粒细胞浸润症、肺水肿、肺不张、肺血管炎等。

6.肺外疾病

如白血病浸润，充血性心力衰竭、代谢性酸中毒代偿性呼吸急促（如糖尿病酮症酸中毒）。

【治疗】

1.一般治疗

(1)保持室内安静，温度 20℃左右，湿度 60%。

(2)保持呼吸道通畅：及时清除上呼吸道分泌物，变换体位以利排痰。

(3)加强营养：易消化富含蛋白质维生素饮食，不能进食者给予静脉营养。

2.病原治疗

考虑到高达 50%患儿查不出病原菌，同时细菌培养及药敏试验存在滞后性。所以，对儿童肺炎的治疗仍多为经验性选择。

有效和安全是选择抗生素的首要原则，选择依据是感染严重度、病程、患儿年龄、原先抗生素使用情况和全身脏器（肝、肾）功能状况等。学龄前儿童社区获得性肺炎（CAP）以病毒感染多见，不建议常规给予抗生素。对怀疑细菌性肺炎的患儿，选择抗生素应覆盖最常见病原菌包括肺炎链球菌、流感嗜血杆菌和金黄色葡萄球菌及非典型微生物，轻症肺炎可在门诊给予口服抗生素，不强调抗生素联合使用。3 个月以下小儿有沙眼衣原体肺炎可能；而 5 岁以上者肺炎支原体肺炎、肺炎代原体肺炎比率较高，故均可首选大环内酯类；4 个月～5 岁尤其重症者，必须考虑肺炎链球菌肺炎，应该首选大剂量阿莫西林或阿莫西林＋克拉维酸，备选有头孢克洛、头孢羟氨苄、头孢丙烯、头孢呋辛、头孢地尼、头孢噻肟、头孢曲松、新一代大环内酯类抗生素等。如考虑金葡肺炎，应首选苯唑西林、氯唑西林，万古霉素应该保留为最后的选择而不宜一开始就无区分地选用。

重度CAP应该住院治疗，重度肺炎视具体情况可选用下列方案：①阿莫西林加克拉维酸或氨苄西林加舒巴坦；②头孢呋辛、头孢曲松或头孢噻肟；考虑细菌合并支原体或衣原体肺炎，可以联合使用大环内酯类＋头孢曲松/头孢噻肟。

轻度院内感染性肺炎（HAP）伴有危险因素存在或重度HAP，应考虑厌氧菌、产超广谱β-内酰胺酶（ESBLs）革兰阴性肠杆菌、铜绿假单胞菌、真菌等可能，初始经验选用广谱抗生素，但同时必须注意个体化。肠杆菌科细菌（大肠埃希菌、肺炎克雷白杆菌、变形杆菌等），不产ESBLs者首选头孢他啶、头孢哌酮、头孢吡肟、替卡西林＋克拉维酸、哌拉西林＋三唑巴坦等，产ESBLs菌首选亚胺培南、美罗培南、帕尼培南。厌氧菌肺炎首选青霉素联用克林霉素或甲硝唑，或阿莫西林、氨苄西林。真菌性肺炎首选氟康唑（针对隐球菌、念珠菌、组织胞质菌等）、伊曲康唑（针对曲霉菌、念珠菌、隐球菌），备选有两性霉素B及其脂质体、咪康唑等。伏立康唑、卡泊芬净等儿科尚无足够经验。

3.肺部并发症的治疗

一旦引流液明显减少，应考虑尽早，停止胸腔引流，对于金黄色葡萄球菌脓胸、肺炎链球菌肺炎或流感嗜血杆菌脓胸患儿，通常的引流时间为3～7天。脓胸患儿需延长抗生素疗程，并随诊，比较成人，儿童脓胸需要手术行脓胸剥离术的比例低。肺大疱通常无须特殊治疗。

4.对症治疗

（1）心力衰竭的治疗原则：镇静、吸氧、利尿、强心，应用血管活性药物。呋塞米（速尿）静脉用，减轻体内水钠潴留，减轻心脏前负荷。强心药可选用快速洋地黄制剂（如地高辛或毛花苷丙）静脉缓注，但考虑到由于存在缺氧、心肌损害、离子紊乱等因素，洋地黄药物剂量应减少1/3～1/2。血管活性药物可选用酚妥拉明、多巴胺、多巴酚丁胺等。静脉用酚妥拉明每次0.3～0.5mg/kg（儿童最大剂量每次不超过10mg），每天2～3次，有利于改善心肺循环，减轻肺水肿，有利于心力衰竭恢复。

（2）肺炎相关性脑病：早发现，主要是降颅压，选用甘露醇，剂量一般为每次0.5～2.0g/kg，由于重症肺炎常合并心、肺功能不全，建议小剂量多次给予，可选用每次0.5g/kg，每3～4小时一次，可配合静脉用地塞米松和呋塞米。此时补液原则是快脱慢补，以防脑水肿继续加重，待病情好转、尿量大增可选择快补慢脱。一般在症状改善或消失后，上述三药可酌情再用几天，然后于短期内分别撤除。

（3）胃肠功能衰竭的治疗：早发现，早干预。

1）中毒性肠麻痹：禁食、胃肠减压（胃管排气或肛管排气），药物可选用：新斯的明，每次0.045～0.060mg/kg，皮下注射；或酚妥拉明，每次0.2～0.5mg/kg，肌内注射或静脉滴注，每2～6小时一次。亦可连用酚妥拉明，改善微循环。

2）消化道出血：1.4%碳酸氢钠溶液洗胃，然后用甲氰咪胍10～20mg/kg注入胃内，保留3～4小时，一般可用1～2次。如有大出血时应及时输血，止血剂可选用云南白药、凝血酶、氨甲环酸等。

（4）维持体液平衡、内环境稳定：总液体量以60～80mL/（kg·d）为宜，对高热、喘息重者可酌情增加。液体选择4∶1或5∶1液，热量供给至少210～250J/（kg·d）。注意纠正低钾、低钠。

(5)肾上腺皮质激素:适用于:中毒症状明显;严重喘息;胸膜有渗出;合并感染性休克、脑水肿、中毒性脑病、呼吸衰竭者。可选用氢化可的松5～10mg/(kg·d)或地塞米松0.1～0.3mg/(kg·d),静脉滴注,疗程3～5天。

【预防】

肺炎是可防可控疾病。WHO于2007年提出"肺炎预防和控制全球行动计划"(GAPP),指出免疫、充分的营养以及通过处理环境因素和病例管理可预防和控制肺炎。其中疫苗接种是有效的预防肺炎方法,目前已证实多种疫苗包括:b型流感嗜血杆菌、肺炎球菌、麻疹和百日咳疫苗是有效的预防肺炎的内方法。病例管理可降低现症肺炎死亡率和传播概率。鼓励新生婴儿的最初6个月纯母乳喂养,适当补充锌剂有利于预防肺炎和缩短病程。以下环境因素增加儿童患肺炎风险:室内空气污染与生物质燃料做饭和加热(如木材或粪);家庭生活环境拥挤;父母吸烟,应避免。

【预后】

无败血症的肺炎患儿,死亡率低于1%。死亡病例主要见于有严重基础疾病患儿或合并严重并发症者。个别患儿可能留有机化性肺炎或慢性限制性肺病。

二、肺炎链球菌肺炎

【概述】

肺炎链球菌肺炎是由肺炎链球菌所引起的肺段或肺叶急性炎性实变,占社区获得性肺炎的半数以上。患者有寒战、高热、胸痛、咳嗽、血痰等症状。近年来由于抗菌药物的广泛应用,临床上症状轻或不典型病较为多见。

世界卫生组织(WHO)2005年估计,每年有70万～100万5岁以下儿童死于肺炎链球菌感染,是5岁以下儿童疫苗可预防疾病死亡的第一位病因,占28%,2岁以下儿童是肺炎链球菌感染发病率最高的人群。2012年WHO报道,肺炎链球菌肺炎占儿童重症肺炎的18%和肺炎死亡病例的33%。一般认为,肺炎链球菌是出生20天后儿童社区获得性肺炎的首位病原菌,据2000年统计,我国肺炎为儿童死亡的第一位病因,占总死亡的19.5%。

【病因】

肺炎链球菌为革兰阳性球菌,因其在革兰染色液中呈双球状,1926年被命名为肺炎双球菌。因其在液体培养基中呈链状生长,1974年更名为肺炎链球菌。肺炎链球菌在干燥痰中能存活数月;但阳光直射1小时或加热到52℃ 10分钟即可灭菌,对石碳酸等消毒剂很敏感。

肺炎链球菌根据细胞外壁荚膜多糖成分不同分为46个血清组和90多个血清型,只有少数血清型可引起临床感染。其中6～11种血清型可在全球范围内引起各年龄组70%以上的侵袭性肺炎链球菌感染。2006—2007年我国四地肺炎住院患儿肺炎链球菌分离株血清型分布显示19F型最多(60.6%),其次为19A、23F、6B和不能分型。肺炎链球菌是人类上呼吸道寄居的正常菌群,在儿童鼻咽部的定植率尤其高,据WHO估计,发达国家儿童定植率达27%左右,而发展中国家可达85%。在中国5岁以下健康或上呼吸道感染儿童中,鼻咽拭子肺炎链球菌分离率可达20%～40%。它可通过飞沫、分泌物传播,或经接触遭受细菌飞沫污染的物品传播,也可以在呼吸道自体转移。在机体抵抗力降低时,局部浸润引起感染,引起普通感染如鼻窦炎、中耳炎、肺炎;或穿越黏膜屏障进入血流,引起菌血症、脑膜炎、菌血症性肺炎、化脓性关节炎、心内膜炎等侵袭性感染疾病。

【病理】

肺炎链球菌一般经上呼吸道吸入到达肺部,停留在细支气管内增殖,首先引起肺泡壁水肿,迅速出现白细胞和红细胞渗出,典型的结果是导致大叶性肺炎,病理改变分为四期:①水肿期(病变早期),特点是大量浆液性渗出物,血管扩张及支细菌迅速增殖;②红色肝变期(1～2天后),特点是肺泡壁毛细血管显著扩张充血,肺泡腔内充满纤维素、红细胞和少量中粒细胞,使肺组织实变,肉眼见质实如肝,查体示肺实变体征;③灰色肝变期(3～4天后),肺泡腔内炎性渗出物继续增多,肺泡壁毛细血管受压,肺组织贫血;④溶解消散期(经过5～10天),以渗出物吸收为特征,查体闻及湿啰音。因病变开始于肺的外周,故叶间分界清楚,且容易累及胸膜。事实上四个病理阶段并无绝对分界,在使用抗生素的情况下,这种典型的病理分期已不多见。病变消散后肺组织结构多无损坏,不留纤维瘢痕。极个别患者肺泡内纤维蛋白吸收不完全,甚至有成纤维细胞形成,形成机化性肺炎。肺炎球菌不产生毒素,不引起原发性组织坏死或形成空洞。年长儿可见大叶性肺炎,但近年已少见。老人及婴幼儿感染可沿支气管分布,呈支气管肺炎表现。

【临床表现】

发病以冬季和初春为多,与呼吸道病毒感染流行有一定关系。年长儿童可见典型大叶性肺炎或节段性肺炎,婴幼儿以支气管肺炎多见。

1.症状

少数患者有上呼吸感染前驱症状。起病多急骤,高热,可伴寒战,体温在数小时内可以升到39～40℃,高峰在下午或傍晚,也可呈稽留热。呼吸急促,面色潮红或发绀、食欲缺乏、疲乏、精神不振,或全身肌肉酸痛。患侧胸部疼痛,可放射到、肩部、腹部,咳嗽或深呼吸时加剧。病初咳嗽不重,痰少,后期痰可带血丝或呈铁锈色。偶有恶心、呕吐、腹痛或腹泻,有时易误诊为急腹症。较大儿童常见唇部疱疹。发病第5～10天时,发热可以自行骤降或逐渐减退。使用有效的抗菌药物可使体温在1～3天内恢复正常。

2.体征　患儿呈急性病容,面色潮红或发绀,鼻翼扇动,三凹征阳性。有败血症者,皮肤和黏膜可有出血点。

(1)大叶性肺炎:早期肺部体征无明显异常,仅有胸廓呼吸运动幅度减小,轻度叩诊浊音或呼吸音减低。实变期叩诊呈浊音、触觉语颤增强和可闻及支气管呼吸音。消散期可闻及湿啰音。重症可伴肠胀气,炎症累及膈胸膜而表现上腹部压痛。胸部体征约1周消失。

(2)支气管肺炎:早期体征常不明显,仅有呼吸音粗或稍减低,以后可听到中、粗湿啰音,数天后闻及细湿啰音。

另外,少数患儿始终不见阳性体征。年长儿可表现为节段性肺炎,症状重、体征少,即发热、咳嗽重;体征仅肺部呼吸音低,叩诊浊音少见。

3.并发症

肺炎链球菌肺炎的并发症近年来已较少见。常见并发胸膜炎，为浆液纤维蛋白性渗出液，偶有脓胸报道。重症病例可伴有感染性休克（有高热、体温不升、血压下降、四肢厥冷、多汗、口唇青紫）、呼吸窘迫综合征或神经系统症状、体征，头痛、颈项强直、谵妄、惊厥、昏迷，甚至脑水肿而引起脑疝，易误诊为神经系统疾病。并发心肌炎时出现心动过速，心律失常，如期前收缩、阵发性心动过速或心房纤颤。菌血症性肺炎可出现肺外的感染病灶，包括心内膜炎、化脓性关节炎、脑膜炎及腹膜炎等。

【辅助检查】

1.外周血检查

血常规：白细胞计数多数在（10～30）$\times 10^9$/L，以中性粒细胞为主，白细胞甚至高达（50～70）$\times 10^9$/L。白细胞计数降低往往提示重症；CRP、前降钙素原（PCT）大多增高。

2.病原学检查

（1）细菌培养：血、胸腔积液及肺组织穿刺培养是病原学诊断的金标准。合格的痰标本以及支气管镜下灌洗液培养，对病原学诊断有一定参考价值，但要排除污染及上呼吸道正常定植。典型病例痰涂片检查有大量中性粒细胞和革兰阳性成对或短链状球菌。

血培养应尽量在抗生素应用前采样，但存在阳性率低问题。国外报道儿童肺炎链球菌肺炎血培养结果阳性比例只有10%，我国由于存在抗生素应用指征宽泛，血培养阳性比例可能更低。

（2）细菌抗原、抗体检测：用对流免疫电泳（CIE）、乳胶凝集试验（LA）、斑点酶联吸附试验（dot-ELISA）检测肺炎链球菌荚膜抗原，聚合酶链反应（PCR）或反转录PCR检测病原菌DNA，有助于早期病原学诊断。用放射免疫、ELISA等方法检测肺炎链球菌特异性抗体，可用于疾病恢复期的回顾性诊断。

不建议儿童采用尿标本抗原检测诊断肺炎球菌性肺炎，因为假阳性率过高。

3.X线检查

早期仅见肺纹理增粗或受累肺叶、肺段浅薄阴影，随病情进展出现肺叶或肺段的大片均匀致密影，少数合并胸腔积液。消散期可有片状区域吸收较快。在肺部体征出现前，X线即可见实变征。近年典型的大叶性肺炎X线片已较少见。婴幼儿常为支气管肺炎的斑片状阴影。多数起病3～4周后肺部阴影消失。

【诊断】

由于肺炎链球菌肺炎占儿童社区获得性细菌性肺炎的半数左右，因而对怀疑细菌性肺炎的患儿要首先考虑此病原。诊断依据：

1.发病季节

以冬季和初春为多。

2.高危人群

年龄<5岁不适用于儿童；基础病：糖尿病、充血性心脏病，镰刀状红细胞病、支气管扩张、免疫缺陷病、脾切除、使用免疫抑制剂，HIV感染、器官移植等。

3.临床症状及体征

典型症状:高热、咳嗽、胸痛、咳铁锈样痰。早期肺部体征不明显,随病情发展出现肺实变征及湿啰音。

4.胸部X线检查

典型者见肺叶或肺段实变,可见胸腔积液,甚至脓胸。肺脓肿少见。小年龄儿童以支气管肺炎表现为多。

5.血、胸腔积液、深部气管分泌物培养

可确诊病原,抗原检测不受抗生素影响。由于高的定植率,鼻、咽拭子培养阳性不能作为病原学诊断的依据。细菌培养、抗原检测和聚合酶链反应等检测方法的联合使用可提高肺炎链球菌的检出率。

6.诊断中注意以下问题

(1)肺炎链球菌性肺炎发病早期以高热为主,咳嗽不多,肺部体征少,可能与其他急性发热性疾病混淆,需胸片检查早发现。

(2)由于广泛使用抗生素,近年来已很难见到真正的大叶性肺炎。临床上见到的大叶性肺炎大多是节段性肺炎,只有肺的1个或2个节段受累,而非整叶肺都受累。小儿节段性肺炎以上叶的二段和下叶的六段或十段肺炎为最多见,即肺部靠后的节段易受累。节段性肺炎的临床特点是多见于年长儿,症状重、体征少,使得早期较难发现,必须依靠胸部X线检查,并且必须正位与侧位结合,才能正确定位。胸部X线正位片中的中野不等于中叶,中野是指胸部正位片病变在中间视野,而常见的下叶六段肺炎正位片病变也在中野,只有在侧位片才能显示下叶病变。节段性肺炎病变吸收慢,必须彻底治疗,否则可能并发肺脓肿。

【鉴别诊断】

与其他细菌性肺炎,特别是流感嗜血杆菌肺炎鉴别。

1.流感嗜血杆菌肺炎

易并发于流感病毒或金黄色葡萄球菌感染的患者,起病相对较缓。临床及X线表现与肺炎链球菌肺炎非常相似。以下特点可供鉴别:全身中毒症状重,表现为高热或体温不升,神志改变;有时有痉挛性咳嗽;外周血白细胞升高明显,有时伴淋巴细胞相对或绝对增高;X线可呈粟粒状阴影,肺底部融合。除细菌培养外,血、胸腔积液、尿特异性抗原检测有助鉴别。

2.支原体肺炎

以婴幼儿和5岁以上儿童多见。起病一般缓慢,发热程度不定。咳嗽早期即较剧烈,类似百日咳,后期为黏痰,偶有血丝,可伴喘息。婴幼儿临床表现不典型。胸片表现间质性病变、肺泡浸润或两者混合。肺部体征少与临床和X线表现不一致。

3.金黄色葡萄球菌肺炎

起病急,进展快,全身中毒症状重。患儿面色苍白、高热、咳嗽、呼吸浅快,偶有皮下气肿。早期临床症状重于X线表现,但胸片在短期内迅速发展,可出现肺脓肿、脓胸或脓气胸,后期出现肺大疱。常见皮疹或皮肤感染灶。可出现肺外感染如败血症、骨髓炎、心内膜炎、脑膜炎。

4.腺病毒肺炎

6个月～2岁儿童多见,轻重不一。重症稽留热,喘憋,易合并呼吸衰竭、中毒性脑病、DIC

等。肺部体征出现较迟，3～5 日后出现湿啰音、呼吸音减低，且病变范围渐扩大，喘憋第二周渐加重。

5.肺结核

支气管结核合并肺段病变或干酪性肺炎，X 线与大叶性肺炎相似，但结核相对起病缓，结核菌素试验阳性，结核接触史，病灶吸收慢，有助鉴别。

6.其他

肺炎链球菌如发生在右下叶，可能刺激膈肌引起右下腹痛，需与阑尾炎鉴别。合并神经系统症状者需与中枢神经系统感染性疾病鉴别。

【治疗】

1.一般治疗

保持室内空气流通，适宜的温度和湿度。加强营养，提供足够的液体和能量，保持呼吸道通畅。

2.对症治疗

高热患者物理降温，适当给予退热剂。有发绀，明显缺氧，严重呼吸困难的患者应给氧，并跟踪查血气分析。胸膜疼痛可使用止痛剂。

3.病原治疗

许多报道表明，β-内酰胺类抗生素包括青霉素、阿莫西林、广谱头孢菌素（头孢噻肟、头孢曲松）、碳青霉烯类（美罗培南、亚胺培南）以及万古霉素、利奈唑胺均对肺炎链球菌性肺炎有很好疗效。

值得注意的是，对于非脑膜炎肺炎链球菌感染，青霉素旧折点（MIC≤0.06g/mL为敏感）不能科学反映临床预后，在大量临床证据支持下，2008 年，美国实验室标准化委员会（CLSI）做了重大修改。肺炎链球菌对青霉素和广谱头孢菌素头孢噻肟和头孢曲松钠的耐药性，由最低抑菌浓度（MIC）以及临床综合征共同决定，脑膜炎分离株的药敏折点不变，放宽了链球菌非脑膜炎分离株的耐药标准。胃肠外青霉素（非脑膜炎）敏感≤2μg/mL，中介 4μg/mL，耐药≥8μg/mL；（原敏感≤0.06，中介 0.12～μg/mL，耐药≥2μg/mL）；非脑膜炎患者敏感≤1.0μg/mL（原≤0.5μg/mL），耐药≥2μg/mL。使我国儿童肺炎链球菌青霉素不敏感率由原来的 60%以上下降为 5%以下，临床医师使用青霉素治疗肺炎链球菌肺炎将会获得更多信心。但同时注意合理应用抗生素，以减少出现耐药株，据台湾报道，依据新折点，虽然肺炎链球菌对青霉素耐药率下降，但是 MIC 值 1～2g/mL 的菌株由 2000 年的 34.2%升高到 2007 年的 59.8%。

2006—2008 年国内 4 家儿童医院监测结果显示，阿莫西林-克拉维酸耐药率已达到 23.9%，肺炎链球菌对红霉素等大环内酯类抗生素的耐药率达 99.6%，万古霉素、左氧氟沙星几乎 100%敏感。由于我国肺炎链球菌对大环内酯类抗生素的耐药率高，可对大环内酯类、林可霉素、链阳霉素均耐药，故不建议用于治疗肺炎链球菌肺炎。左氧氟沙星由于动物试验导致小动物关节病变，我国药典对 18 岁以下人群不建议应用。

【预防】

肺炎链球菌是 5 岁以下儿童社区获得性肺炎的主要病原，WHO 2012 年公布的数据显示在儿童肺炎中，肺炎链球菌肺炎最高可达 78%。虽然目前有多种抗生素可选用，但由于肺炎链球菌可获得多重耐药基因，疫苗覆盖率的地域差别以及疫苗本身的特定性血清型保护，使得肺炎链球菌性肺炎的发病率和死亡率仍较高。

肺炎链球菌疫苗已经应用 30 余年，已经证实其对预防肺炎链球菌肺炎有很好的效力。20 世纪 80 年代开始用 23 价荚膜多糖疫苗(PCV23)。2000 年美国，2001 年欧洲开始应用 7 价疫苗蛋白多糖结合疫苗(PCV7:4、6B、9V、14、18C、19F 和 23F)。因为荚膜多糖抗原在 2 岁以下儿童不能引起保护性免疫，所以 2 岁以下儿童只能接种蛋白多糖结合疫苗。PCV7 应用 5～7 年后，发现侵袭性感染减少了 78.5%～99.5%。并且由于接种疫苗阻止了肺炎链球菌由儿童向成人的传播，使得 50 岁以上的成人疫苗血清型 IPD 的发病率下降了 55%，产生了群体免疫效果。但同时发现疫苗血清型的肺炎链球菌感染减少，非疫苗血清型定植、致病增多(血清型替换现象)。非疫苗血清型菌株的抗生素耐药性也增强，尤其是 19A 型。并且 PCV7 的血清型覆盖率在欧洲、美洲可达 70%以上，而在其他地区如非洲只有 40%左右。因此 2009 年英国、美洲开始应用 PCV10(1、4、5、6B、7F、9V、14，18C、19F、23F)和 PCV13(在 PCV10 基础上增加了 3.6A、19A)。2012 年 WHO 推荐的 PCV10 和 PCV1 接种方法如下：

1.初始规律接种

最初连续 3 次，每次间隔至少 4 周(6、10、14 周接种)；第 3 次后至少 6 个月需再加强 1 次，第一次最早可以在生后 6 周开始，加强针最好在11～15 个月时进行(3p+1)。或 2、4、6 个月各 1 次(3p0)。或者 2 个月后开始，给 2 次，间隔 2 个月，6 个月后加强 1 次(2p+1)。

2.未接种过本疫苗的大龄婴儿及儿童

7～11 月龄婴儿接种 2 次，每次接种至少间隔 1 个月。12 月龄后接种第 3 次。>12 月龄儿童：PCV 10:12 月～5 岁接种 2 次，每次接种至少间隔 2 个月。PCV 13:1～2 岁接种 2 次，2～5 岁接种 1 次，>50 岁接种 1 次。

我国 2008 年的肺炎链球菌疾病的专家共识建议如下：

(1)3～6 月龄婴儿接种 3 次，每次 0.5mL，(3、4、5 月各 1 次)，两次间至少间隔 1 个月。12～15 月龄加强 1 次。

(2)未接种过本疫苗的大龄婴儿及儿童①7～11 月龄婴儿接种 2 次，每次0.5mL，每次接种至少间隔 1 个月。12 月龄后接种第 3 次，与第 2 次接种至少间隔 2 个月；②12～23 月龄儿童接种 2 次，每次 0.5mL，每次接种至少间隔 2 个月；③24 月龄至 5 岁儿童，接种 1 次。

完成 PCV 7 基础免疫接种后，对疫苗血清型导致的 IPD 保护时间至少是 2～3 年。

儿童人群接种 PPV23 的有效性研究很少。>2 岁，并存在肺炎链球菌易感因素的儿童在接种 PCV7 的基础上，或在不能获得 PCV7 时可接种 PPV23，以增加保护范围：

1)2 岁以上患镰状红细胞病、解剖或功能性脾切除、免疫缺陷(包括先天性免疫缺陷、肾衰竭、肾病综合征以及长期应用免疫抑制治疗或放射性治疗)或 HIV 感染儿童。2 岁后或最后一次 PCV7 接种 2 个月后接种 PPV23。如果患儿>10 岁，PPV23 接种 5 年后应再次接种；患儿≤10 岁，接种 3～5 年后应再次接种。

2)2 岁以上患慢性疾患儿童，如心脏病(尤其发绀型先天性心脏病和心力衰竭患儿)、肺疾病(除外哮喘，但包括使用大剂量皮质激素治疗的患儿)、脑脊液漏、糖尿病等。接种方法同上，但不推荐再次接种。

PCV应用儿童已证实安全可靠，常见不良反应为接种部位局部反应、发热(1/100～1/10)、过敏、食欲减退、睡眠增多或减少。偶见明显过敏反应(包括皮疹、面部水肿、呼吸困难)。

三、金黄色葡萄球菌肺炎

金黄色葡萄球菌肺炎(简称金葡肺炎)是金黄色葡萄球菌引起的急性肺部感染，其病情重，病死率高。多见于婴幼儿及新生儿。以冬、春两季上呼吸道感染发病率较高的季节多见。占社区获得性肺炎的5%以下；占院内获得性肺炎的10%～30%，仅次于铜绿假单胞菌，特别是在有气管插管和机械通气及近期胸腹部手术的患者。葡萄球菌能产生多种毒素和酶，如溶血素、葡萄球菌激酶、凝固酶等。在儿童，尤其新生儿免疫功能不全是金黄色葡萄球菌感染的重要易感因素。国内外研究表明，体重过小及胎龄不足是败血症的两个高危因素。

【病因】

金黄色葡萄球菌是可定植在人皮肤表面的革兰阳性菌，存在于25%～30%健康人群的鼻前庭。作为条件致病菌，金葡菌可以引起广泛的感染，从轻微的皮肤感染到术后伤口感染、严重的肺炎和败血症等。

金葡菌经吸入或血行途径分别引起原发性支气管源性金葡肺炎和血源性金葡肺炎。支气管源性原发性支气管肺炎，以广泛的出血性坏死、多发性小脓肿为特点。炎症开始于支气管，向下蔓延到毛细支气管周围的腺泡形成按肺段分布的实变，4天左右液化成脓肿，由于细支气管壁破坏引起活瓣作用，可发展而形成肺大疱。胸膜下小脓肿破裂，则形成脓胸或脓气胸。有时可侵蚀支气管形成支气管胸膜瘘。血源性金葡肺炎经常有静脉系统感染性血栓或三尖瓣感染性心内膜炎赘生物脱落引起肺部感染性栓塞以后形成多发性小脓肿而致，除肺脓肿外，其他器官如皮下组织，骨髓、心、肾、肾上腺及脑都可发生脓肿。

金葡菌致病的特点之一是引起化脓，造成组织坏死和脓肿。因此，无论是吸入或者血行性金葡肺炎均可并发肺脓肿和脓胸。

金葡菌含有血浆凝固酶，它是致病性的重要标志。该酶使血浆中纤维蛋白沉积于菌体表面，阻碍机体吞噬细胞的吞噬，即使被吞噬后细菌也不易被杀死，并有利于感染性血栓形成。金葡菌可以产生多种与感染相关的外毒素，包括超抗原毒素、溶细胞毒素以及抗吞噬的微生物表面组分等，这些毒素通过增强细菌的黏附力，干扰或逃避宿主的免疫功能，造成特定的组织损伤等机制共同发挥致病作用。

青霉素应用以前，金葡菌感染死亡率超过80%。20世纪40年代初青霉素应用不久就出现了对其耐药的金葡菌，20年后，80%以上的金葡菌对青霉素耐药，很快随着多种抗生素的面世，出现耐甲氧西林金葡菌(MRSA)和多重耐药MRSA。1997年日本首先分离到中介度耐万古霉素的金葡菌(VISA)，2002年美国CDC报道了耐万古霉素的金葡菌(VRSA)。短短60年，金葡菌在强大的抗生素选择压力下迅速进化并广泛流行。自1961年Jevons首先分离到MRSA，随后的20年间MRSA逐渐成为医院感染的主要病原菌(HA-MRSA)。20世纪80年代社区相关 MRSA 感染病例开始增加，虽然是在社区获得的感染，但这些患者都存在长期使用医疗设备、慢性疾病多次接受医疗服务的情况，因此应该界定为医疗相关 MRSA 感染。而最近十年 CA-MRSA 在没有易感因素的健康人群出现，主要涉及儿童和年轻人，感染比例甚至超过院内感染。

金葡肺炎多数是社区获得肺炎，此时分离出的 MRSA 一般属于 CA-MRSA。近来有研究发现，CA-MRSA 具有多克隆多样性，通常携带Ⅳ型和Ⅴ型 SCCmec 以及编码 panton-valentine 杀白细胞素(PVL)的基因，CA-MRSA 很可能是由社区获得性甲氧西林敏感金黄色葡萄球菌(CA-MSSA)菌株获得了 SCCmec 转化而来。

【临床表现】

1.症状

社区获得性金葡菌肺炎因感染途径而异，主要为吸入性和血源性。院内获得性金葡肺炎与气管插管或呼吸机辅助呼吸相关。金葡菌肺炎尤其社区获得性金葡菌肺炎多见于婴幼儿及新生儿，在出现上呼吸道感染后 1～2 天，突然寒战、高热、咳嗽，伴黏稠黄脓痰或脓血痰、呼吸困难、胸痛和发绀等。有时可出现猩红热样皮疹及消化道症状及呕吐、腹泻、腹胀(由于中毒性肠麻痹引起)等明显感染中毒症状。患儿可有嗜睡或烦躁不安，严重者可惊厥，中毒症状常较明显，甚至呈休克状态。

2.体征

肺部体征出现早，早期呼吸音减低，有散在湿性啰音，并发脓胸或脓气胸时，呼吸音减弱或消失。感染性栓子脱落引起肺栓塞可伴胸痛和咯血。由心内膜炎引起者体检可有三尖瓣区收缩期杂音、皮肤瘀点、脾大。

【辅助检查】

1.外周血检查

(1)血常规：周围血白细胞计数明显增高，可达$(15\sim30)\times10^9/L$，中性粒细胞增加，白细胞内可见中毒颗粒。白细胞总数减低甚至$<1.0\times10^9/L$提示预后严重。

(2)血沉增快，前降钙素、C 反应蛋白增高。

2.病原学检查

合格痰涂片行革兰染色可见大量成堆的革兰阳性球菌和脓细胞。痰、胸腔穿刺液、支气管镜灌洗液培养，或血培养可获得金黄色葡萄球菌而确诊。

3.X 线检查

X 线表现与临床症状不同步，初期临床症状重，而胸片仅为肺纹理重，或一般支气管肺炎表现，症状好转时胸片却可出现肺脓肿或肺大疱。胸片另一特点是短时间内迅速变化，迅速融合成片，一叶或多叶，仅数小时就可发展成脓肿。与支气管相通后，出现气液面或呈厚壁环状阴影。病程 5～10 天，由于末梢支气管堵塞可形成肺大疱。早期出现胸膜病变是金葡肺炎的特点，病灶侧肺野透光均匀一致减低，迅速发展多个分房形成包裹性脓气胸。严重者可见纵隔气肿、皮下积气等。经远期随访金葡菌脓胸所致的胸廓狭窄、脊柱侧弯、胸膜增厚大多能恢复正常。血源性金葡菌肺炎胸片显示多发性肺部浸润灶，以两个肺野为著，经常有空洞形成。吸入或血行金葡肺炎均可并发脓胸。胸片上病灶阴影持续时间较一般细菌性肺炎为长，在 2 个月左右阴影仍不能完全消失。

【诊断】

根据临床症状、体征和X线胸片或CT扫描检查可确立肺炎诊断。当肺炎进展迅速，很快出现肺大疱、肺脓肿和脓胸，有助于诊断。积极进行各种途径的病原学检测十分重要。

【鉴别诊断】

应与其他细菌性肺炎（如肺炎链球菌、流感嗜血杆菌以及原发肺结核并空洞形成、干酪性肺炎）、气管异物继发肺脓肿等相鉴别。X线表现的特点，如肺脓肿、大泡性肺气肿及脓胸或脓气胸等存在都可以作为金葡肺炎诊断的依据，但需与其他细菌性肺炎所引起的脓胸及脓气胸鉴别，因而病原学诊断十分重要。

【治疗】

约90%的金葡菌株产β-内酰胺酶，对甲氧西林敏感的金葡菌（MSSA）治疗首选耐青霉素酶青霉素如苯唑西林，无并发症者疗程为2～3周，有肺脓肿或脓胸并发症者治疗4～6周，继发心内膜炎者疗程为6周或6周以上。对耐甲氧西林金葡菌（MRSA）肺炎，首选糖肽类抗生素如万古霉素或去甲万古霉素治疗：前者10mg/kg，6小时静脉滴注一次；或20mg/kg，每12小时一次。后者剂量为16～32mg/kg，分2次静脉滴注。糖肽类抗生素存在潜在性耳肾毒性，据文献报道万古霉素引起的肾毒性的发生率在5%～25%，故疗程中应监测血药浓度，定期复查血肌酐、肌酐清除率，并注意平衡功能和听力监测。重症MRSA肺炎合并肾功能损害者，应根据肾功能调整糖肽类剂量。

日本、美国和中国已有对万古霉素敏感性下降的MRSA（即VISA）分离菌株的报道。利奈唑胺为噁唑酮类抗革兰阳性球菌的新型合成抗菌药，对耐药球菌包括MRSA在内有良好抗菌活性，CA-MRSA肺炎也可选用利奈唑胺。替考拉宁对多重耐药的革兰阳性球菌具有显著的抗菌活性，严重不良反应罕见。金葡肺炎应识别其潜在病因和并发症，积极治疗并发症，有脓胸并发症者应行胸腔穿刺，多数病例需胸腔闭式引流。部分需胸腔镜行胸膜剥脱。

【预防】

除肺炎概述中所叙述的预防措施之外，必须重视幼托机构居室的卫生清洁，并应及时检查工作人员是否带菌，带菌者应及时适当处理。

【预后】

并发肺脓肿、肺气胸者预后较好，经3～6个月可基本治愈。社区获得性致死性坏死性肺炎病情凶险，并发脑膜炎和心包炎或婴儿张力性气胸则预后严重，病死率高达10%～20%。

四、流感嗜血杆菌肺炎

【概述】

流感嗜血杆菌肺炎是由流感嗜血杆菌（Hi），尤其是b型（Hib）感染引起的肺部炎症，易并发于流感病毒和葡萄球菌感染的患者，起病缓慢，病程呈亚急性。Hib是国内儿童急性下呼吸道感染最主要的病原菌之一，也是目前我国儿童社区获得性呼吸道感染最主要的病原菌之一，主要通过空气飞沫或接触分泌物传染，新生儿可通过母亲产道感染。感染多呈散发，常年都有发病，但通常是秋季开始上升，冬季达到高峰。我国儿童急性下呼吸道感染24.7%～29.0%由Hi引起，其中多数为Hib引起。小婴儿Hi肺炎后有时并发脓胸、脑膜炎及化脓性关节炎，可留有支气管扩张症等后遗症。

【病因】

Hi为革兰染色阴性短小杆菌，为需氧菌，在培养物中呈多形性，有长杆状或丝状体，Hi仅感染人类。本菌无芽孢，多数有菌毛，黏液型菌株有荚膜，干燥型是无荚膜的不定型(NTHi)。无荚膜型通常引起儿童相对较轻的疾病，严重的感染一般由荚膜型引起。在有荚膜的6个血清型中，临床近95%的重症嗜血流感杆菌感染是由b型引起。

Hi存在于正常人的上呼吸道中，健康人群的自然携带率是Hi侵袭性疾病发生的重要影响因素。由Hib感染引起的疾病一般只发生在人类，尤其是婴儿或5岁以下儿童，此年龄分布可能与机体Hib多糖抗体水平较低有关。年龄越小，感染Hib危险性越大，其发病率越高。研究表明，发展中国家儿童20%的肺炎病原为Hib，我国死于肺炎的患儿中Hib感染的比例为17%，Hib是我国儿童严重细菌性肺炎的重要病原和致死原因。

遗传因素可能是引起Hi肺炎的主要因素。此外，如先天性免疫缺陷病、先天性或功能性无脾症、早产、营养不良等均可导致Hib感染的危险性增加。近年来因为大量广谱抗生素的应用、白血病或其他恶性淋巴瘤患儿长期应用免疫抑制药，以及气管插管的增多等因素，使Hib感染有增加趋势。

【病理】

大多数Hi肺炎是由Hib引起，可为局限分布(节段性或大叶性肺炎)也可为弥散分布(支气管肺炎)。病理上肺部可见多形核白细胞浸润的炎性区域，支气管或细支气管上皮细胞遭到破坏，间质水肿常呈出血性。

【临床表现】

1.症状

临床起病较缓慢，病程呈亚急性，病情较重。有时有痉挛性咳嗽，类似百日咳，有时像毛细支气管炎；全身中毒症状重，可见高热、呼吸困难、发绀、鼻翼扇动、三凹征，以及烦躁、谵妄、昏迷等精神症状改变。

2.体征

查体肺部可闻及湿啰音或实变体征，婴幼儿易并发脓胸、脑膜炎、败血症、心包炎、化脓性关节炎、中耳炎等。

3.并发症

在小婴儿中较常见，可并发脓胸及侵袭性感染如心包炎、败血症、脑膜炎及化脓性关节炎；可后遗支气管扩张症。当诊断Hib肺炎时，有指征时应做腰穿检查脑脊液。

【辅助检查】

1.外周血白细胞增多

可达(20～70)×10^9/L，多数在(1.5～2)×10^9/L，伴有淋巴细胞的相对或绝对升高。胸部X线表现多样，可呈粟粒状阴影，常与肺底融合，常伴胸腔积液。

2.病原学检查

实验室检查中最重要的是病原学检查，可取血、咽分泌物、痰、脑脊液、胸腔积液、心包液、关节液、气管吸出物等标本进行涂片找细菌，或用含有 Levinthol 原液的特殊 Hi 培养基进行培养，可应用 Hib 抗血清、α-f 多价抗血清进行进一步分型。其中痰液检查是最常用的方法。一般需连续 2 次或 2 次以上的痰培养结果。流感嗜血杆菌肺炎的确诊，有赖于痰培养。如同时血或胸腔积液培养阳性则更有意义。婴儿不易将痰咳出，可采用消毒导管吸出支气管分泌物做培养。血培养对诊断很重要，通过血培养结果不仅可以了解有无菌血症的存在，而且还可以估计预后。据报告，流感嗜血杆菌血培养阳性率为 60%，胸腔积液检查或肺穿刺液的病原学检查也有诊断价值。另外，乳胶微量凝集(LPA)和对流免疫电泳技术(CIE)均已用于流感嗜血杆菌的抗原检测，有助于流感嗜血杆菌肺炎的快速诊断。

3.细菌培养和生化鉴定

细菌培养是诊断 Hi 感染性疾病最重要的手段。肺穿刺细菌学检查是诊断“金标准”，但由于其有创伤性，故临床难以实现；咽培养结果一般不能反映下呼吸道病情。细菌性肺炎菌血症在临床上常为一过性。

4.抗原检测

可检测脑脊液、血、尿和胸腔积液等标本。血和尿抗原阳性虽然不能肯定病原来自肺部，但可表示体内有相应细菌感染。应用免疫学方法检测临床标本中荚膜多糖抗原，适用于已经给予抗生素治疗的患者。由于我国抗生素滥用现象严重，取尿做抗原检测，可避免抗生素影响，具有诊断参考价值，但必须有高效价的抗血清。

5.血清学检测

可应用 ELISA 等方法测定 b 型多糖荚膜抗体。可用放射免疫方法测定抗 Hib 多糖(Hib-PRP)抗体。也可用间接 ELISA 方法测定 Hib 的特异性抗 OMP 的 IgG、IgM。在感染急性期，抗 OMP-IgM 水平高于同年龄平均值 2 个标准差，或双份血清抗体升高 3～4 倍以上可诊断为 Hib 感染。

6.特异性基因鉴定

用编码荚膜多糖的基因 bexA 做引物，用 PCR 方法检测肺炎患者临床标本中的 Hib，具有较高的敏感性、特异性和准确性。应用 PCR 技术可以鉴别 Hib 和非 b 型 Hi。

【诊断】

根据临床症状、体征及相关实验室检查可明确诊断，临床标本的采集及培养对诊断具有重要作用。血培养或胸腔积液培养阳性、感染期和恢复期双份血清抗体 3 倍以上升高、抗原检测阳性对诊断 Hi 肺炎具有重要意义。

【鉴别诊断】

1.肺炎链球菌性肺炎

可见突然寒战、高热、咳嗽、胸痛、呼吸窘迫。胸部 X 线可见大叶性肺炎或多叶实变。婴幼儿往往为咽部的改变和支气管肺炎。细菌培养：血、痰、胸腔积液等标本中可见肺炎链球菌生长。

2.金黄色葡萄球菌肺炎

起病急、病情严重、进展快、全身中毒症状明显，可发生休克，可引起败血症和其他器官的迁徙性化脓灶，或在皮肤可找到原发化脓性感染病灶。胸部X线往往发展迅速，可见肺脓肿、脓胸、脓气胸等。血培养或呼吸道深部痰细菌培养阳性具有诊断意义。

3.百日咳

以长期阵发性痉挛性咳嗽为显著特点。一般体温正常，肺部无阳性体征，或有不固定的啰音。支气管肺炎是常见的并发症，多发生在痉挛性咳嗽期。根据接触史及症状可做出临床诊断，特异性血清学检查也有助于确诊。

【治疗】

1.一般治疗

室内空气流通，避免交叉感染，保持室内温度18～20℃，湿度60%左右，提供足够的营养和水分，保持呼吸道畅通。

2.对症治疗

如有高热可给予物理降温或使用退热药；咳嗽给予止咳化痰药物；缺氧时给氧及雾化吸入；患儿若出现烦躁不安可予镇静处理。

3.并发症治疗

包括心力衰竭、呼吸衰竭、中毒性脑病、脓胸、脓气胸、中毒性肠麻痹等并发症的治疗。

4.支持治疗

目的是增加机体抵抗力和免疫力，可选择转移因子、胸腺素、免疫球蛋白、血浆、维生素等。

5.抗生素治疗

有效的抗生素治疗的前提是查明病原菌与正确的药敏试验。因流感嗜血杆菌属革兰阴性杆菌，故对青霉素不敏感，首选氨苄西林(氨苄青霉素)与庆大霉素或与氯霉素合用，剂量为氨苄西林100～200mg/(kg·d)，氯霉素新生儿15mg/(kg·d)，年长儿30～50mg/(kg·d)，庆大霉素首次剂量为2.5mg/(kg·d)，以后为5mg/(kg·d)，疗程为10～14天。肌内注射或静脉给药，以静脉给药为佳。当细菌对氨苄西林耐药时，可改用头孢菌素类，如头孢塞肟钠，50～150mg/(kg·d)，静脉滴注。尚可选用头孢克洛、头孢呋辛、环丙沙星、多西环素、克拉霉素、氨苄西林等。近年国内研究报道，各地流感嗜血杆菌的耐药情况有一定差异，多数对环丙沙星、复方磺胺甲噁唑、氨苄西林及氯霉素有较高的耐药率，但对第三代头孢菌素、头孢呋辛、阿莫西林/克拉维酸敏感性仍较高。

【预防】

秋冬季节要注意预防流感嗜血杆菌的侵袭，特别是儿童和年老体弱者。在感冒流行期间，要少去人群密集的地方，注意防寒保暖，保持室内空气流通。

预防Hib感染的最重要方法是对儿童进行免疫接种，患Hib疾病的危险在5岁以后急剧降低，因此5岁以上的健康儿童一般不再接种Hib疫苗，但此疫苗对于1岁以内患儿作用不大。世界卫生组织已确认这一疫苗的预防效果及安全性，并主张在全球范围内的婴儿群体中广泛应用。Hib荚膜多糖疫苗(PRP)已在美国批准使用，并证实对2岁以上小儿安全有效。应注意的是幼婴体内合成抗PRP抗体的能力很不完善，初次感染嗜血流感杆菌痊愈后还可能第2次、第3次发生再感染。

目前应用的Hib结合疫苗主要有三种：①Hib寡糖-CRMl97结合疫苗(HbOC)；②Hib荚

膜多糖-奈瑟脑膜炎双球菌表面蛋白结合疫苗(PRP-OMP)；③Hib荚膜多糖-破伤风类毒素结合疫苗(PRP-T)。目前我国及国际上主要使用的是以破伤风类毒素为蛋白载体的 Hib 结合疫苗，全球有 80 多个国家在使用 Hib 结合疫苗，我国于 1996 年引进 Hib 疫苗，但仍未纳入免疫规划(EPI)中。

Hib 肺炎、脑膜炎在低龄组发病率更高，症状及并发症更严重，故应及早接种疫苗。接种 Hib 疫苗后，极少数儿童的接种部位会出现轻微红肿、疼痛或低热，一般 2～3 日内消失，只需休息或对症处理即可。婴幼儿在患急性发热性疾病或严重慢性疾病发病时，均应暂缓接种。对破伤风类毒素过敏者或曾对 Hib 疫苗过敏者、有神经系统疾病的患儿应避免接种，不应给 6 周内的婴儿接种 Hib 结合疫苗，因为存在潜在的免疫耐受性。

一般得到及时诊治，预后良好，但 Hib 可以引起儿童严重的感染，如脑膜炎、败血症、重症肺炎，是导致小儿死亡的主要原因。Hib 脑膜炎即使得到适当的治疗，仍会有 3%～25%的患儿死亡，而幸存者中有 30%～50%会留下终身残疾后遗症，如耳聋、学习障碍和运动障碍等。

第三章 循环系统疾病

第一节 先天性心脏病

一、室间隔缺损

室间隔缺损(VSD)是小儿最常见的先天性心脏病,约占先天性心脏病的20%～25%。它可以单独存在,也可与其他心脏和大血管畸形并存。根据缺损位置常用分类为膜及膜周部缺损(单纯膜部、嵴下型膜部、隔瓣下型膜部),最多见;动脉干下型,次之;肌部缺损(肌小梁部、流出道部),少见。临床症状与缺损大小及肺血管阻力有关。大型缺损因肺血流量增多、肺小动脉肌层退化不完全及血管内膜增厚而造成肺动脉高压。若肺动脉压超过体循环动脉压,可发生右向左分流而出现发绀,称艾森曼格综合征。小型膜部及肌部室间隔缺损可能在婴儿期自行闭合。

【诊断要点】

1.临床表现

(1)症状

1)小型缺损可无症状。

2)中型缺损易患下呼吸道感染,偶尔发生心力衰竭。

3)大型缺损肺部感染频繁,生长发育落后,活动后呼吸困难、乏力,易并发心力衰竭。

(2)体征

1)小型缺损仅在胸骨左缘第3、4肋间听到粗糙全收缩期杂音,多扪及震颤,肺动脉第二音不亢进。

2)中型缺损左侧心前区可稍隆起,胸骨左缘第3、4肋间听到Ⅲ～Ⅳ级的粗糙全收缩期杂音,可扪及震颤,肺动脉第二音亢进。

3)大型缺损左侧心前区多隆起,心尖搏动弥散,位于锁骨中线外第4～5肋间,胸骨左缘第3、4肋间可听到Ⅱ～Ⅳ级粗糙全收缩期杂音,多扪及震颤,心尖部可听到舒张中期隆隆样杂音,肺动脉第二音明显亢进。

2.实验室和其他检查

(1)X线检查:分流量小者心脏形态多属正常范围。中型缺损分流量较大者左心室增大,肺动脉段隆起,主动脉结较小,两肺充血;大型缺损者左、右心室及左心房均增大,肺动脉段明显突出,主动脉结小,肺部显著充血;发展为重度肺动脉高压伴右向左分流时,则肺动脉段突出更显著,肺充血不明显,心脏增大程度有所减轻。

(2)心电图:小型缺损多为正常心电图。左向右分流量较大而肺血管阻力正常者表现为左心室肥大,可伴左心房扩大;左、右心室合并肥大见于继发性肺动脉高压或右室漏斗部狭窄。

(3)超声心动图检查:可准确诊断室间隔缺损的部位、大小和数目,结合彩色多普勒心动图还可明确分流方向、速度。在无肺动脉口狭窄的病例,尚可利用多普勒技术估测肺动脉压力。

(4)心导管及心血管造影:单纯性室间隔缺损经超声心动图检查确诊者可免去心导管等检查而施行手术治疗;室间隔缺损,伴重度肺动脉高压或合并其他心血管畸形时,术前需做心导管或心血管造影检查。合并其他心血管畸形时,术前须作心导管检查。

右心导管检查可证实心室部位由左向右分流,测定肺动脉压力及计算肺动脉阻力等。为明确多个室间隔缺损的确切部位及大小,证实或排除可疑的合并动脉导管未闭及了解主动脉瓣脱垂情况,需做逆行左心导管检查及造影。

【治疗】

1.缺损小而无症状者,不一定需手术治疗,但应预防感染性心内膜炎。

2.中型缺损有症状者,宜于学龄前期在体外循环下作心内直视修补术。

3.大型缺损在6个月以内发生难以控制的充血性心力衰竭,或反复罹患肺炎和生长缓慢,应予手术治疗。

4.6个月至2岁婴儿,虽然心力衰竭能控制,但肺动脉压力持续增高,亦应及时手术修补缺损。

5.动脉干下型室间隔缺损,易合并主动脉瓣脱垂,且无自行闭合的可能,宜尽早手术修补缺损。

6.室间隔缺损介入性治疗:经导管用封堵器封堵肌部室间隔缺损、小膜部室间隔缺损或术后残余分流。

二、房间隔缺损

房间隔缺损(ASD)为常见的一种先天性心脏病,约占先心病的7%～10%。房间隔缺损根据解剖病变的不同而有第一孔未闭和第二孔未闭之分。第一孔未闭型缺损(原发孔房间隔缺损)位于心房间隔下部,呈半月形缺损,往往较大,常伴有二尖瓣或三尖瓣的裂孔而形成关闭不全,多见于二尖瓣。第二孔未闭型缺损(继发孔房间隔缺损)位于心房间隔的中部卵圆窝处,或靠近上、下腔静脉,直径多为1～3cm。房间隔缺损可合并其他心血管畸形,较常见的有部分性肺静脉畸形引流入右心房及肺动脉狭窄等。

【诊断要点】

1.临床表现

(1)症状

1)缺损小、分流少的患者可全无症状。中等大小缺损,亦很少症状,不影响生长发育。

2)缺损大、左向右分流量多的患儿,影响生长发育,多消瘦、乏力、多汗,活动后气促,易患下呼吸道感染。

(2)体检

1)缺损较小者仅能在胸骨左缘听到Ⅱ级左右的喷射性收缩期杂音,肺动脉瓣区第二音固定分裂较明显。

2)缺损较大者多心前区隆起,心尖搏动弥散,胸骨左缘第3肋间可听到Ⅱ～Ⅲ级喷射性收缩期杂音,肺动脉瓣区第二音亢进和固定分裂。左向右分流量较大时,胸骨左缘下方可听到舒张中期隆隆样杂音。

2.实验室和其他检查

(1)X线检查:心脏外形轻至中度增大,以右心房及右心室为主;肺动脉段明显突出,肺血管影增粗,可有肺门“舞蹈”征;肺野充血,主动脉影小;伴有二尖瓣关闭不全者,左心室亦增大。

(2)心电图:电轴右偏和不完全性右束支传导阻滞;部分患者尚有右心房和右心室肥大;第一孔未闭者常见电轴左偏及左心肥大。

(3)超声心动图检查:示右房扩大和右室流出道增宽,室间隔与左室后壁呈同向运动;剑下四腔心切面可显示房间隔缺损的位置及大小;多普勒彩色血流显像可观察到分流的位置、方向,且能估测分流大小。食管超声可更清楚地显示房间隔缺损。

(4)心导管检查:右心导管检查可发现右房血氧含量高于上、下腔静脉平均血氧含量,导管可从右心房插入左心房。如临床表现典型,X线、心电图检查结果符合,经超声心动图检查确诊者,术前可不必做心导管检查。

【治疗】

1.房间隔缺损宜在学龄前予以手术修补。

2.手术时应注意在心房内探查,如发现有部分性肺静脉畸形引流,可一并予以矫正。

3.房间隔缺损介入性治疗:经导管用封堵器关闭二孔型房间隔缺损。Amplatzer 堵闭器已收到良好效果。

三、动脉导管未闭

动脉导管在胎儿期是正常血液通路,出生后随着呼吸的开始,血氧分压提高,动脉导管于10～15h内在功能上关闭。未成熟儿动脉导管关闭延迟。多数婴儿于出生后3个月左右,导管在解剖上也完全关闭。若持续开放,并产生病理生理改变,即诊断为动脉导管未闭(PDA)。本畸形为小儿先天性心脏病常见类型之一,约占先天性心脏病的5%～10%。

【诊断要点】

1.临床表现

(1)症状

1)导管口径较细者,临床可无症状。

2)导管粗而分流量较大者,多有气急、乏力、多汗、心悸等症状。偶尔扩大的肺动脉可压迫喉返神经而引起声音嘶哑。

(2)体检

1)患儿多消瘦,左侧心前区胸廓可稍隆起。

2)胸骨左缘第2肋间听到粗糙响亮的连续性机器样杂音,占整个收缩期与舒张期;杂音向左锁骨下及颈部传导,杂音最响处可扪及震颤。合并重度肺动脉高压或心力衰竭时,往往仅能听到收缩期杂音。分流量较大者,心尖区出现舒张期隆隆样杂音。肺动脉瓣区第二音增强,但多被杂音掩盖而不易识别。

3)动脉脉压增宽,轻压指甲床可见毛细血管搏动,扪及水冲脉等。脉压显著增宽时,用听诊器于股动脉处可听到亢进的血管搏动声。

4)合并显著肺动脉高压者,可出现下半身青紫和杵状趾。

2.实验室和其他检查

(1)X线检查:导管细的患者可无异常发现。分流量大的患者显示左心室、左心房增大,肺动脉段突出,肺门血管影增粗,肺野充血;主动脉弓多有增大。

(2)心电图:分流量较大者常有不同程度的左心室和左心房肥大,伴有肺动脉高压时可合并右心室肥大。

(3)超声心动图检查:示左心房和左心室内径增宽,主动脉内径亦增宽;二维超声切面可显示导管的位置和粗细;多普勒彩色血流显像可直接显示分流的方向和大小。

(4)心导管检查:心导管检查可发现肺动脉血氧含量较右心室为高。肺动脉压力可正常或增高。部分患儿导管可通过未闭的动脉导管,由肺动脉进入降主动脉。

如临床症状、体征典型,X线、心电图检查结果符合,经超声心动图检查证实诊断者,术前可免去心导管检查。

(5)心血管造影:患儿临床症状、体征不典型,超声心动图及心导管检查为可疑动脉导管未闭时,逆行主动脉造影有重要价值。可见主动脉、未闭的动脉导管及肺动脉同时显影。

【治疗】

1.手术结扎或切断导管缝合即可治愈,宜于学龄前期施行。1岁以内反复肺炎、心衰或合并肺动脉高压者应及时手术治疗。大年龄或合并肺动脉高压者需体外循环下修补。

2.导管介入性治疗:动脉导管未闭的首选治疗方法。直径2mm以内的未闭动脉导管可选用COOK可控弹簧圈,直径2～12mm可选用Amplatzer蘑菇伞堵闭器。容易操作、效果良好。

3.早产儿动脉导管未闭易合并呼吸窘迫综合征及心力衰竭,可试用吲哚美辛(消炎痛)促使动脉导管关闭,剂量为0.1～0.2mg/kg,从每8小时1次到每12小时1次,总量不超过0.6mg/kg,口服或静脉给药,有出血倾向和肾功能不良者禁用。

4.某些复合性先天性心脏病，依赖动脉导管未闭而生存者，在畸形得到根治前，不能关闭动脉导管，相反需用前列地尔（前列腺素 E_1）维持导管开放，剂量为每分钟 0.1μg/kg。

四、法洛四联症

法洛四联症（TOF）又称先天性发绀四联症，包括室间隔缺损、肺动脉口狭窄、主动脉骑跨和右心室肥厚四种畸形。也可仅有室间隔缺损和肺动脉口狭窄，而无主动脉骑跨，或四联症合并房间隔缺损。本病是年长儿和成人期最常见的青紫型先天性心脏病，约占先天性心脏病的10%左右。

【诊断要点】

1.临床表现

(1)症状

1)大部分病例于出生后数月出现发绀，重症者出生后即显发绀。活动后有气促，活动能力差，活动时喜蹲踞。

2)在剧烈活动、哭闹或清晨刚醒时可有缺氧发作。

3)少数病例有鼻出血、咯血、栓塞或脑脓肿。

(2)体检

1)生长发育落后，有发绀和杵状指趾。

2)心脏听诊在胸骨左缘第 2、3 肋间有Ⅱ～Ⅲ级收缩期喷射性杂音，狭窄越严重，杂音越轻；肺动脉瓣区第二音减弱、分裂或由于主动脉前移形成的亢进，单一的第二心音。

2.实验室和其他检查

(1)化验检查：红细胞计数和血红蛋白显著增高；动脉血氧饱和度降低。

(2)X 线检查：心影正常或稍大，心尖圆钝上翘，肺动脉凹陷，主动脉增宽，构成典型的“靴形心”。

(3)心电图：右心室肥大伴劳损。

(4)超声心动图检查：示主动脉增宽，骑跨于室间隔上，室间隔与主动脉前壁连续中断，但二尖瓣前叶与主动脉后壁保持纤维连续；右室流出道狭窄。叠加彩色后可见心室收缩期蓝色和红色信号分别从右心室和左心室进入主动脉和对侧心室。

(5)心导管检查：右心导管测压显示右心室压力增高，右心室与肺动脉间有明显压力阶差，根据压力曲线可判断狭窄类型；根据各部位血氧饱和度可计算分流量。

(6)心血管造影：右心室造影显示肺动脉及其分支形态，再循环可显示左心室大小及冠状动脉。

【治疗】

1.内科治疗

(1)患腹泻、呕吐、高热时应及时补液，以防脱水。

(2)心导管检查前应常规给予吸氧、补液、纠正酸中毒。

(3)缺氧发作时应立即观以吸氧、镇静、取屈膝位，并给予 5%碳酸氢钠 5mL/kg 和普萘洛尔 0.1～0.2mg/kg，稀释后静注。经常有缺氧发作者给予普萘洛尔每日 1～2mg/kg，分 3 次口服。

2.外科治疗

(1)根治术：适宜年龄为 2～8 岁。不适用于周围肺血管发育极差或左心室发育不良者。

(2)分流术：适用于 3 岁以下重症病例。

五、大动脉转位

大动脉转位(TGA)并非少见先天性心血管畸形，约占先天性心脏病 5%～10%。大动脉转位是指主动脉和肺动脉的位置及它们与心室的关系异常，即主动脉位于肺动脉之前，出自右心室；肺动脉位于主动脉之后，发自左心室。根据其生理学改变可分为完全型和纠正型。

(一)完全型大动脉转位

完全型大动脉转位(D-TGA)是婴幼儿期最常见的严重发绀型先天性心血管畸形。具有下列特征：主动脉大多位于肺动脉右前方；主动脉与形态学右心室相连，肺动脉与左心室相通；心房与心室保持正常连接关系；体、肺循环间有房间隔缺损、室间隔缺损、动脉导管未闭等异常交通。以伴室间隔完整的完全性大动脉转位多见。

【诊断要点】

1.临床表现

(1)症状

1)出生即存在发绀，吸氧后仍不能改善。

2)进行性加重的气急、充血性心力衰竭。

(2)体检

1)胸骨左缘第 2～4 肋间常可闻及粗糙响亮的收缩期杂音。分流量大者心尖区可闻及舒张期隆隆样杂音。

2)肺动脉瓣区第二音响亮、单一。

2.实验室和其他检查

(1)X 线检查：心脏似斜置蛋形，左右心室增大，肺动脉段平直或凹陷，上纵隔影长，肺血增多或正常。

(2)心电图：取决于伴随畸形，对诊断无特异性。

(3)超声心动图检查：二维超声显示在大动脉短轴切面上两根大动脉呈现两个圆形结构，主动脉位于右前方；长轴切面可见两条香肠样暗区平行排列，主动脉与右心室相通，肺动脉与左心室相连；四腔心切面显示房室之间仍为正常连接关系。约 90%以上新生儿仅以超声心动图诊断后即施行手术治疗。

(4)心导管和心血管造影：动脉血氧饱和度显著下降，但肺动脉显著高于主动脉。导管易从右心室插入主动脉。左右心室分别造影可清楚显示其与大动脉的关系、形态、空间位置。

(5)其他检查：电子束 CT(EBCT)、磁共振(MRI)可替代心血管造影。

【治疗】

1.对发绀严重的新生儿患者应迅速进行球囊导管房间隔造口术或手术切开房间隔或行体肺循环分流术。前列地尔(前列腺素 E_1)持续静点可维持动脉导管开放。

2.根治手术。

(二)纠正型大动脉转位

纠正型大动脉转位者大动脉和心室均有反位,使右心房通过二尖瓣与左心室相通,发出肺动脉;左心房通过三尖瓣与右心室相连,发出主动脉。这样肺动脉仍与腔静脉心腔相连,而主动脉与肺静脉心室相通,血流动力学得到生理上的纠正。

【诊断要点】

1.临床表现

(1)症状:症状取决于伴随畸形。不合并其他畸形者可无症状。

(2)体检

1)左心房室瓣关闭不全的杂音常在胸骨旁第四肋间处最响,而不在心尖部。

2)肺动脉瓣狭窄的杂音常在胸骨左缘较低部位。

3)在胸骨左缘中部听到响亮、单一的第二心音。

2.实验室和其他检查

(1)X线检查:心影左上缘可见向左突出的升主动脉影,中间无肺动脉主干弧度。易见心脏位置异常。

(2)心电图:右心前导联出现q波,左心前导联的q波消失。常见心律失常为房室传导阻滞、期前收缩、房颤等。

(3)超声心动图检查:超声心动图与完全性大动脉转位图像相似,但前位血管位于左前。形态学左心室位于右侧,发出肺动脉,形态学右心室位于左侧,发出主动脉。

(4)心导管及心血管造影:根据造影显示的心室结构可判断两心室位置及它们与大动脉的连接关系。大多不需此项检查。

【治疗】

手术纠治伴随畸形。

六、主动脉缩窄

主动脉缩窄(COA)约占先天性心血管畸形的8%。主动脉缩窄是指主动脉管腔有不同程度的局部狭窄,部位通常在动脉导管连接于主动脉的区域。根据缩窄段占据主动脉和降主动脉之间的部位分为导管前型、导管后型和导管旁型。

【诊断要点】

1.临床表现

(1)症状

1)导管前型患儿常在出生后6周内,甚至早到出生后48h出现症状。最初症状是气促或多汗。迅速出现喂养困难、体重增长过缓、呼吸困难、肝脏增大、肺部啰音等心力衰竭表现。

2)导管后型年幼时少有症状,年长者常在健康体检时发现上肢高血压而考虑本病。

(2)体检

1)身体上部多较魁梧,下部发育较差。

2)桡动脉搏动强,股动脉搏动弱;上肢血压升高,下肢血压降低,两者收缩压差超过20mmHg。

3)分别测定四个肢体血压有助于判断缩窄部位。双上肢血压均升高,表明缩窄段位于左锁骨下动脉开口远心端;右上肢血压升高,左上肢血压降低,提示缩窄段位于左锁骨下动脉开口的近心端;缩窄段位于左锁骨下动脉开口远心端。但右锁骨下动脉迷走起源于缩窄段以下的降主动脉,或右锁骨下动脉开口有狭窄,可出现右上肢血压降低,而左上肢血压升高。

4)心脏听诊胸骨左缘第2、3肋间有Ⅱ～Ⅲ级收缩期杂音,向背部传导。

5)年长儿背部肩胛下有Ⅱ～Ⅲ级连续性杂音,起源于侧枝动脉。

2.实验室和其他检查

(1)X线检查:心脏增大,以左心室增大为主;年长儿吞钡检查可显示食管近主动脉弓处呈"E"字形的主动脉压迹。年长儿肋骨下缘可见侧支血管压迫形成的切迹。

(2)心电图:导管前型早期表现右心室肥大,以后发展为双室肥大;导管后型显示左心室肥大。

(3)超声心动图检查:胸骨上凹切面可清楚显示主动脉缩窄段的部位、范围及形态。多普勒可测跨狭窄的压力阶差。

(4)心血管造影:逆行主动脉造影清楚显示缩窄段部位、程度、范围及它与锁骨下动脉和动脉导管的关系。逆行左心导管可测压力阶差。

(5)其他检查:磁共振(MRI)及电子束CT(EBCT)可明确形态学诊断。

【治疗】

新生儿期即出现呼吸困难、心力衰竭者宜在应用强心、利尿等治疗1～3日无效时即进行外科手术。对无严重症状的主动脉缩窄患儿手术年龄为4～8岁。也可应用球囊导管扩张成形术解除缩窄。超过快速生长期患儿可考虑放置支架治疗。

七、肺动脉瓣狭窄

单纯肺动脉瓣狭窄(PS)约占先心病的10%～15%。肺动脉瓣狭窄大多单独存在,少数合并其他心血管畸形,合并房间隔缺损称三联症。由于肺动脉瓣狭窄,右室排血受阻,右室压力负荷过重,失代偿可出现右心衰竭。合并卵圆孔未闭或房间隔缺损,可产生右向左分流,出现青紫。

【诊断要点】

1.临床表现

(1)症状

1)轻、中度肺动脉瓣狭窄:早期无明显症状,3岁后随年龄增长可出现活动后气急、胸痛、乏力。重度狭窄常因伴有卵圆孔未闭,可有呼吸困难、发绀及心力衰竭。

2)极重度肺动脉瓣狭窄:新生儿期可出现症状,发绀、低氧血症、酸中毒及心力衰竭。

(2)体检

1)胸骨左缘可扪及抬举性搏动。

2)胸骨左缘 2~3 肋间可触及收缩期震颤,并可闻及粗糙而较长喷射性收缩期杂音。杂音响度与狭窄程度有关,轻度狭窄杂音 2~3/6 级,并可闻收缩早期喷射音,中、重度狭窄杂音 4~5/6级,极重度狭窄杂音减轻。

3)第二心音分裂,P2 减弱。

2.实验室和其他检查

(1)X线检查:轻中度狭窄肺纹减少,肺野清晰,重度狭窄肺血少。心影示右心室增大,肺动脉总干凸出(狭窄后扩张)。

(2)心电图:轻度狭窄正常。中重度狭窄有电轴右偏,右心室肥大。

(3)超声心动图:胸骨旁大动脉短轴切面和右室流出道长轴切面显示肺动脉瓣肥大,回声增强,瓣尖增厚开放受限,呈圆弧状凸向肺动脉,即"圆顶征"。右室流出道内径正常或继发性肥大而狭窄。肺动脉瓣环正常或狭窄,主肺动脉扩张。多普勒可估测跨瓣压力阶差。

(4)右心导管及造影:右室收缩压增高,肺动脉压力正常或减低。右室造影可见狭窄的瓣口及增厚的瓣叶,可见造影剂从狭窄瓣孔喷入扩张的肺动脉内形成的喷射症。

【治疗】

对中、重度狭窄应予以治疗。

1.经皮球囊肺动脉瓣成形术

首选,适应证是单纯肺动脉瓣为主,跨瓣压差 35mmHg。

2.外科手术

(1)介入性球囊扩张术失败。

(2)漏斗部狭窄(或混合性狭窄)需手术治疗。

(3)严重新生儿肺动脉瓣狭窄应术前给予前列地尔(前列腺素 E_1)0.05~0.2μg/(kg·min),静滴,延缓动脉导管关闭,增加肺血流量,争取尽早施行球囊扩张术。

第二节　心力衰竭

心力衰竭(以下简称心衰)指心脏不能泵出足够的血液以满足机体代谢所需的一种病理生理状态。可因心肌功能受损或血流动力学负荷过重引起。

心肌收缩功能受损所导致的心输出量降低,常见于心肌缺血性心脏病或原发性心肌病患者。因心脏舒张期充盈不足所致心输出量减少者少见,如流入道梗阻(二尖瓣狭窄、三房心)、限制性心肌病、缩窄性心包炎。在小儿,最常见的心力衰竭原因为心脏结构异常所造成的心室负荷异常,尽管此时心肌收缩力可能仍然正常。心脏负荷异常可包括心室压力负荷过重和容量负荷过重。如存在流出道梗阻(主动脉瓣狭窄、水肿、肺动脉瓣狭窄)时,心室后负荷增加,即压力负荷增加;如有大量左向右分流、瓣膜严重反流或体循环动静脉瘘时则容量负荷增加。此外，在代谢亢进和(或)后负荷降低时，如甲状腺功能亢进、贫血，心脏需泵出更多血量以提供足够的氧和其他营养物质以满足机体的需要，由此而造成的心力衰竭称高排血量型心力衰竭。上述原因可单独或共同存在。

一、病因学

(一)胎儿心力衰竭

随着胎儿超声检查的广泛应用，临床上越来越多胎儿心力衰竭得到了诊断，其主要表现为腹腔、心包腔、胸腔的积液，严重时可有胎儿水肿。最常见原因为持续性室上性心动过速，可伴或不伴心脏结构异常。完全性房室传导阻滞伴缓慢心室率可在母亲患有红斑狼疮时出现。心脏结构异常伴严重的瓣膜反流所致者及出生前卵圆孔早闭导致胎儿心力衰竭者较少见。此外，原发性心肌病如心内膜弹力纤维增生症、先天性心肌病和病毒性心肌炎所致者亦不常见。高排血量型心力衰竭可能与严重的贫血(Rh 同种免疫性疾病、珠蛋白生成障碍性贫血、双胎间输血)或体循环动静脉瘘有关。

(二)新生儿心力衰竭

足月新生儿充血性心力衰竭多因心肌功能障碍所致，常见于围生期窒息所致的一过性心肌缺血，表现为血清心肌酶增高、乳头肌功能障碍伴房室瓣严重反流。继发原因包括代谢紊乱(低血糖、低血钙)和败血症，病毒性心肌炎为少见原因。

除前述的各种原因引起的严重贫血外，分娩时婴儿严重出血所致的贫血及其他溶血性贫血可致高排血量型心力衰竭。心律失常同样可导致心力衰竭。

出生后第一天出现心力衰竭的心脏结构异常的心脏病多见于典型的右心室容量负荷过重者，最常见的畸形包括可能因三尖瓣发育不良所致的严重三尖瓣反流、Ebstein 畸形、一过性心肌缺血；肺动脉瓣缺如综合征所致严重肺动脉瓣反流少见，此时可闻及高调来回样病理性杂音。

1.新生儿早期心力衰竭(出生后第 1 周)

结构性心脏畸形尤其是左心室流出道梗阻(严重主动脉狭窄、水肿、主动脉弓中断)伴动脉导管闭锁，是导致心力衰竭的最重要原因，典型表现为动脉导管关闭而左心室后负荷急剧增高。在左心发育不全综合征时，动脉导管的收缩导致体循环、冠状动脉血流降低，临床上即出现心力衰竭的表现。严重肺动脉瓣狭窄可表现为右心心力衰竭，但心房水平的右向左分流造成的中央型青紫更多见。在早产儿，在肺血管阻力快速降低时，若伴有呼吸窘迫综合征，血液通过未闭的动脉导管形成大量的左向右分流。

引起心力衰竭的其他原因，如继发的心肌功能障碍、心律失常如前所述。继发于围生期窒息的一过性心肌功能障碍少见。少数非心脏原因如肾脏异常和内分泌异常亦可致心力衰竭。

2.小婴儿心力衰竭(出生后 2 至 3 个月)

左向右分流型的心脏结构畸形多在此时期出现心力衰竭的典型表现，这与生后肺血管阻力降低和肺血流量增加有关。非青紫型先天性心脏病包括动脉导管未闭、室间隔缺损、房室间隔缺损可在此时期出现心力衰竭，亦可偶见于房间隔缺损。青紫型先心病如永存动脉干、不伴肺动脉血流梗阻的单心室和完全性肺静脉异位引流等常因伴氧合和非氧合血的混合和肺血流量增多而出现心力衰竭表现。同样,左冠状动脉异常起源于肺动脉者,可由于肺动脉压力下降使来自肺动脉的冠脉供血减少而出现心力衰竭。

心肌收缩功能的损害可因扩张型心肌病所致,其病因至今不明,亦可能与代谢性疾病有关。婴儿糖原累积症(Ⅱ型)自6周至3个月即可表现为心力衰竭症状及体征,其他症状包括肌张力减低、肌肉无力、跟腱反射消失。

非心脏原因如肾脏、内分泌疾病亦少见。因早产儿慢性肺部疾病所致单纯右心力衰竭并不少见,尽管体格检查时仍以胸部体征为主。

3.儿童及青少年心力衰竭

在儿童及青春期出现心力衰竭症状者并不常见。在手术前伴有心力衰竭的先天性心脏病患者往往在儿童早期即有心力衰竭的症状。但本年龄组亦可见许多后天性损害而致心力衰竭者。

二、病理生理

心脏异常负荷、心肌收缩或舒张功能异常均可致心力衰竭,心功能变化可用压力—容积关系曲线表示。随着容量负荷的增加,如大量的左向右分流,心室舒张末期容量增加,充盈压增加,致体肺静脉淤血。另一方面,压力负荷增加,如水肿,致每搏量减少。为保持正常每搏量,舒张末期压力及容积增加,临床出现静脉淤血症状。心肌收缩功能降低,压力—容积曲线降低,心脏射血功能减少。为恢复每搏量,舒张末期压力和容积继续增加。舒张期充盈受损,舒张期压力—容积曲线左移,使一定的舒张末期压力下,每搏输出量减少。为维持一定的心输出量,必须使血容量增加,以增加心室的充盈。舒张期充盈压增加临床表现为静脉的淤血。

心力衰竭的细胞学表现为肌纤维膜、肌浆网、肌纤维异常。在心力衰竭患者常存在由钙离子流出所诱发的心奋收缩耦联过程异常。有研究表明,在人类充血性心力衰竭患者及动物实验中肌浆网ATP酶、钙离子摄取功能降低。这些异常可降低肌浆网可释放的钙离子浓度而降低心肌收缩力,直接导致舒张期延长。同时对于肾上腺素能兴奋作用反应降低。人类心力衰竭患者后期心脏β受体数量减少,同时对于β受体激动剂的正性肌力作用反应降低。对于衰竭的心肌该反应利于减少能量消耗,亦是心力衰竭患者使用受体阻滞剂的原因之一。但受体敏感性降低可使心肌收缩力进一步降低。

心力衰竭时心脏代偿机制调节心脏及循环系统之间的关系。神经体液调节导致心力衰竭综合征。肾素血管紧张素醛固酮系统和交感神经系统的活化直接导致心肌毒性和外周血管收缩,致心室重构和心室功能恶化。水钠潴留导致心脏扩大,继发性心房扩张致心房利钠因子释放,具有利尿、使尿钠增多、血管扩张的作用,但该因子导致心力衰竭的机制不明。根据Frank-Starling机制,心室扩张将导致每搏量增加。但扩张的心室为维持心室收缩压力需增加室壁张力,这将使耗氧量增加。为此心肌逐渐代偿性肥厚以降低室壁张力和降低心肌耗氧量。多种机制和体液刺激导致此心肌肥厚。但严重的心肌肥大将导致心内膜下缺血。压力负荷过重常导致室壁增厚直至心力衰竭晚期心室才出现扩张。相反,心腔扩张在任何时期均为心脏容量负荷过重的表现。为增加心输出量，肾上腺素能活性增加。β-肾上腺素能活性增强致心率和心肌收缩力增加以改善体循环心输出量。提高 α 肾上腺素能活性可导致心输出量的重分配，机体可以通过肾脏、胃肠道和皮肤血管床的收缩来减少这些器官的血供，以保证心肌和中枢神经系统的供给。随着后负荷的增加，心收缩功能将进一步受到损害。

新生儿代偿机制不完善，心脏舒张期容量较高，因而舒张期容量储备有限。此外，心肌的静止张力较任何牵张程度都高，意味着心室顺应性减低，因此不能充分耐受容量负荷的增加，舒张末期压力过高在早期即可发展为肺水肿。心肌收缩使新生儿心肌静息长度下产生的张力低于成人，与其中无收缩成分占优势有关。此外，对于后负荷增加而产生张力的能力亦有限。新生儿尚有心室间的相互依赖。因此，一侧心室的压力或容量负荷增加将影响充盈特征和另一侧心室的充盈和功能。

三、遗传学

基因表达改变在心力衰竭的病理生理学机制中所起的作用已受到足够的重视。大量工作集中于遗传性心肌病的研究。编码肌小节蛋白包括肌球蛋白链、肌钙蛋白和心肌收缩系统的其他成分的基因发生突变已被证明可致家族性肥厚性心肌病。家族性扩张性心肌病被认为与基因突变有关，包括 X 性连锁扩张性心疾病中的营养障碍基因突变及晚近发现的肌动蛋白基因突变。儿童慢性心肌病的其他病因，如先天性心脏病等的分子水平研究较少。许多慢性心肌病都有一共同的基因表达形式，即胎儿基因程序的表达上调，胎儿肌动蛋白和肌凝蛋白亚型亦出现表达。此外，已有研究证实，可以改变衰竭心肌获取钙离子能力的钙调蛋白也有显著变化。在形成心功能衰竭的过程中，常伴随有其他蛋白通过转录、翻译、磷酸化激活等方式进行的调节。衰竭的心脏可通过增加血管紧张素转换酶活性和心肌张力使心肌细胞局部释放血管紧张素Ⅱ。心肌细胞表面血管紧张素Ⅱ受体活性导致磷酸化作用的连锁反应，可以使包括细胞生长和肥大的几个基因出现转录。β 肾上腺素能系统的重要作用已被转基因鼠模型所证实。具有心肌特异性 β_2 受体过度表达型的转基因鼠患扩张型心肌病的比例较高。β 肾上腺素能信号系统其他方面的过度表达同样可损害心室功能。儿科心血管病工作者所面临的挑战是应用这些成果来治疗他们的患者。

四、临床表现

在充血性心力衰竭的诊断中病史非常重要。婴儿主要的体力消耗为吃奶，常见症状为吃奶时呼吸急促，易疲劳。以后安静时亦可出现。此外，有反复下呼吸道感染病史。肾上腺素能神经紧张性增强致多汗，吃奶时尤甚。由于热能摄取减少而消耗增多，患儿生长发育落后。年长儿及青少年可表现为体重减轻、精神不振，另一方面，水潴留可致体重在短期内增加。呼吸急促、活动能力降低为特征性表现。年长儿偶有端坐呼吸或发作性夜间呼吸困难病史，但该主诉在儿科极少见。偶有继发于胃肠道淤血的食欲降低、恶心等症状。心力衰竭代偿阶段过度的水盐摄入可加重心力衰竭的症状和体征。

体格检查可发现体循环心输出量减少，体肺循环静脉淤血，心动过速是机体增加心输出量的一种适应性代偿。体循环血量减少表现为肢端发凉、毛细血管再充盈时间延长、周围血管搏动减弱。心脏检查时心力衰竭的征象常被心脏结构异常所遮盖，心脏常扩大。顺应性下降、相对僵硬的心室快速充盈可导致第三心音增强而形成奔马律，此外，还有呼吸急促、呼吸困难和肋间隙凹陷等肺静脉淤血体征。婴儿的小气道水肿可致哮鸣音，湿啰音少见，一旦出现为并发肺炎的表现。严重充血性心力衰竭时，因肺内液体积聚，气体交换出现障碍产生轻度的青紫。低心输出量和氧摄取量增加导致周围性发绀，体静脉淤血表现为肝大。婴儿由于颈部短，颈静脉扩张不易观察。外周水肿在婴儿极少见，即使在年长儿亦仅当右侧心力衰竭严重或心室充盈严重受限如限制性心包炎和限制性心肌病时才出现。

由纽约心脏协会制定的分类方法对于判定年长儿和青少年心力衰竭严重程度有重要作用。该分类方法依据机体因疲劳综合征引起的活动能力受限程度以及是否有因心脏疾病导致的心悸、呼吸困难或咽峡炎来进行判定。Ⅰ级，活动能力不受限；Ⅱ级，一般体力活动后出现上述症状；Ⅲ级，轻微活动即可出现；Ⅳ级，安静时出现症状。对于婴儿和幼儿，Rose 等曾提出另一种分类方法，Ⅰ级，无活动受限及症状；Ⅱ级，有中等程度的呼吸急促或吃奶时多汗、疲劳及喂奶时间延长、生长发育落后；Ⅲ级，上述症状明显；Ⅳ级，安静时即可有呼吸急促、呻吟或多汗。

五、辅助检查

1.胸部 X 线摄片

胸部 X 线片检查均表现为心影扩大，限制性心肌病和缩窄性心包炎例外。肺血管纹理常增多，与肺动静脉淤血鉴别较困难。胸腔积液少见。

2.心电图

心电图对诊断心力衰竭无特异性，可表现为非特异性的 T 波及 ST 段改变。

3.实验室检查

由于肺静脉严重淤血，血气分析示动脉氧分压降低和呼吸性酸中毒。另一方面，代谢性酸中毒意味着严重的体循环障碍。电解质紊乱包括低钠血症、低氯血症和碳酸氢盐增加。低钠血症为水潴留所致，肾脏对呼吸性酸中毒的代偿导致低氯血症和碳酸氢盐增加。

4.超声心动图

超声心动图可了解潜在的心脏结构损害及血流动力学异常。此外，尚可无创性估计心脏收缩和舒张功能。另外，对心力衰竭患者的随访和对治疗效果的评价的系列研究对临床具有一定的指导意义。

5.心导管检查

诊断性心导管检查并非必需的检查，但对诊断和治疗有特殊意义时仍需进行。对疑有心肌病和心内膜弹力纤维增生症者需行心内膜心肌活体组织检查。心力衰竭导致心律失常者可考虑心电生理检查。

六、治疗

一般治疗包括卧床休息、抬高头部和肩部以改善肺功能，限制液体摄入量，高热能饮食，吸氧，呼吸困难严重时予以机械通气支持。如有大的左向右分流，吸氧宜慎重，因其可降低肺血管阻力而加重左向右的分流。

特殊治疗方法需根据不同的病因而定。但以下原则适用于大多数患者：药物治疗，消除诱发因素（如感染，心律失常，电解质紊乱）及对导致心力衰竭的根本原因进行手术或心导管介入治疗。循环系统机械支持（主动脉内球囊泵或心室辅助系统）可帮助患儿顺利度过危险期。对于晚期心力衰竭患者心脏移植为唯一的可行措施。

心力衰竭的药物治疗，可以减轻体循环静脉淤血（利尿剂），改善心肌收缩功能（正性肌力药物）或减轻心脏后负荷（血管扩张剂）。

1.利尿剂

利尿剂用于减轻心脏过多的容量负荷，降低心室壁压力，从而消除心肌重构的潜在刺激因素。临床常用的利尿剂有袢利尿剂、醛固酮拮抗剂和噻嗪类（氯噻嗪、美托拉宗）。袢利尿剂（呋塞米、依他尼酸）常用且有效。螺内酯为一种醛固酮拮抗剂，有较轻的利尿效果但因可降低成人心力衰竭患者死亡率和住院率近来正在引起关注。通常和呋塞米联合使用以减少尿中钾离子的丢失。氯噻嗪利尿作用较弱，美托拉宗为一种较强的噻嗪类利尿剂，患儿伴有严重的水潴留且对呋塞米不敏感时使用有确切疗效。常见并发症有电解质、酸碱平衡紊乱（低钠血症、低钾血症、使用保钾利尿剂所致的高钾血症、低血容量所致的代谢性碱中毒）。长期使用袢利尿剂和噻嗪类利尿剂可致高尿酸血症，但患儿常无症状。

2.地高辛

地高辛为治疗婴儿和儿童心力衰竭的最基本、最常用的洋地黄糖苷类药物，其主要作用为抑制钠钾泵 ATP 酶活性，减少钠离子由细胞内流出导致钠钙竞争及钠钾交换机制的运行。细胞内钙离子浓度逐渐增加，使心肌收缩能力增强。心收缩力的增强和临床症状的改善并不一致。有证据表明，强心甙可以提高副交感神经以及动脉血管压力感受器的活性，从而降低中枢交感神经冲动，产生一种有利的神经体液调节作用。

地高辛可静脉用于急性的或严重的心力衰竭。但其他可静脉给药的正性肌力药物可能更安全更有效。许多婴儿和儿童，可不用负荷量只用维持量口服，4 至 5 天内可达洋地黄化量。地高辛治疗量和中毒量非常接近，使用时应慎重，以避免致命的并发症。地高辛中毒临床表现多样。心外表现包括恶心，呕吐，视力障碍和行为异常。心律失常包括心动过缓、室上性心动过速、室性心动过速、异位节律。地高辛中毒治疗包括停药，测定血药浓度，治疗心律失常，避免低钾血症，如有生命危险可使用特异性抗原结合抗体。

3.其他

正性肌力药物对于低心排状态的紧急处理可使用某些正性肌力药物静脉滴注，通常此类药物主要具有 β_1 受体兴奋作用。多巴胺直接刺激 β_1 受体，使心肌释放去甲肾上腺素。多巴

酚丁胺是另一种 β_1 受体兴奋剂，但其影响心肌收缩力的作用与前者相比较弱。小剂量的肾上腺素增强心肌收缩力的同时可扩张收缩的血管床，大剂量有强烈的血管收缩作用。异丙肾上腺素只是 β_1 受体和 β_2 受体激动剂，因其可致心律失常临床而少用。

4.血管扩张剂

血管扩张剂可降低心脏前后负荷，一定剂量时可降低血压。血管扩张剂通过舒张小动脉平滑肌以降低后负荷；另一方面可降低前负荷，以减少肺体循环静脉的淤血。在术后早期，如需控制血压和调节前、后负荷以便达到最大的心输出量，临床上常用硝普钠、硝酸甘油、氨力农、米力农。另一方面，如需长期减轻后负荷，则用硫酸肼屈嗪和血管紧张素转换酶抑制剂。

本类药物中，只有血管紧张素转换酶抑制剂被证实在成人中长期使用可降低死亡率。除血管扩张作用外，ACE 抑制剂可防止和逆转心肌纤维化。在临床上用血管紧张素转换酶抑制剂治疗患有大量左向右分流的先天性心脏病和扩张型心肌病的婴儿和儿童时，效果良好。临床上多选用卡托普利和依那普利。应用这些药物可造成高钾血症，因此临床上不应同时补钾，亦不必使用保钾利尿剂（如螺内酯）。

5.磷酸二酯酶抑制剂

新型的磷酸二酯酶抑制剂可提高心肌收缩力和扩张外周血管。目前，临床上常用的氨力农和米力农主要通过作用于磷酸二酯酶Ⅲ，来抑制 cAMP 的灭活，心肌细胞内 cAMP 增加可使细胞内钙离子增加和心肌收缩力增强。血管平滑肌中 cAMP 的增加可抑制蛋白激酶活性导致血管扩张和后负荷减低。副反应包括低血压、心律失常和血小板减少，尤在使用氨力农后易发生。目前，北美洲多家医疗中心对儿科心脏术后低心排综合征高危人群预防性使用米力农的安全性和有效性的随机双盲安慰剂对照研究正在进行中。

6.β 受体阻滞剂

近来的临床应用表明，β 受体阻滞剂可通过肌细胞的生物学改变提高心肌收缩力，增加左心室射血分数，降低左心室容量负荷。其可能的机制是屏蔽儿茶酚胺的心肌毒性作用，上调 β_1 受体的表达以及逆转过度的神经体液刺激。第三代 β 受体阻滞剂（卡维地洛、布新洛尔）另有血管扩张作用，可有效改善血流动力学。有限的研究表明，对儿童此类药物可改善左心室功能，提高运动耐量，减少了特发性心肌病、药物诱发或遗传性心肌病的心脏移植概率。上述结论尚无对照，迄今为止预期的随机化试验仍在进行中。

七、展望

随着对心力衰竭发病机制的不断深入了解，新的治疗方法不断涌现。新的药物包括血管紧张素受体拮抗剂，内皮素受体拮抗剂，肾素拮抗剂，中枢神经激素调节剂等。其中某些药物正在成人中试用，但要在儿童中应用尚需进一步研究。

第三节　心律失常

一、概况

儿童心律失常可以是一过性的或永久性的；可以是先天性的（心脏结构可正常或异常）或后天获得性的（风湿热，心肌炎）；可以由毒素（白喉毒素）、可卡因、茶碱或一些抗心律失常药物引起；也可以是先天性心脏病外科手术后的后遗症。心律失常的主要危险是严重心动过速或心动过缓，导致心输出量下降，或发展成更严重的心律失常，如心室颤动。这些并发症可导致晕厥或猝死。晕厥本身在某些情况下也很危险，如发生在游泳或驾车时。当一个患有心律失常的患儿就诊时，首先需确定这种心律失常是否有可能发展成威胁生命的心动过速或心动过缓。一些心律异常（如单纯性房性期前收缩和室性期前收缩）在无心脏疾患的儿童常见，在绝大多数情况下并不给这些患儿带来生命的危险。

成人抗心律失常药物的种类不断增加，但许多药物在儿科的应用并未广泛研究。儿童抗心律失常药物的给予次数、顺应性、副作用及不同的反应性仍是有待解决的问题。大多数情况下，适当药物的选择仍凭经验。幸运的是大多数儿童心律失常单用一种药物就可控制。当患儿患快速性心律失常且耐药时，可予经导管射频消融或外科治疗。当患儿患缓慢性心律失常时，可予以植入起搏器。现今的起搏器体积很小，已可用于早产儿。在高危恶性室性心律失常患儿，可安装自动植入式电复律除颤器（AICDs）。

二、窦性心律失常

窦性心律不齐是窦房结冲动发放的一种正常生理变异，与呼吸有关。呼气时心率变慢，吸气时心率变快。偶尔心率可很慢，并出现交界性逸搏。窦性心律不齐在早产儿常见，特别是心动过缓伴周期性呼吸暂停时。患热性疾病或服用增加迷走张力的药物如地高辛时，窦性心律不齐加剧。运动时，窦性心律不齐通常消失。

窦性心动过缓是由于窦房结冲动发放缓慢。一般情况，1 岁以内心率在 100 次/分以下，1～6 岁在 80 次/分以下，6 岁以上在 60 次/分以下可诊断为窦性心动过缓。这种情况在运动员多见，在健康儿童出现也无意义。某些全身性疾病如黏液水肿可出现窦性心动过缓，疾病控制后窦性心动过缓消失。窦性心动过缓应与窦房及房室传导阻滞区别。窦性心动过缓患儿运动时心率可增加至 100 次/分以上，房室传导阻滞的患儿则不能。低出生体重婴儿窦性心律变化很大。在这些婴儿窦性心动过缓多见，并可伴交界性逸搏。房性期前收缩也很常见。这些心律的变化，尤其是心动过缓，在睡眠时更易出现，不伴症状，无需治疗。

游走心律是心脏的起搏点自窦房结至心房的任一部位周期性移动。这在儿童并不少见，通常为正常变异。这种情况也可出现在患中枢神经系统疾患的患儿，如蛛网膜下腔出血。

三、期前收缩

期前收缩由异位起搏点发出冲动所致。异位起搏点可位于心房、房室交界或心室的任何部位。通常，单纯性期前收缩无临床或预后意义。在某些情况下，期前收缩可由器质性心脏病（炎症、缺血、纤维化等）或药物引起，特别是洋地黄类药物。

房性期前收缩在儿童常见，甚至可出现在无心脏病变的患儿。房性期前收缩的QRS波群可正常，或延长（差异传导），或缺乏，这主要取决于房性期前收缩提前的程度（联律间期）。如房性期前收缩落在前一QRS波群的不应期，则其后无QRS波群。房性期前收缩必须与室性期前收缩区别。房性期前收缩时，提前出现的QRS波群前有P波，其形态与正常窦性P波不同。房性期前收缩常重新调整窦房结起搏点计时，因而其后代偿间隙不完全。室性期前收缩常有完全性代偿间隙，但这不是可靠的鉴别标准。

室性期前收缩可起源于心室的任何部位，特征为提前出现的、增宽的、畸变的QRS波群，其前无P波。如室性期前收缩的形态一致，则称之为单源性室性期前收缩。如形态不一，且联律间期不等，则称之为多源性室性期前收缩。室性期前收缩后常为完全性代偿间隙。室性融合波的存在也提示着期前收缩起源于心室。室性期前收缩时搏量减少，如期前收缩提得很前，听诊器可听不到，桡动脉处也不能扪及。如期前收缩频发，有时可表现为固定的节律，如期前收缩与正常搏动交替（二联律），或两个正常搏动后一个期前收缩（三联律）。单个期前收缩发生时，大多数患儿感觉不到，但有些患儿可感到心前区跳动感。这种感觉的产生是由于完全性代偿间隙后正常搏动搏量增加所致。焦虑、热性疾病、某些药物或刺激性物质的摄入可引起室性期前收缩。

区别室性期前收缩为良性的，还是会发展成比较严重的心律失常十分重要。前者在运动后心率加快时通常消失。如运动时期前收缩仍然存在，甚至增加，则预后意义较大。出现下述情况临床应予以重视：①频发室性期前收缩；②多源性室性期前收缩；③运动时期前收缩增加；④RonT现象；⑤心脏本身有病变。如为良性期前收缩，一般无需特殊治疗，主要应向家属交代这类期前收缩不威胁生命。恶性室性期前收缩常继发于其他事件，如电解质紊乱、缺氧、药物中毒及心脏损伤等。因此，一个完整的治疗方案应包括这些事件的纠治。药物治疗首选利多卡因静脉推注，然后静滴维持。胺碘酮一般用于难治病例或伴有血流动力学损害的患儿。口服维持抗心律失常药的选择一般凭经验或借助于电生理检查确定。

四、室上性心动过速

室上性心动过速（简称室上速）是小儿最常见的异位快速心律失常。从广义上讲，室上速是指异位激动在希氏束分叉以上的心动过速，主要由折返性机制产生，少数为自律性增高或并行心律。折返性室上速以房室折返性心动过速（旁道参与）最常见，其次为房室结折返性心动过速（双径路），后者的发生近年有增加的趋势。房性和交界性异位心动过速通常与心脏病变（如心肌病）或先天性心脏病术后有关。

(一)临床表现

折返性室上速的特点是突发突止,可由急性感染促发,通常在安静时发作。发作可持续数秒,也可持续数小时。发作时心率大多超过180次/分,偶尔可达300次/分。唯一的主诉可能是患儿感到心跳快。许多患儿对发作耐受良好,短阵发作对生命无危害。如发作时心率极快,或发作持续时间长,可感到心前区不适,甚至可发生心力衰竭。

婴幼儿室上速的诊断比较困难。在这一年龄段,患儿不能主诉症状,通常情况下心率本身就快,即使无室上速,哭吵时心率更快。婴幼儿室上速就诊时常伴心力衰竭,因为室上速可发作数小时而未被发现。发作时心率多在200~300次/分之间。如发作持续6~24小时或更长,且心率极快,患儿可显得极度病态,脸色灰,烦躁不安,呼吸急促、肝大,可以有发热及白细胞增多。如室上速在胎儿发生,可引起严重心力衰竭及胎儿水肿。

新生儿室上速发作时为窄QRS波群(<0.08秒),仅在50%~60%的新生儿可见到P波,但在食管电极多可见到。与窦性心动过速的鉴别比较困难。如发作时心率大于230次/分,P波电轴异常(正常P波在Ⅰ导联及avF正向),则室上速的可能性大。此外,室上速时心率比较固定,而窦性心动过速时心率易受迷走及交感张力的变化而变化。室上速与室性心动过速(以下简称室速)的鉴别十分重要,因为地高辛可促使室速的患儿发生室性颤动。P波缺乏,QRS波群宽大,与窦性时不同,则室速的可能性大。

与室上速有关的旁道有两种:隐匿性旁道与显性旁道(WPW综合征或预激综合征)。预激综合征的患儿60%~70%可发生室上速,其典型心电图表现在未发作时通常可见,主要表现为PR间期缩短、δ波及宽QRS波群。室上速发作时,如冲动自房室结前传、旁道逆传,则QRS波群正常;如冲动自旁道前传,房室结逆传,则QRS波群宽大畸形。有前传功能的旁道比较容易发展成更严重的心律失常,特别是如发生房性颤动时。

(二)实验室检查

24小时动态心电图(HOLTER)可用于监视治疗过程及发现短阵无症状性室上速。床边食管调搏可用于室上速的诊断、鉴别诊断及药物治疗疗效的评价。在难治性病例,可在心导管实验室里进行更详尽的电生理检查。电生理检查时,多极导管可置于心脏的不同部位,根据激动顺序可识别异位起搏点或旁道的位置。电生理检查时还可诱发心动过速,并评价药物疗效。这些检查也是射频消融的前提。

(三)治疗

刺激迷走神经,如在年长儿将脸浸于冰水,或在婴儿将冰袋置于脸上可终止发作。年长儿还可教予提高迷走张力的方法来终止发作,如Valsalva法、屏气、饮冰水、采取特殊的体位等。当这些手法无效时,可选用下述几种药物治疗。如患儿稳定,首选腺苷快速静脉推注,因为腺苷起效快,对心肌收缩性影响小。去氧肾上腺素也可应用,通过压力反射来增加迷走张力。此外,还可应用抗心律失常药物如奎尼丁、普鲁卡因胺及普萘洛尔。在年长儿,还可应用钙通道阻滞剂维拉帕米来终止发作。在1岁以下婴儿,维拉帕米可减少心输出量、发生低血压及心搏停止,因而维拉帕米在1岁以下年龄禁用。在危重情况下,如已发生严重心力衰竭,首先推荐直流同步电复律。

一旦患儿转为窦性心律,应选用长效药物维持治疗。在无旁道前传的患儿,地高辛或普萘洛尔是主要的治疗手段。如有预激综合征，地高辛或钙通道阻滞剂可增加旁道前传，应予避免。这些患儿可长期口服普萘洛尔。在顽固的患儿，还可应用普鲁卡因胺、奎尼丁、氟卡因、普罗帕酮、索他洛尔或胺碘酮。应该认识到，大多数抗心律失常药有致心律失常作用及负性肌收缩力作用。

心脏正常的患儿如因长期心动过速而发生心力衰竭，心律转为窦性后心功能通常恢复正常，但这一过程可能需几天至几周。生后3、4个月内发生室上速的患儿复发的机会较年长儿低。这些患儿有40%的缓解机会，通常在诊断后治疗一年，然后逐渐减药，观察是否复发。

如需应用几种药物控制发作，或药物的副作用不能耐受，药物的治疗效果差，可选择射频消融。在部分旁道患儿，也可选用外科消融。

（四）几种特殊类型的室上性心动过速

1.心房异位性心动过速

在儿科不常见，特征为心率不固定（很少超过200次/分），可见P波，但电轴异常，可慢性持续性或慢性阵发性。这种类型的房性心动过速通常由单个异位自律病灶引起，而不是通常的折返机制。有一简单方法识别这两种机制，即迷走或药物治疗时观察心电图。折返机制时心动过速突然停止，自律性心动过速时心率逐渐减慢，然后又逐渐增快。房性异位性心动过速较通常的折返性心动过速难以用药物控制。如用单一药物不能控制，可进行射频消融，国外报道成功率可达90%以上。

2.紊乱性或多源性房性心动过速

特征为三种或以上的异位P波，三种或以上的PP间期，常见P波阻滞，PR间期不等。这种心律失常最常发生在1岁以下的婴儿，通常无心脏病变，但有些病例可能与病毒性心肌炎有关。这种类型的心律失常药物治疗难以奏效，常需多种药物联合应用。幸运的是如发生在婴儿，通常在3岁前可自行终止。

3.加速性交界性异位性心动过速(JET)

为自律性（非折返性）心动过速，交界心率超过窦性心律，因而可出现房室分离。这种心律失常最常见于心脏外科手术后早期，非常难以控制。减少儿茶酚胺类药物的用量及控制发热是重要的辅助治疗方法。这些患儿的JET常未经特殊治疗而自发消失。JET也可以是洋地黄中毒的表现，在这种情况下，洋地黄应停用。术后JET胺碘酮治疗比较有效。需长期用药的患儿可选用胺碘酮或索他洛尔。

五、心房扑动

心房扑动（简称房扑）系由于激动在心房内快速环形运动所产生的一种主动性快速而规则的心律失常。较少见，占心律失常的2%左右。发作时P波消失，代之以连续、快速、规则、大小相同的锯齿状的扑动波（F波），各波间无等电位线，其频率多在300～400次/分，少数可达450次/分（平均300次/分）。室律规则（房室传导比例固定或完全房室传导阻滞）或不规则（房室传导不固定）。

在年长儿，房扑通常发生在有先天性心脏病的基础上。新生儿房扑通常心脏正常。房扑可发生在急性感染期间，但最常见于心房扩大患儿，如二尖瓣或三尖瓣的长期关闭不全，三尖瓣闭锁，Ebstein 畸形或风湿性二尖瓣狭窄。房扑也可发生在姑息性及纠治性房内手术后。房扑不控制易发生心力衰竭。提高迷走张力的方法（如颈动脉窦压迫、将脸浸于冰水）或给予腺苷通常可使心率暂时减慢。直流电复律可使房扑即刻转为窦性，在许多场合下是首选的方法。先天性心脏病患儿发生慢性房扑时，血栓栓塞与中风的机会增加，因此在电复律前应用抗凝剂。洋地黄通过延长房室结传导时间来减慢心室率。洋地黄化后通常需给予Ⅰ类抗心律失常药如奎尼丁、普鲁卡因胺来维持疗效。Ⅲ类药物如胺碘酮、索他洛尔可用于对Ⅰ类无效的患儿。如药物治疗无效，可予以射频消融或外科消融治疗。心脏正常的新生儿患儿，如对地高辛有效，应用药 6～12 个月，然后停药。

六、心房颤动

心房颤动（简称房颤）在儿童少见，在婴儿罕见。房颤时心房激动紊乱，节律快于房扑（300～700 次/分），心室律及脉搏不规则。房颤通常是心房长期牵张扩大的结果，多见于患风湿性二尖瓣病变的年长儿。房颤偶尔也可见于心房内手术后，继发于左心房室瓣关闭不全的左心房扩大，WPW 综合征等。房颤也可是家族性的。治疗房颤的首选药物为洋地黄，它可使心室率恢复正常，但此时房颤通常持续（WPW 综合征患儿不可应用洋地黄）。此后可用Ⅰ类抗心律失常药如奎尼丁、普鲁卡因胺或直流电复律来转律。慢性房颤患儿易发生血栓栓塞及中风，应予以华法林抗凝。电复律的患儿也应抗凝。

七、室性心动过速

室性心动过速（简称室速）起源于希氏束分叉部位以下的一系列（3 个或以上）宽大 QRS 波组成的心动过速。频率 140～180 次/分，小儿可超过 200 次/分。室速可阵发性或持续性，其病因可为心肌炎、冠状动脉起源异常、致心律失常性右心室发育不良、二尖瓣脱垂、心脏原发肿瘤、心肌病、先天性或获得性 QT 间期延长、药物、心脏术后（如法洛四联症术后、室间隔缺损术后）。室速也可发生在无明显心脏病变的患儿。室速需与室上速伴差异或旁道前传区别。心室夺获与室性融合波有助于室速的诊断。室速应及时处理，因其可引起低血压或发展成室颤。如血流动力学正常，首选利多卡因。如室速控制，应积极寻找基础原因并纠治之，如电解质紊乱、缺氧或药物中毒。其他可用药物有：普鲁卡因胺、普萘洛尔或胺碘酮。心室超速起搏有时十分有效，但偶尔会引起心室颤动。室速如不是可逆性原因引起，最好应进行电生理检查。

八、心室颤动

心室颤动（简称室颤）为 QRS-T 波群消失，呈现不规则的、形状和振幅各异的颤动波，频率在 150～500 次/分。患儿如不迅速恢复有效心搏则死亡。胸前区重击有时可恢复窦性心律。

抢救应人工通气下胸外按摩，直流除颤。如除颤无效或室颤复发，可静脉应用溴苄铵托西酸盐，然后再予除颤。异丙肾上腺素是最后可用的方法。室颤恢复后应寻找基础病因。应常规测量 QT 间期排除 QT 间期延长综合征。除了有明显可逆性原因外，一般均应作电生理检查。如为 WPW 综合征，应予消融。如为原因不明或为非可逆性原因引起，应予安置 AICD 预防猝死。

九、QT 间期延长综合征

一种特殊的恶性室性心律失常，尖端扭转型室速可发生于 QT 间期延长综合征（LQTS）患儿，并可引起晕厥与猝死。约 50%的 LQTS 为家族性：Romano-Ward 综合征为常染色体显性遗传，可伴有先天性耳聋；Jirvell-Lange-Nielsen 综合征为常染色体隐性遗传。其余病例为散发性。遗传学研究显示心脏的钾、钠通道突变。药物可直接（阿司咪唑）或通过抑制代谢（红霉素，酮康唑）来延长 QT 间期。

LQTS 的临床表现最常见的为晕厥发作，多由运动或惊吓引起。患儿也可表现为抽搐、前晕厥及心悸，约 10%的患儿一开始即表现为心搏骤停。LQTS 的诊断主要基于心电图及临床标准。需要指出的是不是所有 QT 间期延长的患儿均为 LQTS，而少数 LQTS 的患儿静态心电图 QT 间期正常。一般认为心率校正 QT 间期大于 0.47 秒高度提示 LQTS，而大于 0.44 秒应怀疑。LQTS 的其他特征还有 T 波切迹、T 波电交替、心率低于年龄值、晕厥史（特别是劳力后）、LQTS 或不明原因猝死的家族史等。24 小时动态心电图及运动试验是重要的辅助诊断手段。

LQTS 的治疗包括 β 受体阻滞剂，其剂量为能降低运动时的心率反应为度。如仍有症状且心率慢者可安置起搏器。手术切除左星状交感神经节也是治疗方法之一。如虽经治疗仍频发晕厥或曾发生过心搏骤停，可建议安装 AICD。

十、缓慢性心律失常

窦性静止与窦房传导阻滞在心电图上可表现为长间隙。前者一般认为是因为激动在窦房结内形成异常，后者为激动在窦房结向周围心房组织传导时发生阻滞。这些心律失常在儿科少见，可见于洋地黄中毒或心房广泛手术后。

房室传导阻滞可分为三种类型，即一度房室传导阻滞、二度房室传导阻滞及三度房室传导阻滞。一度房室传导阻滞：PR 间期延长，但所有心房激动均能传到心室。二度房室传导阻滞：部分心房激动不能传至心室。又可分为二型：莫氏Ⅰ型及莫氏Ⅱ型。在莫氏Ⅰ型，PP 间期固定，PR 间期逐渐延长，直至 P 波后 QRS 波群脱落，脱落后的 PR 间期又缩短，如此反复。在莫氏Ⅱ型，由于房室传导组织有效不应期延长，使心房搏动部分不能下传至心室，发生间歇性心室脱落，但发生心室脱落前后，下传的 P 波，其 PR 间期是恒定的。莫氏Ⅱ型有发生晕厥的可能，并有可能进展。三度房室传导阻滞（完全性房室传导阻滞）：心房激动完全不能到达心室。

先天性完全性房室传导阻滞的发病率一般认为1/2万～1/2.5万活产婴儿，常为自身免疫引起。患儿的母亲常患有系统性红斑狼疮(可无症状)，其体内的IgG抗体(antiSSA/Ro、anti-SSB/La)可通过胎盘损害胎儿的传导组织。类风湿性关节炎、皮肌炎或Sjögren综合征偶也可引起胎儿传导组织的自身免疫性损伤。自身免疫原因占先天性完全性房室传导阻滞发生率的60%～70%，心脏结构正常患儿的80%。有些系统性红斑狼疮母亲的小儿出生时并无传导阻滞，生后3～6个月才发生。其他原因包括先天性房室结缺如或房室结纤维化等。新生儿或婴幼儿可出现心力衰竭或心源性脑缺氧综合征。年长儿往往因心率轻度减慢而无明显症状。心电图除显示PP间期与RR间期各有其固定规律外，QRS间期及形态多正常。

后天获得性完全性房室传导阻滞的病因有：心肌炎、心脏肿瘤、心内膜炎所致的心肌脓疡、药物或电解质紊乱等，也可发生在心脏手术后。阻滞部位可在房室结、房室束或其分支以下。心电图显示QRS波多宽大畸形，时间>0.1秒，且心室率较慢，多在40次以下，因而症状较明显，轻者可诉疲乏、无力、眩晕，重者可发生心力衰竭或急性心脑缺氧综合征。

无症状且心率>55次/分者不需给予治疗，也不应限制患儿的活动。心率较慢而无晕厥或心力衰竭者可口服阿托品、麻黄碱。危重患者可静滴异丙肾上腺素。安置入工起搏器的指征为：①有心力衰竭或心源性脑缺氧综合征者；②心室率显著缓慢(新生儿<55次/分，婴儿<50次/分，儿童<40次/分)；③有频发室早或室速者；④心脏手术后发生三度房室传导阻滞，观察2～4周未能恢复者(ACC/AHA指征为术后高二度或三度房室传导阻滞无缓解趋势或持续至少术后7天者)。

十一、病态窦房结综合征

病态窦房结综合征由窦房结或心房传导组织的异常所引起。可发生在无先天性心脏病的患儿，也有报道在同胞中出现，但最常见于先天性心脏病外科纠治术后，特别是大动脉错位Mustard或Senning手术后。其临床表现主要取决于心率。大多数患儿无症状因而无需治疗。如窦率显著缓慢又无结性逸搏出现，可出现眩晕或晕厥。有时窦缓可与室上速交替出现(快慢综合征)，引起心悸、运动不耐受或眩晕。治疗应个体化。如有些快慢综合征的患儿用药物(普萘洛尔、奎尼丁、普鲁卡因胺)控制心动过速时可出现症状性心动过缓。此时可能需药物治疗的同时安置起搏器。

第四节 感染性心内膜炎

心内膜炎指各种原因引起的心内膜炎症病变，常累及心脏瓣膜，也可累及室间隔缺损处、心内壁内膜或未闭动脉导管、动静脉瘘等处，按原因可分为感染性和非感染性两大类，非感染性心内膜炎包括：风湿性心内膜炎、类风湿性心内膜炎、系统性红斑狼疮性心内膜炎、新生儿急性症状性心内膜炎等。

感染性心内膜炎在过去常分为急性和亚急性两个类型。急性者多发生于原无心脏病的患儿，侵入细菌毒力较强，起病急骤，进展迅速，病程在6周以内。亚急性者多在原有心脏病的基础上感染毒力较弱的细菌，起病潜隐，进展相对缓慢，病程超过6周。由于抗生素的广泛应用，本病的病程已延长，临床急性和亚急性难以截然划分，致病微生物除了最常见的细菌外，尚有真菌、衣原体、立克次体及病毒等。近年来随着新型抗生素的不断出现，外科手术的进步，感染性心内膜炎死亡率已显著下降，但由于致病微生物的变迁，心脏手术和心导管检查的广泛开展，长期静脉插管输液的增多等因素，本病的发病率并无显著下降。

一、病因

（一）心脏的原发病变

92％的感染性心内膜炎患者均有原发心脏病变，其中以先天性心脏病最为多见，约占78％，室间隔缺损最易合并感染性心内膜炎，其他依次为法洛四联症、动脉导管未闭、肺动脉瓣狭窄、主动脉瓣狭窄、主动脉瓣二叶畸形、房间隔缺损等；后天性心脏病如风湿性瓣膜病、二尖瓣脱垂综合征等也可并发感染性心内膜炎，随着小儿心脏外科技术的发展，越来越多的小儿心脏病得以纠正、根治，但因此而留置在心腔内的装置或材料（如心内补片、人造心脏瓣等）是近年来感染性心内膜炎常见的易患因素。

（二）病原体

几乎所有种类的细菌均可导致感染性心内膜炎，草绿色链球菌仍为最常见的致病菌，但所占比例已显著下降，近年来金黄色葡萄球菌、白色葡萄球菌、肠球菌、产气杆菌等革兰阴性杆菌引起的感染性心内膜炎显著增多，真菌性心内膜炎极少见。立克次体及病毒感染所致的心内膜炎甚罕见，少数情况下，感染性心内膜炎由一种以上的病原体引起，常见于人工瓣膜手术者。其他致病因素如长期应用抗生素、皮质激素或免疫抑制剂等。

（三）诱发因素

约1/3的患儿在病史中可找到诱发因素，常见的诱发因素为矫治牙病和扁桃体摘除术。近年来心导管检查和介入性治疗、人工瓣膜置换、心内直视手术的广泛开展，也是感染性心内膜炎的重要诱发因素之一，其他诱发因素如长期使用抗生素、肾上腺皮质激素、免疫抑制剂等。

二、病理及病理生理

正常人口腔和上呼吸道常聚集一些细菌，一般不会致病，只有在机体防御功能低下时可侵入血流，特别是口腔感染、拔牙、扁桃体摘除术时易侵入血流。当心腔内膜，特别是心瓣膜存在病理改变或先天性缺损时，细菌易在心瓣膜、心内膜和动脉内膜表面黏着、繁殖，从而形成心内膜炎；但若形成一种病变尚需下列条件，即双侧心室或大血管之间有较大的压力差，能够产生高速的血流，经常冲击心内膜面，使之损伤，心内膜下胶原组织暴露，血小板和纤维蛋白聚积形成无菌性赘生物，当有菌血症时，细菌易在上述部位黏附、定居，并繁殖，形成有菌赘生物。在病理上，受累部位多在压力低的一侧，如室间隔缺损感染性赘生物常见于缺损的右缘、三尖瓣的隔叶及肺动脉瓣；动脉导管在肺动脉侧；主动脉关闭不全在左心室等。当狭窄瓣孔及异常通道两侧心室或管腔之间的压力差越大时，湍流越明显，在压力低的一侧越易形成血栓和赘生物。当房间隔缺损、大型室间隔缺损、并发心力衰竭等时，由于异常通道两侧压力差减小，血流速度减慢，湍流相对不明显，一般较少并发感染性心内膜炎。

本病的基本病理改变是心瓣膜、心内膜及大血管内膜面附着疣状感染性赘生物。赘生物由血小板、白细胞、红细胞、纤维蛋白、胶原组织和致病微生物等组成，心脏瓣膜的赘生物可致瓣膜溃疡、穿孔，若累及腱索和乳头肌，可使腱索缩短及断裂，累及瓣环和心肌时，可致心肌脓疡、室间隔穿孔、动脉瘤等，大的或多量的赘生物可堵塞瓣膜口或肺动脉，致急性循环障碍。

赘生物受高速血流冲击可有血栓脱落，随血流散布到全身血管导致器官栓塞。右心的栓子引起肺栓塞；左心的栓子引起肾、脑、脾、四肢、肠系膜等动脉栓塞，微小栓子栓塞毛细血管出现皮肤瘀点，即欧氏小结。肾栓塞时可致梗死，局灶性肾炎，或弥漫性肾小球肾炎；脑栓塞时可发生脑膜、脑实质、脊髓、脑神经等弥漫性炎症，产生出血、水肿、脑软化、脑脓疡、颅内动脉瘤破裂等病变，后者破裂可引起颅内各部位的出血如脑出血、蛛蛛膜下腔出血等。

三、临床表现

大多数患者有器质性心脏病，部分患者发病前有龋齿、扁桃体炎、静脉插管、介入治疗或心内手术史，临床症状可归纳为三方面：①全身感染症状；②心脏症状；③栓塞及血管症状。但同时具有以上三方面症状的典型患者不多，尤其 2 岁以下婴儿往往以全身感染症状为主，仅少数患儿有栓塞症状和（或）心脏杂音。本病起病缓慢，症状多种多样。

（一）感染症状

发热是最常见的症状，几乎所有的病例都有过不同程度的发热，热型不规则，热程较长，个别病例无发热，此外患者有疲乏、盗汗、食欲减退、体重减轻、关节痛、皮肤苍白等表现，病情进展较慢。

（二）心脏方面的症状

原有的心脏杂音可因心脏瓣膜的赘生物而发生改变，出现粗糙、响亮、呈海鸥鸣样或音乐样的杂音。原无心脏杂音者可出现音乐样杂音，约一半患儿由于心瓣膜病变、中毒性心肌炎等导致充血性心力衰竭，出现心音低钝、奔马律等。

（三）栓塞症状

视栓塞部位的不同而出现不同的临床表现，一般发生于病程后期，但约 1/3 的患者为首发症状，皮肤栓塞可见散在的小瘀点，指（趾）的腹面可触到隆起的紫红色的小结节，略有触痛，此即欧氏小结。内脏栓塞可出现脾大、腹痛、血尿、便血，有时脾大很显著；肺栓塞可出现胸痛、咳嗽、咯血、肺部啰音等；脑动脉栓塞则有头痛、呕吐、偏瘫、失语、抽搐甚至昏迷等。病程久者可见杵状指、趾，但无发绀。

四、实验室检查

(一)血培养

血细菌培养阳性是确诊感染性心内膜炎的重要依据,凡原因未明的发热、体温持续在1周以上,且原有心脏病者,均应积极反复多次进行血培养,以提高阳性率,若血培养阳性,尚应做药物敏感试验。

(二)超声心动图

超声心动图检查能够检出直径大于2mm以上的赘生物,因此对诊断感染性心内膜炎很有帮助,此外在治疗过程中超声心动图还可动态观察赘生物大小、形态、活动和瓣膜功能状态,了解瓣膜损害程度,对决定是否做换瓣手术有参考价值。该检查还可发现原有的心脏病。

(三)CT

对怀疑有颅内病变者应及时做CT,了解病变的部位范围。

(四)其他

血常规可见进行性贫血,多为正细胞性贫血,白细胞计数增高和中性粒细胞升高,血沉快,C反应蛋白阳性,血清球蛋白常常增多,免疫球蛋白升高,循环免疫复合物及类风湿因子阳性,尿常规有红细胞,发热期可出现蛋白尿。

五、诊断

对原有心脏病的患儿,如出现1周以上不明原因的发热应想到本病的可能,诊断除了病史、临床表现外,血培养是确诊的关键,超声心动图对判断赘生物的数目、大小、形态、位置和瓣膜的功能有重要的价值,但结果阴性不能排除本病的诊断。

六、治疗

总的原则是积极抗感染、加强支持疗法,但在应用抗生素之前必须先做几次血培养和药物敏感试验,以期对选用抗生素及剂量提供指导。

(一)抗生素

应用原则是早期、联合应用、剂量足、选用敏感的杀菌药,疗程要长。在具体应用时,对不同的病原菌感染选用不同的抗生素:①草绿色链球菌:首选青霉素G 2000万U/d,分4次,每6小时1次,静脉滴注,疗程4~6周;加庆大霉素4~6mg/(kg·d),每8小时1次,疗程2周;对青霉素过敏者可选用头孢菌素类或万古霉素。②金黄色葡萄球菌:对青霉素敏感者选用青霉素G 2000万U/d,加庆大霉素,用法同上;青霉素耐药才选用新青霉素Ⅱ或新青霉素Ⅲ 200~300mg/(kg·d),分4次,每6小时1次静脉滴注。治疗不满意或对青霉素过敏者选用头孢菌素类或万古霉素:40~60mg/(kg·d),分2~3次静脉滴注,疗程6~8周。③革兰阴性杆菌或大肠杆菌:选用氨苄西林300mg/(kg·d),分4次,每6小时1次静脉滴注,疗程4~6

周，或用头孢哌酮或头孢噻肟三嗪 200mg/(kg·d)，分 4 次，每 6 小时 1 次静脉滴注，疗程 4～6 周，加用庆大霉素 2 周。绿脓杆菌感染可加用羟苄青霉素 200～400mg/(kg·d)，分 4 次，每 6 小时 1 次静脉滴注。④真菌：应停用抗生素，选用二性霉素 B 0.1～0.25mg/(kg·d)，以后每日逐渐增加至 1mg/(kg·d)，静脉滴注 1 次，可合用 5-氟胞嘧啶 50～150mg/(kg·d)，分 3～4 次服用；⑤病原菌不明或术后者：选用新青霉素Ⅲ加氨苄西林及庆大霉素，或头孢菌素类；或万古霉素。

上述抗感染药物应连用 4～8 周，用至体温正常，栓塞现象消失，血象、血沉恢复正常，血培养阴性后逐渐停药。

（二）一般治疗

包括细心护理，保证患者充足的热量供应，可少量多次输新鲜血或血浆，也可输注丙种球蛋白。

（三）手术治疗

近年来早期外科治疗感染性心内膜炎取得了良好效果。对心脏赘生物和污染的人造代用品清创、修复或置换损害的瓣膜，挽救了严重患者，提高了治愈率，手术指征：①瓣膜功能不全引起的中、重度心力衰竭；②赘生物阻塞瓣膜口；③反复发生栓塞；④真菌感染；⑤经最佳抗生素治疗无效；⑥新发生的心脏传导阻滞。

七、预后和预防

在应用抗生素治疗前本病的死亡率几乎为 100%。经合理应用抗生素治疗以来，近年病死率已下降为 20%～25%。约有半数患儿可发生各种并发症如充血性心力衰竭、脑栓塞、肺栓塞、心脏瓣膜破坏、腱索断裂、动脉瘤形成等，残留严重瓣膜损伤者，需进行瓣膜修复或置换术。因此预防感染性心内膜炎发生显得极为重要。有先天性或风湿性心脏病患儿平时应注意口腔卫生，防止齿龈炎、龋齿；预防感染；若施行口腔手术、扁桃体摘除术、心导管和心脏手术时，可于术前 1～2 小时及术后 48 小时内肌注青霉素 80 万 U/d，或长效青霉素 120 万 U 1 剂。青霉素过敏者，可选用头孢菌素类或万古霉素静脉注射一次，然后改口服红霉素 30mg/(kg·d)，分 4 次服用。连续 2 天。

第五节　川崎病

川崎病为一种急性全身性血管炎，以婴幼儿发病为主。1967 年日本的川崎博士总结了自 1961 年到 1967 年之间 50 例有持续性发热、皮疹、淋巴结炎等特征性表现的病例后，将本病命名为皮肤黏膜淋巴结综合征而首先报道。此后，随即发现川崎病并非是一种良性的疾病，许多患儿由于并发心血管疾病而导致死亡。事实上，川崎病已成为引起儿童获得性心血管疾病的两个主要因素之一，在许多地方其危险性甚至大于风湿热。

一、流行病学

川崎病几乎只见于婴幼儿，最多见于1到2岁之间的儿童；50％的病例发病年龄小于2岁，80％小于4岁，大于8岁的儿童极少发病。尽管本病很少发生于小于3月龄的婴儿，但也有出生20天即被确诊为川崎病的报道。川崎病的发病率男女比例为1.5∶1。在北美洲和欧洲的流行病学研究表明，除了年发病率有所不同外，其余均相似。

虽然川崎病在全世界均有发病，但最多见于日本及具有日本血统的儿童。从1967年到20世纪80年代中期，日本的川崎病发病率有所增加。20世纪80年代中，日本的年发病率稳定于5000～6000例/年。在1981年至1985年的5年期间，在小于5岁的儿童中年发病率在77/10万～195/10万。而在1993到1994年的全国性调查中，发病率为95/10万。在中国，一项从1995年—1999年在北京进行的流行病学研究指出该病5岁以下的发病率为18/10万～31/10万。在美国，非亚裔小于5岁的儿童年发病率接近10/10万，亚裔儿童则约为44/10万。

川崎病全年均可发病，但在日本，有报道称在冬末和春季发病率有所增加，1983年和1986年曾有两次大规模的流行，分别有15000和12500人罹患此病，在1979年还有一次小规模的流行。在美国、芬兰和韩国也有川崎病暴发流行的报道。在日本还曾观察过此病的地域分布，但在北美没有此类报道。没有证据表明在疾病暴发时个人之间的接触或是暴露于某一流行区域会被感染。患川崎病的儿童通常并不居住于同一区域，周围的环境也不尽相同。同胞中共同患病并不多见，约1％～2％，通常在几周内分别发病。有趣的是，在日本参与研究的4对双胞胎中，有3对同时发病。这说明他们具有同一易感基因。在日本川崎病的再发病率为3.9％，在北美约为1％。

二、病因学

尽管许多学者做了大量研究，川崎病的病因目前尚不清楚。但大量流行病学和临床观察显示，川崎病是由感染所致。鉴于这种自限性疾病所表现出的发热、皮疹、结膜充血、颈淋巴结肿大以及好发于儿童、暴发流行时明显的地域分布都提示其发病与感染有关。然而，标准的和更先进的病毒及细菌的检测手段和血清学检查均无法确定微生物是致病的唯一原因。尽管最初曾报道有大量可能的感染因素，包括EB病毒，人类疱疹病毒6、7，人类细小病毒，耶尔森菌，但进一步的研究均无法证实。在日本及美国，由于在暴发流行期间曾有某些家庭有洗涤地毯的经历，所以家庭中的尘螨亦被认为是致病因素，同样这也是偶然才发生。其他多种环境因素亦曾被认为是致病因素，包括使用某些药物、接触宠物及免疫反应，但都未被确认。

相反，对患有川崎病的儿童的免疫系统所进行的观察发现，这些儿童都存在较严重的免疫紊乱。在急性期，外周血的活性T细胞、B细胞、单核/巨噬细胞的数量均上升。同时也有证据表明淋巴细胞及单核/巨噬细胞的活化伴随有细胞毒素分泌的增加。除此以外，循环抗体的存在对血管内皮亦有细胞毒素的作用。由此，以上的观察支持免疫系统的激活是川崎病发病机制之一这一学说。

根据通常的免疫活化程度，由细菌和病毒所含蛋白质引起感染所致的疾病，其共同的特征是这些蛋白质起类似超抗原的作用（如葡萄球菌的毒性休克综合征毒素，表皮剥落毒素，链球菌的致热外毒素），于是超抗原的假说建立。超抗原与一般的抗原有许多不同。它们激活了多克隆B细胞促使T细胞增殖并分泌细胞毒素，这些作用是通过存在于抗原递呈细胞表面的蛋白质将抗原性直接递呈到组织相容性复合体Ⅱ（MHCⅡ）上，与通常免疫反应前的蛋白质摄取相反。一般有大量的细胞毒素分泌并推动疾病的进程。在超抗原假说中，那些类似超抗原的生物体寄生于易感宿主的胃肠道黏膜上并分泌毒素。有时，在川崎病患儿的咽部及直肠可发现单由葡萄球菌分泌的毒性休克综合征毒素，但大多数的实验均未发现。所以超抗原的假说还有待证实。

三、病理

病初以小血管炎为主，以后累及主动脉等中、大动脉，特别好发于冠状动脉及其分支，未经及时治疗的病例其病理改变大致可分为4期：

Ⅰ期：1～9天，主要是小血管炎、微血管周围炎以及中等大小动脉周围炎，如冠状动脉周围炎；在心肌间质、心包及心内膜有中性粒细胞、嗜酸性粒细胞、淋巴细胞浸润。

Ⅱ期：12～25天，小血管炎减轻，冠状动脉主要分支等中等大小动脉全层血管炎（内膜、外膜、中膜均有炎性细胞浸润）突出，伴有坏死、水肿，血管弹力纤维和肌层断裂，出现冠状动脉扩张，易发生冠状动脉瘤及血栓。

Ⅲ期：28～45天，小血管、微血管炎消退，中动脉发生肉芽肿及血栓，纤维组织增生，血管内膜增厚，冠状动脉一些分支可全部或部分阻塞，有冠状动脉瘤破裂危险。

Ⅳ期：数月至更长时间，急性血管炎消失，已经发生的血管内膜增厚，瘢痕、动脉瘤或血栓有一个漫长的吸收、修复过程。狭窄、阻塞的血管可能修复、再通，心肌可能遗留永久的瘢痕。

早期严重心肌炎、中后期动脉瘤破裂与血管栓塞是本病死亡的主要危险。

四、临床表现

1.诊断标准

由于川崎病的病因尚不明确，所以没有经过验证的诊断标准，川崎病的诊断主要依靠临床标准。这些标准是由日本川崎病研究中心制定的，在（表3-5-1）中有详细的描述。川崎病有6种主要的临床表现，临床诊断时需要有其中的5～6项同时存在。在最近修订的标准中，由于许多患儿会较快地发生冠状动脉瘤，故只需4项表现即可诊断。美国心脏病学会的诊断标准与此大致相同，但必须有发热5天以上这一表现。越来越多的患者虽未符合诊断标准但因为有以上临床表现而被诊断为川崎病，并接受静脉免疫球蛋白治疗。由于在川崎病的回顾性研究中发现，急性发热后随即可诊断出有冠状动脉瘤的存在，故提示过去应用完全的诊断标准来确诊疾病是不恰当的。

表 3-5-1　川崎病诊断标准

川崎病诊断标准
1.持续发热 5 天以上
2.肢端变化：
a 起病早期：手掌、足底硬肿，肤色变红
b 恢复期：指趾末端脱皮
3.多形性红斑
4.两眼球结膜充血
5.嘴唇和口腔变化：嘴唇发红，草莓舌，口腔及咽部黏膜弥漫性充血
6.急性非化脓性颈淋巴结肿大

注：至少具备上述中 5 项才可诊断

如通过心脏超声或冠状动脉造影证实有冠脉瘤，则具备上述 4 项条件也可诊断 HT

川崎病是一种三相性的疾病。急性期通常持续 1～2 周，主要特征是发热，结膜充血，口咽部的改变、四肢末梢红肿、皮疹、淋巴结炎、无菌性脑膜炎、腹泻和肝功能受损。心肌炎常见于急性期，尽管冠状动脉炎也发生于此时，但心脏超声检查却无法检测出有否动脉瘤的存在。当发热、皮疹及淋巴结炎好转后进入亚急性期，此时约距离发热起始 1～2 周，出现手足脱皮及血小板增多。此外，此期冠状动脉瘤开始形成，猝死的危险最大。亚急性期持续至发热后 4 周。在起病后 6～8 周，当所有临床症状消失，血沉恢复正常后进入恢复期。

2.主要症状

持续高热是急性期的特点。典型的发热通常起病急，热度高达 39℃以上，呈弛张热。如没有及时治疗，高热可持续 1～2 周，有时可达 3～4 周。另一方面，如果及时静脉使用免疫球蛋白和大剂量的阿司匹林，发热常在 1～2 天内缓解。

在发热 24～48 小时后常出现双侧结膜充血。球结膜充血较睑结膜多见，尤其多见于结膜周围。一般没有分泌物。裂隙灯检查可发现前葡萄膜炎。

口咽部的改变也见于热起后 24～48 小时。最初是口唇泛红，几天后出现肿胀，皲裂及出血。最典型的是舌乳头增生，即草莓舌。口腔及咽部明显充血，但不伴有溃疡和分泌物。

通常在起病后 3～5 天出现手掌及足底发红，双手足硬肿。热起后 10～20 天手足硬肿与泛红趋于消退，进入亚急性期，指趾末端开始脱皮，进而累及整个手掌与足底。川崎病起病后 1～2 月，在指甲上可出现横沟(Beau 线)。

皮疹即使在同一患者也可有许多类型。可同时在四肢出现。皮疹多见于躯干和四肢近侧端，一般无显著特点。最常见的是斑丘疹，猩红热样皮疹和多型性红疹也较多见。腹股沟的皮疹和脱皮时有发生。以上这些均发生于急性期，较指甲端脱皮发生早。

比较而言，其他的症状可见于 90％以上的川崎病患儿，而颈淋巴结炎仅见于近 50％～70％的患儿。淋巴结肿大在起病后 1～2 天出现，多见于单侧，一般直径不大于 1.5cm，触之柔软，但不可推动，无化脓。

3.伴随症状

所有川崎病的相关症状都提示有多脏器受累(表 3-5-2)。所有患儿都表现为烦躁不安。约有 25％的患儿脑脊液中有单核细胞增多，蛋白质含量正常或轻度升高，糖含量正常。约

1/4～1/3 的患儿有胃肠道的表现。在急性期，小关节可有关节炎的表现，而大关节受累多在起病后第二和第三周。那些有大关节渗出性病变的患儿可通过关节穿刺术来治疗。除了心血管的并发症外，其余受累脏器的病变均为自限性。

表 3-5-2　川崎病的伴随症状

中枢神经系统	易激惹，无菌性脑膜炎，脑神经瘫痪
心血管系统	心肌炎，心包炎，心包积液，主动脉瓣及二尖瓣反流，冠状动脉炎、冠状动脉瘤形成，外周动脉炎引起动脉瘤及坏疽，心肌缺血，心律失常
消化系统	腹泻，呕吐，腹痛，肝功能异常，胆囊肿大，麻痹性肠梗阻
呼吸系统	咳嗽，流涕，中耳炎，X 线示肺炎
泌尿生殖系统	无菌性尿道炎，蛋白尿
肌肉骨骼系统	关节炎，关节痛
皮肤	卡介苗接种部位发红、结痂，指甲横沟

4.非典型的川崎病

那些有发热及其他表现（少于 4 项）的患儿被称为不典型川崎病，同样有并发冠状动脉瘤的危险。不典型川崎病多发生于小婴儿，且这些症状不易被发现。因此，川崎病也是婴儿持续发热的鉴别诊断之一。在以上病例中，川崎病多是由于心脏超声检查发现冠状动脉瘤后才进行诊断。

5.较大年龄儿童的川崎病

川崎病极少发生于大于 8 岁的儿童。其所有的临床特征在这个年龄阶段的儿童都表现得不够明显。在有限的报道中，这些患儿从发病到诊断所需的时间较长，因此常常耽误治疗。另外，一些伴发症状如呕吐、腹泻、体重下降、咽喉疼痛、头痛、假性脑膜炎比较多见。更重要的是，年长儿更易发生冠状动脉畸形。在年长的患儿中，起病年龄的大小及治疗的及时与否是决定其心血管并发症预后的重要因素。

五、鉴别诊断

川崎病有许多同其他感染性疾病相似的表现。需与其鉴别的有细菌性感染如猩红热，葡萄球菌引起的皮肤症状，中毒性休克，风湿热，洛基山斑疹热和细螺旋体病。病毒感染也要与川崎病鉴别，包括麻疹，EB 病毒及腺病毒感染。非感染性疾病如 Stevens-Johnson 综合征、药物反应和幼年型类风湿性关节炎。

六、心血管并发症

心血管系统受累可引起心血管并发症而导致死亡，故显得尤为重要。许多患儿由于冠状动脉血栓而突然死亡，多见于起病后 2～12 周内。日本在 70 年代较早的报道说约有 1%～2%的死亡率，但这一数据在 90 年代下降至 0.08%，这主要归功于及时的诊断和适当的治疗。

冠状动脉瘤是川崎病中最严重的并发症。约有近20%～25%的患儿有冠状动脉畸形，包括弥漫性扩张和动脉瘤。冠状动脉的扩张最早在平均发病10天时即可被发现，在起病4周后是发现冠脉病变的高峰。动脉瘤呈囊状或纺锤状。血管造影发现，55%的冠状动脉瘤可能持续10～21年。90%的冠状动脉瘤可持续2年，但是，至今尚不明确冠状动脉瘤可持续的时间。冠状动脉表现为内皮功能紊乱、低顺应性、血管壁增厚，而以上这些是否会增加早期动脉硬化症的发病率尚不明确。

42%的有持续性动脉瘤的患儿可发生冠状动脉狭窄。最严重的类型是发生巨大的动脉瘤（直径＞8mm）。巨大的动脉瘤是不会自行消退，且可发展成血栓，破裂或最终导致狭窄甚至梗死。在Kato等的长期调查中还发现，在594名患儿中有26名有巨大动脉瘤（44%）。在这26名中，12名（46%）有冠状动脉狭窄或完全阻塞，其中8名有心肌梗死。儿童心肌梗死的表现不典型，可表现为恶心、呕吐、苍白、出汗、哭吵，年长儿常诉胸痛或腹痛。

某些临床表现提示有发生冠心病的危险，包括发热持续16天以上，反复发热之间间隔48小时以上，除了有Ⅰ°心传导阻滞以外的其他心律失常，小于1岁发病，心脏扩大，血小板计数、血清清蛋白及血细胞计数低。

除了冠状动脉受累外，还有其他心血管并发症。约有50%的患儿有心肌炎，常表现为心动过速并有心电图的改变。约有25%的患者有渗出性心包炎。约1%的患儿有瓣膜功能不全，二尖瓣反流。有2%没有治疗的患者发生全身性动脉瘤，通常这些患者亦有冠状动脉瘤。最常受累的动脉有腋动脉、髂动脉、肾动脉和肠系膜动脉。而广泛动脉受累导致血管收缩引起四肢末梢坏疽较罕见。使用前列腺素E及系统的阿司匹林治疗并用甲基泼尼松龙冲击治疗可获得意想不到的疗效。

关于川崎病后有否脂类代谢的异常尚无定论。尽管在急性期有短暂的脂类代谢的异常，但起病后是否有长期的异常需要进一步的研究来证明。

七、辅助检查

川崎病的诊断在实验室有许多典型的异常，但没有特殊性。急性期的标志物如ESR，C反应蛋白，α_1-抗胰蛋白酶在发热后升高并可持续6～10周。在急性期白细胞总数正常或升高，多形核白细胞也升高。川崎病的患儿几乎没有白细胞减少症。正细胞性贫血较常见。在病程的10～20天是发生血小板增多症的高峰。肝酶在急性期有所升高，而胆红素的升高较少见。约有1/3的患者在起病第一周出现无菌性脓尿，且可间歇出现。由于川崎病患者有多克隆B细胞的活化，所以抗核抗体和类风湿因子可阴性。心肌酶谱的升高提示有心肌梗死的存在。

胸部X线片检查一般无临床意义。在有巨大动脉瘤的患儿，胸部X线片检查只能在晚期提示动脉瘤的钙化影。心电图也没有特征性的改变，仅见PR间期和QT间期的延长，QRS波低电压，没有ST-T段的改变。ST段的升高，T波的倒置和病理性Q波的出现提示有急性心肌梗死。

二维超声心动图已广泛应用于评估心室功能，血液反流程度，心包渗出及冠状动脉解剖。它能较好地通过心脏超声波基线的描记在急性期指出冠状动脉可能扩张的程度。在亚急性期需重复心脏超声波检查，因为此期是冠状动脉瘤的好发时期，最易引起突然死亡。在康复期，再次复查心脏超声波可评估早期发现的畸形的进展情况。至今尚未有可以认可的冠状动脉内径的范围。日本川崎病研究委员会的经验如下：在小于 5 岁的儿童，其冠状动脉内径＞3mm 即可认为扩张。补充的标准是：若一段血管的内径较邻近的血管大 1.5 倍即可判断其为扩张即可诊断。除了直径外，冠状动脉的结构也很重要。受损的冠状动脉的血管腔不规则，壁厚，甚至可因血栓堵塞管腔。

对于有心肌缺血及多个冠状动脉血管瘤的患者进行动脉造影是必要的，但必须在急性期和亚急性期完全恢复后才可进行。对于心脏超声不能明确的冠状动脉狭窄及冠状动脉末梢的损伤，选择性动脉造影均可清晰地显现。最近，在少数患川崎病的青少年及青年进行的磁共振冠脉造影被证实可确诊冠脉瘤。但是，这种检查技术也有局限性。

八、治疗

（一）急性期治疗

急性期的管理目的在于帮助炎症的减轻和防止冠状动脉血栓的形成。口服阿司匹林及大剂量的静脉应用免疫球蛋白是治疗的基础。如有因血栓所致的心肌梗死，溶栓治疗是必要的。

1.阿司匹林

阿司匹林有消炎及抑制血栓形成的作用。但是，至今尚未有令人信服的资料提示单独使用阿司匹林可减少冠状动脉畸形的作用。在急性期，阿司匹林的用量是口服 80～100mg/(kg・d)，每日 4 次。在日本，用量稍低，30～50mg/(kg・d)。川崎病急性期的患儿对阿司匹林吸收下降，清除增加，所以即使使用大剂量的阿司匹林也不能达到治疗剂量的浓度。但如存在呕吐、呼吸深快、嗜睡和肝损时，就需要监测血药浓度。当热度消退或起病 14 天后，阿司匹林剂量为 3～5mg/(kg・d)，一天 1 次能减少血栓的形成。如果在起病后 6～8 周没有发现冠状动脉瘤，血小板计数及血沉正常，阿司匹林可停药。另一方面，如有持续存在的冠状动脉瘤，阿司匹林治疗必须坚持。

2.大剂量的免疫球蛋白

随机试验证明静脉使用大剂量的免疫球蛋白(＞1g)，同时使用阿司匹林治疗对减少冠状动脉畸形是有效及安全的。应在起病后 6～10 天使用。在对 7 例随机试验的回顾性研究中发现使用静脉免疫球蛋白和冠状动脉的损伤呈相反关联。在起病后使用了免疫球蛋白(＜1g/kg)及阿司匹林的患者 60 天时发现冠状动脉损伤的概率是 86％，使用 2g/kg 免疫球蛋白的发病率仅 26％。总而言之，川崎病患儿在起病 6～10 天即使用 2g/kg 的免疫球蛋白及 80～100mg/(kg・d)阿司匹林可将冠状动脉畸形的发生率从 20％～25％降低到 2％～4％。免疫球蛋白每 12 小时给药 1 次。单剂给药与多次小剂量给药相比，单剂给药能缩短发热时间及住院时间。而且对那些有较大可能发生冠状动脉畸形的患儿在急性期单剂治疗可明显减少冠状动脉畸形的发生。

联合应用阿司匹林和静脉免疫球蛋白的效果相当迅速。2/3 的患儿在使用免疫球蛋白后的 24 小时内即热退，90％的在 48 小时内热退，若 48 小时后体温仍较高，可考虑加用一次静脉免疫球蛋白 1g/kg。对于静脉大剂量使用免疫球蛋白从而改进川崎病急性期血管炎的机制尚不明确。目前的数据表明免疫球蛋白可降低细菌细胞毒素对内皮的活化。除此以外，中和抗体可抑制细菌细胞毒素的分泌和累积所引起的免疫反应。

目前尚无对起病 10 天后的患儿进行治疗的资料。如果患者持续发热或有其他感染症状，静脉免疫球蛋白的治疗仍可能使用，因为其可改善临床症状。另一方面，如果患者已没有感染性发热，哪怕有冠状动脉的畸形，静脉使用免疫球蛋白也是无效的。

约有 10%的川崎病患者尽管使用了免疫球蛋白但仍有持续发热。一项研究表明 CRP 的增高，LDH 的增高及血红蛋白的降低是导致免疫球蛋白治疗无效的原因。有限的一些资料表明这些患者对于再次的免疫球蛋白的治疗是有效的。也有部分患者在第二个疗程的治疗后仍有持续发热，对于这些患者，没有推荐的有效的治疗方案。有一报道认为肾上腺皮质激素冲击疗法可能有效。虽然如此，在日本的早期资料显示对免疫球蛋白治疗无效的患者，肾上腺皮质激素治疗可增加冠状动脉瘤及心肌梗死的发病率。

（二）急性期后的治疗

在起病后 6～8 周应复查血小板、血沉及心脏超声波。如实验室检查均正常，且没有冠状动脉损伤，阿司匹林可停药。在有持续性冠状动脉狭窄或冠脉瘤形成的患者，阿司匹林应继续使用。在应用免疫球蛋白治疗后至少 6 个月不能接受疫苗的接种，因为特殊的抗体可干扰疫苗的免疫应答。

（三）长期治疗

川崎病的长期治疗取决于患者冠状动脉的受累程度，根据其有否心肌缺血来划分。这种划分有利于对患者进行有效的个人化的管理，如长期药物治疗，体格检查来进行诊断。

那些没有冠状动脉受累的患者或仅有急性期暂时性冠状动脉狭窄的患者不需要长期使用阿司匹林。无运动能力受限亦也不需要创伤性的检查。有冠状动脉持续狭窄或动脉瘤形成的患者，阿司匹林必须长期使用。若患者感染水痘或流行性感冒，阿司匹林必须暂时停用以防止出现 Reye 综合征。在此期间双嘧达莫可替代应用。并可使用流感疫苗。当动脉瘤消退后是否继续应用阿司匹林还有争议。但是，资料表明在某些可逆的冠状动脉动脉瘤消退后仍持续有血管结构和功能的障碍。由此在某些已消退的动脉瘤患者仍不明确是否需要继续使用阿司匹林。

那些有小至中型冠状动脉瘤的患者必须每年复查心脏超声波。适当的锻炼是被允许的，但对抗性的竞技及耐力训练是不提倡的。心肌灌注压的测定对年长儿锻炼程度的指导是有帮助的。最近，心脏超声波 Dobutamine 压力试验对川崎病患者动脉狭窄程度的估计已证明是有效的。如压力试验提示有冠脉狭窄，就需要进行血管造影。当然许多儿科的心脏病专家都建议对所有有冠状动脉瘤的患者都进行血管造影。对于有多个小至中等大小动脉瘤或有巨大动脉瘤的患者大量的运动是禁止的。在有缺血情况下进行的压力灌注试验及心肌灌注扫描都提示娱乐性的体育活动还是可以参加的。除了阿司匹林，华法林治疗也是方法之一。在有缺血及已进行血管造影的患者已越来越多的使用此药。选择性的血管造影可以帮助明确狭窄损伤的程度及指导治疗。治疗的手段包括搭桥治疗、球囊扩张及其他一些恢复冠状动脉血流的方法。动脉搭桥较静脉搭桥有明显的优势。在少数有严重心功能不良及不适合进行冠状动脉成形术的患者,可考虑进行心脏移植。

九、预后

川崎病的预后尚不明确,因为以上调查未进行20～30年的调查。如果患者在病程中的任何时期在心脏超声波下都无冠状动脉改变,那在今后其冠状动脉疾病的发生率不会较正常人群高,尽管以上结论尚需进行纵向比较。相反的,有冠状动脉瘤后遗症的患者在较年轻时即是心肌缺血性疾病的易患者。毫无疑问,其余的长期调查仍需就此问题进行进一步的阐述。

第六节 心肌病

心肌病为发生于心肌的疾病。该术语最初出现于1957年,当时指一组不能归因于冠状动脉病变的心肌病变。此后,心肌病的定义发生了变化。目前,心肌病的定义为心肌的结构或功能异常,且无高血压或肺动脉高压、无心脏瓣膜病变、无先天性心脏病而言。

以解剖与生理改变为依据,可将心肌病分为以下三型:①扩张(充血)型心肌病:此型左心室或双心室扩大,心肌收缩功能不同程度降低。一般其主要临床特征为收缩功能异常,表现为充血性心力衰竭的症状与体征。②肥厚性心肌病:先前称之为特发性肥厚性心肌病,以左心室肥厚为特征,可不对称。收缩功能通常正常,临床表现由左心室流出道梗阻、舒张功能障碍或心律失常引起,后者可致猝死。③限制型心肌病:心房显著扩大,一般心室大小及收缩功能正常,舒张功能损害,症状由肺及体循环静脉充血引起,也可出现晕厥。

本节介绍扩张性心肌病及肥厚性心肌病的病因、病理、临床表现及治疗。

一、扩张性心肌病

【病因】

扩张性心肌病(DCM)在各种类型心肌病中最为常见,在美国及欧洲,其年发病率约为2/10万～8/10万人口,据估计每10万人口中约有36人患有DCM。最近的报道显示成人DCM患者中47%为特发性,12%与心肌炎有关,11%与冠状动脉病变有关,另有30%为其他原因。在另外两个不同年龄儿童DCM的研究表明其中2%～15%有活体组织检查证实的心肌炎,其余85%～90%的患儿原因不明。此外,20%～30%的DCM患者为家族性的。

【病理】

扩张性心肌病病变以心肌纤维化为主,心肌肥厚不显著,心腔扩大明显,二尖瓣环和三尖瓣环增大,乳头肌伸长,常有心腔内附壁血栓,可累及心肌节律点及传导系统而引起心律失常。由于心肌纤维化,心肌收缩功能减弱,导致心力衰竭。

【临床表现】

本病起病及进展缓慢,症状轻重不一。主要表现为心脏增大,心力衰竭,心律失常,小动脉栓塞。患儿先出现心脏增大，但起初无症状，因此确定起病日期较困难，有时患儿已有射血分数下降，经数年仍无症状，以后在劳累后出现气喘、乏力、心悸、咳嗽、胸闷等症状，有的可有偏瘫。体格检查可见心尖搏动弥散或抬举，心浊音界向左扩大，心率增快，有时可有奔马律，可闻及Ⅱ/Ⅵ～Ⅲ/Ⅵ级收缩期杂音（心力衰竭控制后杂音减轻或消失），肝脏增大，下肢水肿等。

【实验室检查】

（一）胸部X线检查

心影扩大，由左心室、左心房扩大引起。常存在肺静脉充血，可发展为肺水肿。左肺部分区域可因左心房扩大压迫左支气管而致不张，也可出现胸腔积液。

（二）心电图及HOLTER

大多数患儿心电图上呈窦性心动过速。常见非特异性ST-T变化，左心室肥大，左右心房扩大及右心室肥大。46%的患儿HOLTER检查可发现心律失常。

（三）超声心动图

DCM患儿的超声心动图特征包括左心室、左心房扩大，缩短分数及射血分数减低，左心室射血前期与射血期比率增加等。

（四）心导管检查与活体组织检查

由于DCM可由超声心动图检查确定，心导管检查主要用于排除异常的左冠状动脉起源，因这一情况在超声心动图检查时易于漏诊，必要时活体组织检查帮助确定心肌病的病因。

【治疗】

扩张性心肌病的临床特征为心输出量减少、液体潴留及血管收缩活性增加，后者为神经体液因素作用以维持足够的灌注压。因此，治疗的目的就是处理以上这些问题。此外，如怀疑代谢缺陷，应不耽搁地予以经验性补充。

1.第一类

为拟交感药物包括多巴胺、多巴酚丁胺及肾上腺素。多巴胺小剂量时可改善肾脏功能，剂量加大可增强对心脏的作用，但也可引起外周血管阻力增加，并有可能致心律失常。多巴酚丁胺致心律失常作用较弱，但有报道因可引起肺动脉楔压升高而致肺水肿。这两种药物通常联合应用。

2.第二类

增强心肌收缩力的药物为双吡啶衍生剂包括氨力农及米力农，可通过抑制磷酸二酯酶增加细胞内钙的浓度，有强心及扩张外周血管的作用。其可能的副作用为血小板减少、肝毒性及胃肠道刺激。

地高辛为可长期应用的经典心肌收缩力增强药物，但在危重病例，因心肌损害严重及肾功能减退，应减量慎用。

3.利尿剂

改善液体内环境平衡在扩张性心肌病的治疗中至关重要。呋塞米（速尿）为首选的药物，但应注意监测电解质水平，尤其是血钾水平，必要时可适当补充钾盐，也可与螺内酯等类药物合用。其他可应用的利尿剂包括依他尼酸、布美他尼。

4.血管扩张剂

硝普钠及肼屈嗪可有效扩张外周血管，从而降低后负荷，增加心输出量及减低充盈压。有效的口服降低后负荷制剂包括 ACE 抑制剂。在儿科，最常用的为卡托普利及依那普利。ACE 抑制剂还有一定的抑制甚至逆转心肌病时的心室重塑作用。

5.其他

治疗扩张性心肌病因心腔扩大，血流淤滞，有可能发生血栓形成。因而这些患儿应考虑应用华法林等类抗凝剂。如已明确有心腔内血栓，应积极以肝素治疗，最终过渡到长期华法林治疗。

急性病例应推荐卧床休息，限制水及钠盐摄入以帮助控制液体潴留。每日称体重有助于评估液体潴留情况及指导利尿。

如确定系心动过速诱导的心肌病，应予以抗心律失常药物治疗。药物的选择依心动过速的原因而定。普鲁卡因胺及β受体阻滞剂是有效的抗心律失常药物，但因其有负性肌力作用，在这组患儿应慎用。

6.心脏移植

儿童心脏移植近年已增加，且改善了严重心肌病患儿的存活率。因此，重症心肌病患儿如积极的内科治疗无效，应考虑心脏移植。

二、肥厚性心肌病

肥厚性心肌病（HCM）时左心室肥厚，但不扩张，诊断时应排除高血压、主动脉瓣狭窄、水肿及先天性心脏病等其他可引起肥厚的疾病。肥厚性心肌病命名与分类最为混乱。有的将有流出道狭窄的称为梗阻性心肌病。有的根据其心室肥厚是否对称而分类。如左右心室都肥厚的称为对称性，否则称为非对称性。一般对称性多数为非梗阻性，不对称多数为梗阻性，但也有左心室壁与室间隔肥厚，右心室壁不肥厚而左心室流出道不狭窄的，即只有不对称而无梗阻的。有的患儿室间隔特别肥厚，突入到左心室腔间，尤其在主动脉瓣下，表现为左心室流出道狭窄称为特发性肥厚性主动脉瓣下狭窄。肥厚性心肌病伴梗阻的不到总数的25%。

【病因】

HCM 是一种原发性的通常是家族性的心脏疾病，因其发生年龄不同且许多遗传性病例呈亚临床过程，因而目前尚无其确切的发病率。有文献报道 HCM 的发病率为 2.5/10 万人口，占所有儿童原发性心肌病的 20%～30%。

HCM 通常以常染色体显性方式遗传，目前已知多个基因与典型的家族性肥厚性心肌病有关，这些基因均编码肌节蛋白，如β肌凝蛋白重链等。HCM 也可作为经母亲遗传的线粒体病遗传。许多患儿伴有与遗传综合征一致的畸形，如那些患有 Noonan 综合征、Pompe 病、Beckwith-Wiedemann 综合征的患儿。

【病理】

HCM 多数为左心室肥厚，心功能早期无明显障碍，临床上无明显症状，晚期有程度不等的心功能不全。梗阻型心肌病的病理特点是左心室肥厚重于右心室，室间隔肥厚更为显著，室间隔厚度与左心室壁厚度之比大于1.3∶1。左心室腔缩小，二尖瓣前叶增厚，室间隔局部肥厚增生，致左心室流出道狭窄梗阻，左心室腔收缩压升高，与左心室流出道和主动脉收缩压相比有明显压力阶差，左心室舒张末期压力也可增高，心排血量初期正常，以后愈益降低。流出道的梗阻及其引起的压力阶差可因很多生理因素而异，凡使心室收缩力增强、室腔容量减少及后负荷减低等情况均可使梗阻加重，压差更大，反之亦然。所以患者的流出道梗阻的程度并非固定，时时在变，各种影响以上三因素的情况和药物均可改变梗阻的程度。

HCM的心肌普遍肥大（多数左心室重于右心室，心室重于心房），肌纤维增大，心肌细胞亦肥大，常有不同程度的间质纤维化、细胞变性，并有不同程度的坏死和瘢痕形成，很少有炎性细胞浸润。本病最突出的组织学改变为心肌细胞的排列杂乱无章，而非整齐划一。细胞间的连接常互相倾斜甚至垂直相连。这些错综的连接使心肌收缩时步调不整。再者，心肌细胞的凌乱排列还可影响心电的传播，甚至构成严重心律失常的病理基础。

【临床表现】

肥厚性心肌病主要表现为呼吸困难，心绞痛、晕厥、亦可发生猝死。呼吸困难主要由于左心室顺应性减退和二尖瓣反流引起左心房压力升高，左心室舒张末压力也升高，肺静脉回流受阻而引起肺瘀血。心绞痛是由于心肌过度粗大或左心室流出道梗阻引起冠状动脉供血不足。由于脑供血不足，故剧烈运动时有晕厥，甚至猝死。年小儿可表现为生长落后，心力衰竭的发生率较年长儿高。

体格检查部分病例在心尖可闻及全收缩期杂音，并向左腋下放射，此杂音是由于二尖瓣反流所致。左心室流出道梗阻者沿胸骨左缘下方及心尖可及收缩期杂音，其程度直接与主动脉瓣下压力阶差有关。可有第二心音逆分裂（即 P_2 在前，A_2 在后）。有些病例心浊音界扩大，偶可听到奔马律。

【实验室检查】

（一）胸部X线检查

心影扩大，但如无合并心力衰竭则肺纹理都正常。

（二）心电图

90%～95%的HCM患儿有12导心电图异常，包括左心室肥大、ST-T变化（如显著的T波倒置）、左心房扩大、异常的深Q波，外侧心前导联R波振幅降低等，但本病无特征性心电图改变。有些HCM患婴可有右心室肥厚的心电图表现，可能反映有右心室流出道梗阻存在。

（三）超声心动图

HCM可见心室壁增厚，其增厚的分布并非匀称。在M型超声可见二尖瓣的前瓣有收缩期的向前运动，其运动的幅度和持续时间与左心室流出道的梗阻程度直接有关。梗阻型心肌病的室间隔与左心室后壁均有增厚，室间隔肥厚尤其突出，与左心室后壁的比值大于1.3∶1（婴儿除外），而且左心室流出道内径变小。

（四）心导管检查

历史上，心导管检查在HCM的诊断及研究中起了重要作用。现今，超声心动图的精确应用已基本替代血流动力学研究及心血管造影。在婴儿，偶可应用心内膜心肌活体组织检查来确定病因，如线粒体肌病、糖原累积病等。不过现今骨骼肌活体组织检查更方便，且创伤更小。

【治疗】

（一）药物治疗

治疗的主旨为降低心肌的收缩力，改善舒张期的顺应性和预防猝死。

β受体阻滞剂普萘洛尔为本病治疗的主要药物，它减慢心率，降低心肌收缩力，从而减轻左心室流出道梗阻；且可减低心肌的张力，使氧需量减少，缓解心绞痛心绞痛；此外，普萘洛尔尚有一定的抗心律失常作用。其他临床上应用的选择性β受体阻滞剂有阿替洛尔、美托洛尔等。约有1/2～1/3的患儿用药后症状缓解。对无症状的患儿是否需长期用药意见不一。本品似可制止病变的发展和预防猝死，但目前缺乏对照资料。

维拉帕米主要用于成人HCM患者。短、长期研究表明口服维拉帕米可改善心脏症状及运动能力，但该药有潜在的致心律失常作用及偶可引起肺水肿及猝死，因而在儿童极少应用。洋地黄忌用，只有在心房颤动心室率太快时方有指征，以小剂量与普萘洛尔同用。利尿剂和血管扩张药物均不宜用。终末期HCM心腔扩大、心壁变薄及收缩功能减退时可应用洋地黄、利尿剂和血管扩张药物。

（二）手术治疗

对左心室流出道梗阻产生严重症状而药物治疗无效者（压差超过50mmHg），可经主动脉切除室间隔的部分肥厚心肌，症状大多缓解。其他手术方式有二尖瓣换置术及心尖主动脉管道，但因疗效不确切，且并发症多、在儿科均极少应用。心脏移植是另一治疗手段。

（三）其他

近年成人HCM患者有应用永久双腔起搏来降低左心室流出道梗阻，减轻症状，但疗效并不确切。乙醇间隔消融在某些成人HCM症状患者可降低左心室流出道压差，但这种实验性的治疗手段在小儿应慎用，因手术瘢痕可成为致心律失常的病理基础，增加猝死的危险。

第四章 消化系统疾病

第一节 胃炎

胃炎是由多种病因引起的胃黏膜炎症，根据病程分为急性和慢性两类，前者多为继发性，后者以原发性多见。近几年随着胃镜在儿科的普及应用，儿童胃炎的检出率明显增高。

一、急性胃炎

急性胃炎系由不同病因引起的胃黏膜急性炎症。病变严重者可累及黏膜下层与肌层，甚至深达浆膜层。临床上按病因及病理变化的不同，分为急性单纯性胃炎、急性糜烂性胃炎、急性腐蚀性胃炎及急性化脓性胃炎，其中临床上以急性单纯性胃炎最为常见，而由于抗生素广泛应用，急性化脓性胃炎已罕见。儿童中以单纯性与糜烂性多见。

【病因】

(一)微生物感染或细菌感染

进食污染微生物和细菌毒素的食物后引起的急性胃炎中，多见沙门菌属、嗜盐杆菌及某些病毒等。细菌毒素以金黄色葡萄球菌为多见，偶为肉毒杆菌毒素。近年发现幽门螺杆菌也是引起急性胃炎的一种病原菌。

(二)化学因素

1.药物：水杨酸盐类药物如阿司匹林及吲哚美辛等。

2.误食强酸(如硫酸、盐酸和硝酸)及强碱(如氢氧化钠和氢氧化钾)引起胃壁腐蚀性损伤。

3.误食毒蕈、砷、灭虫药及杀鼠剂等化学毒物，均可刺激胃黏膜引起炎症。

(三)物理因素

进食过冷、过热的食品或粗糙食物均可损伤胃黏膜，引起炎症。

(四)应激状态

某些危重疾病如新生儿窒息、颅内出血、败血症、休克及大面积灼伤等使患儿处于严重的应激状态是导致急性糜烂性胃炎的主要原因。

【发病机制】

1.外源性病因可严重破坏胃黏液屏障，导致氢离子及胃蛋白酶的逆向弥散，引起胃黏膜的损伤而发生糜烂、出血。

2.应激状态使去甲肾上腺素和肾上腺素大量分泌，内脏血管收缩，胃血流量减少，缺血、缺氧进一步使黏膜上皮的线粒体功能降低，影响氧化磷酸化过程，使胃黏膜的糖原贮存减少。而胃黏膜缺血时，不能清除逆向弥散的氢离子；缺氧和去甲肾上腺素又使碳酸氢根离子分泌减少，前列腺素合成减少，削弱胃黏膜屏障功能，导致胃黏膜急性糜烂性炎症。

【临床表现及分型】

（一）急性单纯性胃炎

起病较急，多在进食污染食物数小时后或 24 小时发病，症状轻重不一，表现上腹部不适、疼痛，甚至剧烈的腹部绞痛。厌食、恶心、呕吐，若伴有肠炎，可有腹泻。若为药物或刺激性食物所致，症状则较轻，局限上腹部，体格检查有上腹部或脐周压痛，肠鸣音可亢进。

（二）急性糜烂性胃炎

多在机体处在严重疾病应激状态下诱发，起病急骤，常以呕血或黑粪为突出症状，大量出血可引起晕厥或休克，伴重度贫血。

（三）急性腐蚀性胃炎

误服强酸、强碱史，除口腔黏膜糜烂、水肿外，中上腹剧痛、绞窄感、恶心、呕吐、呕血和黑粪，并发胃功能紊乱，急性期过后可遗留贲门或幽门狭窄，出现呕吐等梗阻症状。

【实验室检查】

感染因素引起者其末梢血白细胞计数一般增高，中性粒细胞比例增大。腹泻者，粪便常规检查有少量黏液及红、白细胞。

【影像学检查】

（一）内镜检查

胃黏膜明显充血、水肿，黏膜表面覆盖厚的黏稠炎性渗出物，糜烂性胃炎则在上述病变上见到点、圆、片、线状或不规则形糜烂，中心为红色新鲜出血或棕红色陈旧性出血，伴白苔或黄苔，常为多发亦可为单个。做胃镜时应同时取胃黏膜做幽门螺杆菌检测。

（二）X 线检查

胃肠钡餐检查病变黏膜粗糙，局部压痛，但不能发现糜烂性病变，且不能用于急性或活动性出血患者。

【诊断与鉴别诊断】

急性胃炎无特征性临床表现，诊断主要依靠病史及内镜检查，以上腹痛为主要症状者应与下列疾病鉴别。

（一）急性胰腺炎

有突然发作的上腹部剧烈疼痛，放射至背部及腰部，血清淀粉酶升高，B 超或 CT 显示胰腺肿大，严重患者腹腔穿刺可抽出血性液体且淀粉酶增高。

（二）胆道蛔虫症

骤然发生上腹部剧烈绞痛，可放射至左、右肩部及背部，发作时辗转不安，剑突下偏右压痛明显，可伴呕吐，有时吐出蛔虫，B 超见胆总管内有虫体异物。

【治疗】

1.单纯性胃炎

以对症治疗为主,去除病因,解痉止吐,口服黏膜保护剂,对细菌感染尤其伴有腹泻者可选用小檗碱、卡那霉素及氨苄西林等抗生素。有幽门螺杆菌者,则应做清除治疗。

2.糜烂性胃炎

应控制出血,去除应激因素,可用 H_2 受体拮抗剂:西咪替丁 20~40mg/(kg·d),法莫替丁 0.4~0.8mg/(kg·d),或质子泵阻滞剂奥美拉唑 0.6~0.8mg/(kg·d),以及应用止血药如立止血注射,凝血酶口服等。

3.腐蚀性胃炎

应根据腐蚀剂性质给予相应中和药物,如口服镁乳氢氧化铝、牛奶和鸡蛋清等治疗强酸剂腐蚀。

二、慢性胃炎

慢性胃炎是指各种原因持续反复作用于胃黏膜所引起的慢性炎症。慢性胃炎发病原因尚未明了,各种饮食、药物、微生物、毒素以及胆汁反流,均可能与慢性胃炎的发病有关。近年的研究认为幽门螺杆菌的胃内感染是引起慢性胃炎最重要的因素,其产生的机制与黏膜的破坏和保护因素之间失去平衡有关。

【病因及发病机制】

(一)幽门螺杆菌

自从 1983 年澳大利亚学者 Warren 和 Marshall 首次从慢性胃炎患者的胃黏液中分离出幽门螺杆菌以来,大量的研究表明,幽门螺杆菌与慢性胃炎密切相关。在儿童中原发性胃炎幽门螺杆菌感染率高达 40%,慢性活动性胃炎高达 90%以上,而正常胃黏膜几乎很难检出幽门螺杆菌。感染幽门螺杆菌后,胃部病理形态改变主要是胃窦黏膜小结节,小颗粒隆起,组织学显示淋巴细胞增多,淋巴滤泡形成,用药物将幽门螺杆菌清除后胃黏膜炎症明显改善。此外成人健康志愿者口服幽门螺杆菌证实可引发胃黏膜的慢性炎症,并出现上腹部痛、恶心及呕吐等症状;用幽门螺杆菌感染动物的动物模型也获得了成功,因此幽门螺杆菌是慢性胃炎的一个重要病因。

(二)化学性药物

小儿时期经常感冒和发热,反复使用非甾体类药物如阿司匹林和吲哚美辛等,使胃黏膜内源性保护物质前列腺素 E_2 减少,胃黏膜屏障功能降低,而致胃黏膜损伤。

(三)不合理的饮食习惯

食物过冷、过热、过酸、过辣、过咸,或经常暴饮暴食、饮食无规律等均可引起胃黏膜慢性炎症,食物中缺乏蛋白质及 B 族维生素也使慢性胃炎的易患性增加。

(四)细菌、病毒和(或)其毒素

鼻腔、口咽部的慢性感染病灶,如扁桃腺炎、鼻旁窦炎等细菌或其毒素吞入胃内,长期慢性刺激可引起慢性胃黏膜炎症。有报道 40%的慢性扁桃腺炎患者其胃内有卡他性改变。急性胃炎之后胃黏膜损伤经久不愈，反复发作亦可发展为慢性胃炎。

（五）十二指肠液反流

幽门括约肌功能失调时，使十二指肠液反流入胃增加。十二指肠液中含有胆汁、肠液和胰液。胆盐可减低胃黏膜屏障对氢离子的通透性，并使胃窦部G细胞释放胃泌素，增加胃酸分泌，氢离子通过损伤的黏膜屏障并弥散进入胃黏膜引起炎症变化、血管扩张及炎性渗出增多，使慢性胃炎持续存在。

【临床表现】

小儿慢性胃炎的症状无特异性，多数有不同程度的消化不良症状，临床表现的轻重与胃黏膜的病变程度并非一致，且病程迁延。主要表现是反复腹痛，无明显规律性，通常在进食后加重。疼痛部位不确切，多在脐周。幼儿腹痛可仅表现不安和正常进食行为改变，年长儿症状似成人，常诉上腹痛，其次有嗳气、早饱、恶心、上腹部不适及泛酸。进食硬、冷、辛辣等食物或受凉、气温下降时可引发或加重症状。部分患儿可有食欲缺乏、乏力、消瘦及头晕，伴有胃糜烂者可出现黑便。体征多不明显，压痛部位可在中上腹或脐周，范围较广泛。

【实验室检查】

（一）胃酸测定

浅表性胃炎胃酸正常或偏低，萎缩性胃炎则明显降低，甚至缺酸。

（二）幽门螺杆菌检测

包括胃镜下取胃黏液直接涂片染色，组织切片染色找幽门螺杆菌，幽门螺杆菌培养，尿素酶检测。其次是非侵袭法利用细菌的生物特性，特别是幽门螺杆菌的尿素酶水解尿素的能力而形成的呼气试验（^{13}C-尿素呼气）检测幽门螺杆菌。血清学幽门螺杆菌IgG抗体的测定，因不能提供细菌当前是否存在的依据，故不能用于目前感染的诊断，主要用于筛选或流行病学调查。以上方法中，以尿素酶法最为简便、快速，常一步完成。^{13}C-尿素呼气试验，因此法价格昂贵，临床普及受到限制。

（三）其他检查

在A型萎缩性胃炎（胃体胃炎）血清中可出现壁细胞抗体、胃泌素抗体和内因子抗体等。多数萎缩性胃炎的血、尿胃蛋白酶原分泌减少，而浅表性胃炎多属正常。恶性贫血时血清维生素B_{12}水平明显减少。

【X线钡餐检查】

X线钡餐检查对慢性胃炎的诊断无多大帮助。依据国外资料，胃镜确诊为慢性胃炎者X线检查显示有胃黏膜炎症者仅20%～25%。虽然过去多数放射学者认为，胃紧张度的障碍、蠕动的改变及空腹胃内的胃液，可作为诊断胃炎的依据，但近年胃镜检查发现，这种现象系胃动力异常而并非胃炎所致。

【胃镜检查】

胃镜检查是慢性胃炎最主要的诊断方法，并可取黏膜活体组织做病理学检查。慢性胃炎在胃镜下表现为充血、水肿，反光增强，胃小凹明显，黏膜质脆易出血；黏液增多，微小结节形成，局限或大片状伴有新鲜或陈旧性出血点及糜烂。当胃黏膜有萎缩改变时，黏膜失去正常的橘红色，色泽呈灰色，皱襞变细，黏膜变薄，黏膜下血管显露。病理组织学改变，上皮细胞变性，小凹上皮细胞增生，固有膜炎症细胞浸润，腺体萎缩，炎症细胞主要是淋巴细胞及浆细胞。

【诊断与鉴别诊断】

慢性胃炎无特殊性表现，单凭临床症状诊断较为困难，对反复腹痛与消化不良症状的患儿确诊主要依靠胃镜检查与病理组织活体检查。根据有无腺体萎缩诊断为慢性浅表性胃炎或慢性萎缩性胃炎。根据炎症程度分为轻度（炎症浸润仅限于黏液的浅表 1/3）、中度（炎症累及黏膜的浅层 1/3～2/3）及重度（炎症超过黏膜浅层 2/3 以上）；若固有层内有中性粒细胞浸润则说明“活动性”。此外，常规在胃窦大弯或后壁距幽门 5cm 内取组织切片染色，快速尿素酶试验或细菌培养，或 $^{13}C^{-}$ 尿素呼气试验检查幽门螺杆菌，如阳性则诊断为“幽门螺杆菌相关性胃炎”。发现幽门口收缩不良，反流增多，胆汁滞留胃内，病理切片示纤维组织增生，常提示胃炎与胆汁反流有关。

鉴别诊断：在慢性胃炎发作期时，可通过胃镜、B 超、24 小时 pH 监测综合检查，排除肝、胆、胰、消化性溃疡及反流性食管炎。在胃炎发作期，应注意与胃穿孔或阑尾炎早期鉴别。

【预防】

早期去除各种诱发或加重胃炎的原因，避免精神过度紧张、疲劳与各种刺激性饮食，注意气候变化，防止受凉，积极治疗口腔及鼻咽部慢性感染灶，少用对胃黏膜有刺激的药物。

慢性胃炎尚无特殊疗法，无症状者无需治疗。

1.饮食宜选择易消化无刺激性食物，少吃冷饮与调味品。

2.根除幽门螺杆菌对幽门螺杆菌引起的胃炎，尤为活动性胃炎，应给予抗幽门螺杆菌治疗。

3.有腹胀、恶心、呕吐者，给予胃动力药物，如多潘立酮及西沙比利等。

4.高酸或胃炎活动期者，可给予 H_2 受体阻滞剂：西咪替丁、雷尼替丁和法莫替丁。

5.有胆汁反流者，给予胃达喜、熊去氧胆酸与胆汁酸结合及促进胆汁排空的药。

第二节　消化道出血

消化道出血是指由消化道及其他系统疾病致呕血和/或便血。临床表现视其出血量的不同而定，出血量大、速度快，可致出血性休克；若少量慢性出血，则无明显的临床症状，仅有粪隐血阳性，部分患儿可出现慢性贫血的表现。根据出血部位的不同分为上消化道出血和下消化道出血。

一、病因

1.消化道局部病变

(1)食管：胃食管反流和各种病因所致食管炎，门脉高压所致食管下段静脉曲张破裂，食管贲门黏膜撕裂症，食管裂孔疝等。

(2)胃和十二指肠：是消化道出血最常见的部位。各种原因所致胃溃疡或胃炎、十二指肠球炎或溃疡(大多由过量的胃酸和幽门螺杆菌感染所致)、胃肿瘤等。

(3)肠:多发性息肉、肠管畸形、梅克尔憩室、肠套叠,各种肠病,如急性肠炎、克罗恩病(克隆病)、溃疡性结肠炎、急性坏死性小肠结肠炎、直肠息肉、痔、肛裂及脱肛等。

2.感染性因素

各种病原微生物引起的肠道感染(如痢疾、肠伤寒、阿米巴痢疾等)。

3.全身性疾病

(1)血液系统疾病:血管异常,如过敏性紫癜、遗传性出血性毛细血管扩张症;血小板异常,如原发性或继发性血小板减少、血小板功能障碍;凝血因子异常,如先天性或获得性凝血因子缺乏等。

(2)结缔组织病:系统性红斑狼疮,结节性多动脉炎,贝赫切特综合征(白塞病)等。

(3)其他:食物过敏、严重肝病、尿毒症等。

不同年龄小儿便血的原因见表 4-2-1。

表 4-2-1　不同年龄小儿便血的原因

	新生儿	婴儿至 2 岁	2 岁至学龄前期	学龄前期至青春期
常见原因	维生素 K 缺乏症、咽下母亲的血液、牛奶/豆奶性小肠结肠炎、感染性腹泻、坏死性小肠结肠炎、先天性巨结肠	肛裂、牛奶性结肠炎、感染性腹泻、肠套叠、息肉、梅克尔憩室	感染性腹泻、息肉、肛裂、梅克尔憩室、肠套叠、溶血尿毒综合征	炎症性肠病、感染性腹泻、消化性溃疡、食管静脉曲张、息肉、过敏性紫癜
少见原因	肠扭转、溶血尿毒综合征、肠重复症、血管畸形、应激性溃疡	食管炎、肠重复症、消化性溃疡、血管畸形	消化性溃疡、食管静脉曲张、炎症性肠病、食管炎	肛裂、溶血尿毒综合征、食管炎

二、分类

1.假性胃肠道出血

可由咽下来自鼻咽部的血液(如鼻出血时)引起。新生儿吞咽的来自母亲的血液也是假性胃肠道出血的原因。进食红色食物(如甜菜根、红凝胶)或某些药物后的呕吐物可类似呕血;进食铁剂、铋剂、黑霉或菠菜后排出的大便可类似黑粪。

2.真性上消化道出血

出血发生于屈氏韧带近端。常见病因包括食管炎、胃部腐蚀性病变、消化性溃疡、Mallory-Weiss 综合征(严重呕吐导致食管胃连接处或略低部位一处或多处黏膜撕裂,表现为呕血或黑粪)或食管静脉曲张。

3.真性下消化道出血

出血发生于屈氏韧带远端。轻微出血表现为大便带血丝或排便后出几滴血,多由肛裂或息肉引起。炎症性疾病,如炎症性肠病、感染性结肠炎表现腹泻,粪便中混有血液。严重出血

(便血或粪便中有血凝块)的病因包括炎症性肠病、梅克尔憩室、溶血尿毒综合征、过敏性紫癜和感染性结肠炎。

三、临床表现

1.慢性出血

慢性、反复小量出血,可无明显临床表现,但久之可导致患儿贫血、营养不良。粪便外观正常或颜色稍深,隐血试验为阳性。

2.急性出血

(1)呕血:为上消化道出血的主要表现,呕出血为鲜红或咖啡样,主要取决于血在胃内停留时间,时间短则为鲜红,反之则为咖啡样。

(2)便血:可为鲜红色、暗红色、果酱样和柏油样,主要取决于出血部位及血液在胃肠腔内停留的时间,上消化道出血或血液在肠腔停留时间长者表现为暗红色或柏油样,下消化道出血或血液在肠腔停留时间短者为红色,越近肛门出血颜色越鲜红。

(3)发热:根据原发病和出血量多少可出现不同程度发热,感染性疾病所致出血常伴高热,大量出血由于血红蛋白分解吸收常导致低热,少量出血一般不导致发热。

(4)腹痛:肠腔内积血刺激导致肠蠕动增强,引起痉挛性疼痛和腹泻。

(5)氮质血症:大量出血时,血红蛋白分解吸收引起血尿素氮增高;出血导致休克,肾血流减少,肾小球滤过率下降,休克时间过长,导致肾小管坏死等均可导致氮质血症。

(6)失血性休克:出血量<10%时,无明显的症状和体征;出血量达10%~20%以内时,出现脸色苍白,脉搏增快,肢端发凉,血压下降;20%~25%以内时,出现口渴、尿少,脉搏明显增快,肢端凉,血压下降,脉压差减小;25%~40%时,除上述症状外,出现明显休克症状;>40%时,除一般休克表现外,还有神志不清,昏迷,无尿,血压测不出,脉压差为零。

四、实验室检查

1.血常规检查

血红蛋白、红细胞计数、血细胞比容均下降,网织红细胞增高。

2.粪常规

粪便呈黑色、暗红或鲜红色,隐血试验阳性。

3.肝、肾功能检查

除原发肝病外,消化道出血时肝功能大多正常。

五、特殊检查

1.内镜检查

(1)胃镜检查:对食管、胃和十二指肠出血的部位、原因和严重程度均有较准确的判断。一般在消化道出血 12～48h 内进行检查，其阳性率较高，但应掌握适应证。原则上患儿休克得到纠正，生命体征稳定而诊断不确定，需要决定是否手术治疗时应尽早进行胃镜检查，以利做出正确诊断，给予及时合理的治疗，并可预防出血的复发。

(2)小肠镜检查：由于设备的限制，现在小儿小肠镜只能到达屈氏韧带，在一个较有限的范围内检查，真正意义上的小儿全小肠镜检目前尚未开展。胶囊式的电子内镜对全消化道检查，尤其是对小肠的检查填补了传统内镜的不足，有待于普及开展。

(3)肠镜检查：对以便血为主的下消化道出血，采用结肠镜检查可较准确诊断结肠病变，并可针对病变的种类采取相应的内镜下止血治疗，如电凝、激光、微波等。

2.X 线检查

必须在患儿病情稳定、出血停止后 1～2 天进行，钡餐可诊断食管及胃底静脉曲张，胃、十二指肠和小肠疾病。钡灌肠可对直肠及结肠息肉、炎性病变、肠套叠、肿瘤和畸形做出诊断。但诊断的准确率不如内镜，而对消化道畸形的诊断价值较高。空气灌肠对肠套叠有诊断和复位作用。

3.造影

通过选择性血管造影可显示出血的血管，根据情况可栓塞治疗。

4.核素扫描

用放射性 ^{99m}Tc 扫描，可诊断出梅克尔憩室和肠重复畸形；当活动性出血速度<0.1mL/min 者，用硫酸胶体 Tc 静脉注射能显示出血部位；对活动性出血速度≥0.5mL/min 者，^{99m}Tc 标记红细胞扫描，能较准确标记出消化道出血的部位。

六、判断出血是否停止

如有以下情况要考虑有活动性出血：①反复呕血或鼻胃管洗出血性液体，反复排血便(红色、暗红色、黑色或柏油样便或粪隐血试验阳性)；②循环衰竭经有效治疗后未得到明显改善，或好转后又恶化，中心静脉压波动稳定后又下降(<5cmH_2O)；③红细胞计数、血红蛋白、红细胞压积下降，网织红细胞升高；④补液扩容后，尿量正常，但血尿素氮持续增高；⑤内镜、核素扫描、血管造影等检查提示有活动性出血。

七、鉴别诊断

(一)诊断中应注意的问题

1.认定

首先认定是否真正消化道出血；排除食物或药物引起血红色及黑粪，如动物血和其他能使粪便变红的食物、炭粉、含铁剂药物、铋剂。

2.排除消化道以外的出血原因

①鉴别是呕血还是咯血；②排除口、鼻、咽部出血。

3.估计出血量

根据上述临床表现进行判断(15min 内完成生命体征鉴定)。

4.鉴别出血部位

见表 4-2-2。

表 4-2-2　上、下消化道出血的鉴别

	既往史	出血先兆	出血方式	便血特点
上消化道出血	可有溃疡病、肝胆病或呕血史	上腹闷胀、疼痛或绞痛,恶心、反胃	呕血伴柏油样便	柏油样便,稠或成形,无血块
下消化道出血	可有下腹疼痛、包块及排便异常或便血史	中下腹不适或下坠、排便感	便血无呕血	暗红或鲜红、稀多不成形,大量出血时可有血块

(二)询问下列关键病史

1.有关疾病史

胃食管反流病、慢性肝病、炎症性肠病、肾功能不全、先天性心脏病、免疫缺陷、凝血障碍等。

2.近期用药史及目前用药

阿司匹林或其他非甾体类抗炎药、类固醇激素、肝毒性药物、能引起食管腐蚀性损伤药物。

3.有关症状

剧烈呕吐或咳嗽、腹痛、发热或皮,疹;出血的颜色、稠度、出血部位及出血时伴随症状。

4.有关家族史

遗传性凝血障碍病、消化性溃疡病、炎症性肠病、毛细血管扩张病等。

(三)体格检查应判断以下项目

1.生命体征

心率加快是严重失血的敏感指征,低血压和毛细血管充盈时间延长是严重低血容量和休克的表现。

2.皮肤

有无苍白、黄疸、瘀点、紫癜、皮疹,皮肤血管损伤,肛周皮肤乳头状瘤等。

3.鼻和咽部

有无溃疡和活动性出血。

4.腹部

腹壁血管、脐部颜色、腹水、肝大、脾大。

5.其他

肛裂、痔等。

八、治疗

(一)一般抢救措施

对严重出血或存在低血容量的患儿,要保持呼吸道通畅、维持呼吸和循环功能,给予面罩给氧，建立两条通畅的静脉通道；取血查全血细胞计数、血小板计数、交叉配血、凝血酶原时间（PT）、部分凝血活酶时间（PTT）、肝功能检查，并测定电解质、尿素氮和肌酐。一次血红蛋白或血细胞比容正常不能排除严重出血。治疗可给生理盐水或乳酸盐林格液每次 10mL/kg，静脉输入，至患儿情况稳定。如持续出血应输全血。

置留胃管，可判断出血情况、胃减压、温盐水灌洗，给凝血药物，抽出胃酸和反流入胃的物质。选择胃管时直径要尽可能大，距末端 5cm 处需留置侧孔，以温生理盐水 5mL/kg 洗胃，至少 3 次。勿使用冷盐水，可导致低体温。洗胃时胃内液体不能排空多是胃管阻塞引起，可更换胃管。严密观察生命体征和病情变化，心电、呼吸、血压监测、血气分析、出入量记录（注意尿比重）。

补充血容量，纠正酸碱平衡失调：输液速度和种类应根据中心静脉压和每小时尿量来决定。如已出现低血容量休克，应立即输血。成人一般须维持 PCV＞30%，Hb＞70g/L，儿科应高于此标准，并根据病情进行成分输血。

（二）饮食管理

休克、胃胀满、恶心患儿禁食；非大量出血者，应尽快进食；有呕血者，一旦呕血停止 12～24h，就可进流食；食管静脉曲张破裂者应禁食，在出血停止 2～3 天后，仅给低蛋白流食为宜。

（三）药物治疗

药物治疗目的是为减少黏膜损伤，提供细胞保护或选择性减少内脏流血。

1.减少内脏流血

(1)垂体后叶加压素：主要用于食管、胃底静脉曲张破裂所致出血。静脉滴注垂体后叶素，能有选择地减少 60%～70%的内脏血流（主要使肠系膜动脉和肝动脉收缩，减少门静脉和肝动脉的血流量，从而使门脉压降低）。应用剂量为 0.002～0.005U/(kg · min)，20min 后如未止血，可增加到 0.01U/(kg · min)。体表面积 1.73m^2 时，剂量为 20U 加入 5%葡萄糖溶液中 10min 内注入，然后按 0.2U/min 加入 5%葡萄糖溶液维持静脉滴注。如出血持续，可每 1～2h 将剂量加倍，最大量 0.8U/min，维持 12～24h 递减。有些专家推荐成人剂量为 0.1U/(min · 1.73m^2)增加到 0.4U/(min · 1.73m^2)。加压素的不良反应包括液体潴留、低钠血症、高血压、心律失常、心肌和末梢缺血。在成人中加用硝酸甘油可减少心肌缺血的不良反应，儿童患者可参照上述情况使用。

(2)生长抑素及其衍生物：生长抑素能选择性的作用于血管平滑肌，使内脏血流量降低 25%～35%，使门脉血流乃至门脉压力下降。使内脏血管强力收缩而不影响其他系统的血流动力学参数，也不影响循环血压和冠脉张力；对门脉高压患者，生长抑素可以抑制其胰高血糖素的分泌，间接的阻断血管扩张，使内脏血管收缩，血流下降。生长抑素还有其他如抑酸、抑制胃动力及黏膜保护作用。成人临床应用显示合并症明显低于垂体后叶素。

2.止血药

(1)肾上腺素：肾上腺素 4～8mg＋生理盐水 100mL 分次口服，去甲肾上腺素 8mg＋100mL 冷盐水经胃管注入胃内，保留 0.5h 后抽出，可重复多次；将 16mg 去甲肾上腺素加 5%葡萄糖溶液 500mL 于 5h 内由胃管滴入。

(2)凝血酶：将凝血酶 200U 加生理盐水 10mL 注入胃内保留，每 6～8h 可重复 1 次，此溶液不宜超过 37℃，同时给予制酸药，效果会更好。其他如云南白药、三七糊等均可用于灌注达到止血效果。

(3)巴曲酶(立止血)：本品有凝血酶样作用及类凝血酶样作用，可用 1kU，静脉注射或肌内注射，重症 6h 后可再肌内注射 1kU，后每日 1kU，共 2～3d。

(4)酚磺乙胺(止血敏)：本品能增加血液中血小板数量、聚积性和黏附性，促使血小板释放凝血活性物质，缩短凝血时间，加快血块收缩，增强毛细血管抵抗力，降低毛细血管通透性，减少血液渗出。

3.抗酸药和胃黏膜保护剂

体液和血小板诱导的止血作用只有在 pH 值＞6 时才能发挥，故 H_2 受体拮抗药的应用对控制消化性溃疡出血有效。可用雷尼替丁(静脉内应用推荐剂量 1mg/kg，6～8h 1 次)；重症消化性溃疡出血应考虑用奥美拉唑，剂量 0.3～0.7mg/(kg·d)，静脉滴注；硫糖铝可保护胃黏膜，剂量1～4g/d，分 4 次。

4.内镜止血

上消化道出血可用胃镜直视止血。食管和胃底静脉曲张破裂出血，可在胃镜直视下注入硬化剂，使曲张静脉栓塞机化，达到止血和预防再出血；亦可行曲张静脉环扎术以达到上述目的，但技术要求高。胃和十二指肠糜烂、溃疡出血，可根据病情的不同，选择不同的止血方法，如直接喷洒药物、电凝、激光、微波和钳夹止血等方法。结肠、直肠和肛管出血，可用结肠镜止血，有电凝、激光、微波和钳夹止血等方法；如息肉出血，可进行息肉切除。

(四)手术治疗

1.手术适应证

(1)大量出血，经内科治疗仍不能止血，并严重威胁患儿生命。

(2)复发性慢性消化道出血引起的贫血不能控制。

(3)一次出血控制后且诊断明确，有潜在大出血的危险者。

2.手术方式

主要根据不同的病因、出血的部位，选择不同的手术方式。

3.腹腔镜治疗

国外开展腹腔镜进行腹部探察、止血成功，进行小肠重复畸形的治疗。

第三节　功能性消化不良

功能性消化不良(FD)是指有持续存在或反复发作的上腹痛、腹胀、早饱、嗳气、厌食、胃灼热、泛酸、恶心及呕吐等消化功能障碍症状，经各项检查排除器质性疾病的一组小儿消化内科最常见的临床综合征。功能性消化不良的患儿主诉各异，又缺乏肯定的特异病理生理基础，因此，对这一部分患者，曾有许多命名，主要有功能性消化不良、非溃疡性消化不良(NUD)、特发性消化不良、原发性消化不良、胀气性消化不良以及上腹不适综合征等。目前国际上多采用前三种命名，而“功能性消化不良”尤为大多数学者所接受。

【流行病学】

FD发病十分普遍，美国东北部郊区507名社区青少年调查发现，5%～10%的受调查者具有典型的消化不良症状。西伯利亚青少年消化不良调查表明，女性患病率为27%，男性为16%。意大利北部校园儿童研究表明3.5%存在溃疡样消化不良的表现，3.7%存在动力障碍样消化不良，但本研究中未纳入12岁以上的青少年，所以患病率低。一项在儿科消化专科门诊进行的研究表明，4～9岁功能性胃肠病患儿中，13.5%被诊断为消化不良，10～18岁中有10.2%有消化不良。

在我国此病有逐年上升的趋势，以消化不良为主诉的成人患者约占普通内科门诊的11%、占消化专科门诊的53%。国内儿科患者中功能性消化不良的发病率尚无规范的统计。

【病因及发病机制】

FD的病因不明，其发病机制亦不清楚。目前认为是多种因素综合作用的结果。这些因素包括了饮食和环境、胃酸分泌、幽门螺旋杆菌感染、消化道运动功能异常、心理因素以及一些其他胃肠功能紊乱性疾病，如胃食管反流性疾病(GERD)、吞气症及肠易激综合征等。

(一)饮食与环境因素

FD患者的症状往往与饮食有关，许多患者常常主诉一些含气饮料、咖啡、柠檬或其他水果以及油炸类食物会加重消化不良。虽然双盲法食物诱发试验对食物诱因的意义提出了质疑，但许多患儿仍在避免上述食物并平衡了膳食结构后感到症状有所减轻。

(二)胃酸

部分FD的患者会出现溃疡样症状，如饥饿痛，在进食后渐缓解，腹部有指点压痛，当给予制酸剂或抑酸药物症状可在短期内缓解。这些都提示这类患者的发病与胃酸有关。

然而绝大多数研究证实FD患者基础胃酸和最大胃酸分泌量没有增加，胃酸分泌与溃疡样症状无关，症状程度与最大胃酸分泌也无相关性。所以，胃酸在功能性消化不良发病中的作用仍需进一步研究。

(三)慢性胃炎与十二指肠炎

功能性消化不良患者中大约有30%～50%经组织学检查证实为胃窦胃炎，欧洲不少国家将慢性胃炎视为功能性消化不良，认为慢性胃炎可能通过神经及体液因素影响胃的运动功能，也有作者认为非糜烂性十二指肠炎也属于功能性消化不良。应当指出的是，功能性消化不良症状的轻重并不与胃黏膜炎症病变相互平行。

(四)幽门螺杆菌感染

幽门螺杆菌是一种革兰阴性细菌，一般定植于胃的黏液层表面。幽门螺杆菌感染与功能性消化不良关系的研究结果差异很大，有些研究认为幽门螺杆菌感染是FD的病理生理因素之一，因为在成人中，功能性消化不良患者的胃黏膜内常可发现幽门螺杆菌，检出率在40%～70%之间。但大量的研究却表明：FD患者的幽门螺杆菌感染率并不高于正常健康人，阳性幽门螺杆菌和阴性幽门螺杆菌者的胃肠运动和胃排空功能无明显差异，且幽门螺杆菌阳性的FD患者经根除幽门螺杆菌治疗后其消化不良症状并不一定随之消失，进一步研究证实幽门螺杆菌特异性抗原与FD无相关性，甚至其特异血清型CagA与任何消化不良症状或任何原发性功能性上腹不适症状均无关系。目前国内学者的共识意见为幽门螺杆菌感染为慢性活动性胃炎的主要病因，有消化不良症状的幽门螺杆菌感染者可归属于FD范畴。

(五)胃肠运动功能障碍

许多的研究都认为FD其实是胃肠道功能紊乱的一种。它与其他胃肠功能紊乱性疾病有着相似的发病机制。近年来随着对胃肠功能疾病在生理学(运动-感觉)、基础学(脑-肠作用)及精神社会学等方面的进一步了解，并基于其所表现的症状及解剖位置，罗马委员会制定了新的标准，即罗马Ⅲ标准。罗马Ⅲ标准不仅包括诊断标准，亦对胃肠功能紊乱的基础生理、病理、神经支配及胃肠激素、免疫系统做了详尽的叙述，同时在治疗方面也提出了指导性意见。因此罗马Ⅲ标准是目前世界各国用于功能性胃肠疾病诊断、治疗的一个共识文件。

该标准认为：胃肠道运动在消化期与消化间期有不同的形式和特点。消化间期运动的特点则是呈现周期性移行性综合运动。空腹状态下由胃至末端回肠存在一种周期性运动形式，称为消化间期移行性综合运动(MMC)。大约在正常餐后4～6小时，这种周期性、特征性的运动起于近端胃，并缓慢传导到整个小肠。每个MMC由4个连续时相组成：Ⅰ相为运动不活跃期；Ⅱ相的特征是间断性蠕动收缩；Ⅲ相时胃发生连续性蠕动收缩，每个慢波上伴有快速发生的动作电位(峰电位)，收缩环中心闭合而幽门基础压力却不高，处于开放状态，故能清除胃内残留食物；Ⅳ相是Ⅲ相结束回到Ⅰ相的恢复期。与之相对应，在Ⅲ期还伴有胃酸分泌、胰腺和胆汁分泌。在消化间期，这种特征性运动有规则的重复出现，每一周期约90分钟左右。空腹状态下，十二指肠最大收缩频率为12次/分，从十二指肠开始MMC向远端移动速度为5～10cm/min，90分钟后达末端回肠，其作用是清除肠腔内不被消化的颗粒。

消化期的运动形式比较复杂。进餐打乱了消化间期的活动，出现一种特殊的运动类型：胃窦-十二指肠协调收缩。胃底出现容受性舒张，远端胃出现不规则时相性收缩，持续数分钟后进入较稳定的运动模式，即3次/分的节律性蠕动性收缩，并与幽门括约肌的开放和十二指肠协调运动，推动食物进入十二指肠。此时小肠出现不规则、随机的收缩运动，并根据食物的大小和性质，使得这种运动模式可维持2.5～8小时。此后当食物从小肠排空后，又恢复消化间期模式。

在长期的对FD患者的研究中发现：约50%FD患者存在餐后胃排空延迟，可以是液体或(和)固体排空障碍。小儿FD中有61.53%胃排空迟缓。这可能是胃运动异常的综合表现，胃近端张力减低、胃窦运动减弱以及胃电紊乱等都可以影响胃排空功能。胃内压力测定发现，25%功能性消化不良胃窦运动功能减弱，尤其餐后明显低于健康人，甚至胃窦无收缩。儿童中，FD患儿胃窦收缩幅度明显低于健康儿。胃容量-压力关系曲线和电子恒压器检查发现患者胃近端容纳舒张功能受损，胃顺应性降低，近端胃壁张力下降。

部分FD患者有小肠运动障碍，以近端小肠为主，胃窦-十二指肠测压发现胃窦-十二指肠运动不协调，主要是十二指肠运动紊乱，约有1/3的FD存在肠易激综合征。

(六)内脏感觉异常

许多功能性消化不良的患者对生理或轻微有害刺激的感受异常或过于敏感。一些患者对灌注酸和盐水的敏感性提高；一些患者即使在使用了H_2受体拮抗剂阻断酸分泌的情况下，静脉注射五肽胃泌素仍会发生疼痛。一些研究报道，球囊在近端胃膨胀时，功能性消化不良患者的疼痛往往会加重，他们疼痛发作时球囊膨胀的水平显著低于对照组。因此，内脏感觉的异常在功能性消化不良中可能起到了一定作用。但这种感觉异常的基础尚不清楚，初步研究证实功能性消化不良患者存在两种内脏传入功能障碍，一种是不被察觉的反射传入信号，另一种为感知信号。两种异常可单独存在，也可以同时出现于同一患者。当胃肠道机械感受器感受扩张刺激后，受试者会因扩张容量的逐渐增加而产生感知、不适及疼痛，从而获得不同状态的扩张容量，功能性消化不良患者感知阈明显低于正常人，表明患者感觉过敏。

（七）心理社会因素

心理学因素是否与功能性消化不良的发病有关一直存在着争议。国内有学者曾对186名FD患者的年龄、性别、生活习惯以及文化程度等进行了解，并做了焦虑及抑郁程度的评定，结果发现FD患者以年龄偏大的女性多见，它的发生与焦虑及抑郁有较明显的关系。但目前尚无确切的证据表明功能性消化不良症状与精神异常或慢性应激有关。功能性消化不良患者重大生活应激事件的数量也不一定高于其他人群，但很可能这些患者对应激的感受程度要更高。所以作为医生，要了解患者的疾病就需要了解患者的性格特征及生活习惯等，这可能对治疗非常重要。

（八）其他胃肠功能紊乱性疾病

1.胃食管反流性疾病(GERD)

胃灼热和反流是胃食管反流的特异性症状，但是许多GERD患者并无此明显症状，有些患者主诉既有胃灼热又有消化不良。目前有许多学者已接受了以下看法：有少数GERD患者并无食管炎，许多GERD患者具有复杂的消化不良病史，而不仅是单纯胃灼热与酸反流症状。用食管24小时pH监测研究发现：约有20%的功能性消化不良患者和反流性疾病有关。最近Sandlu等报告，20例小儿厌食中，12例(60%)有胃食管反流。因此，有充分的理由认为胃食管反流性疾病和某些功能性消化不良的病例有关。

2.吞气症

许多患者常下意识地吞入过量的空气，导致腹胀、饱胀和嗳气，这种情况也常继发于应激或焦虑。对于此类患者，治疗中进行适当的行为调适往往非常有效。

3.肠易激综合征(IBS)

功能性消化不良与其他胃肠道紊乱之间常常有许多重叠。约有1/3的IBS患者有消化不良症状；功能性消化不良患者中有IBS症状的比例也近似。

【临床表现及分型】

临床症状主要包括上腹痛、腹胀、早饱、嗳气、厌食、胃灼热、泛酸、恶心和呕吐。病程多在2年内，症状可反复发作，也可在相当一段时间内无症状。可以某一症状为主，也可有多个症状的叠加。多数难以明确引起或加重病情的诱因。

1989年，美国芝加哥FD专题会议将功能性消化不良分为5个亚型：反流样消化不良、运动障碍样消化不良、溃疡样消化不良、吞气症及特发性消化不良。目前采用较多的是4型分类：①运动障碍样型；②反流样型；③溃疡样型；④非特异型。

1.运动障碍样消化不良

此型患者的表现以腹胀、早饱及嗳气为主。症状多在进食后加重。过饱时会出现腹痛、恶心，甚至呕吐。动力学检查约50%～60%患者存在胃近端和远端收缩和舒张障碍。

2.反流样消化不良

突出的表现是胸骨后痛，胃灼热，反流。内镜检查未发现食管炎，但24小时pH监测可发现部分患者有胃食管酸反流。对于无酸反流者出现此类症状，认为与食管对酸敏感性增加有关。

3.溃疡样消化不良

主要表现与十二指肠溃疡特点相同，夜间痛，饥饿痛，进食或服抗酸剂能缓解，可伴有反酸，少数患者伴胃灼热，症状呈慢性周期性。内镜检查未发现溃疡和糜烂性炎症。

4.非特异型消化不良

消化不良表现不能归入上述类型者。常合并肠易激综合征。

但是，2006年颁布的罗马Ⅲ标准对FD的诊断更加明确及细化：指经排除器质性疾病、反复发生上腹痛、烧灼感、餐后饱胀或早饱半年以上且近3个月有症状，成人根据主要症状的不同还将FD分为餐后不适综合征（PDS，表现为餐后饱胀或早饱）和腹痛综合征（EPS，表现为上腹痛或烧灼感）两个亚型。

【诊断及鉴别诊断】

（一）诊断

对于功能性消化不良的诊断，首先应排除器质性消化不良。除了仔细询问病史及全面体检外，应进行以下的器械及实验室检查：①血常规；②粪隐血试验；③上消化道内镜；④肝胆胰超声；⑤肝肾功能；⑥血糖；⑦甲状腺功能；⑧胸部X检查。其中①～④为第一线检查，⑤～⑧为可选择性检查，多数根据第一线检查即可基本确定功能性消化不良的诊断。此外，近年来开展的胃食管24小时pH监测、超声或放射性核素胃排空检查以及胃肠道压力测定等多种胃肠道动力检查手段，在FD的诊断与鉴别诊断上也起到了十分重要的作用。许多原因不明的腹痛、恶心及呕吐患者往往经胃肠道压力检查找到了病因，这些检查也逐渐开始应用于儿科患者。

（二）功能性消化不良通用的诊断标准

1.慢性上腹痛、腹胀、早饱、嗳气、泛酸、胃灼热、恶心、呕吐、喂养困难等上消化道症状，持续至少4周。

2.内镜检查未发现胃及十二指肠溃疡、糜烂和肿瘤等器质性病变，未发现食管炎，也无上述疾病史。

3.实验室、B超及X线检查排除肝、胆、胰疾病。

4.无糖尿病、结缔组织病、肾脏疾病及精神病史。

5.无腹部手术史。

（三）儿童功能性消化不良的罗马Ⅲ诊断标准

必须包括以下所有项：

1.持续或反复发作的上腹部（脐上）疼痛或不适。

2.排便后不能缓解，或症状发作与排便频率或粪便性状的改变无关（即除外肠易激综合征）。

3.无炎症性、解剖学、代谢性或肿瘤性疾病的证据可以解释患儿的症状。

诊断前至少 2 个月内，症状出现至少每周 1 次，符合上述标准。

（四）鉴别诊断

1.胃食管反流

胃食管反流性疾病功能性消化不良中的反流亚型与其鉴别困难。胃食管反流性疾病具有典型或不典型反流症状，内镜证实有不同程度的食管炎症改变，24 小时食管 pH 监测有酸反应，无内镜下食管炎表现的患者属于反流样消化不良或胃食管反流性疾病不易确定，但两者在治疗上是相同的。

2.具有溃疡样症状的器质性消化不良

包括：十二指肠溃疡、十二指肠炎、幽门管溃疡、幽门前区溃疡、糜烂性胃窦炎。在诊断功能性消化不良溃疡亚型前，必须进行内镜检查以排除以上器质性病变。

3.胃轻瘫

许多全身性的或消化道疾病均可引起胃排空功能的障碍，造成胃轻瘫。较常见的原因有糖尿病、尿毒症及结缔组织病。在诊断功能性消化不良运动障碍亚型时，应仔细排除其他原因所致的胃轻瘫。

4.慢性难治性腹痛（CIPA）

CIPA 患者 70％为女性，多有身体或心理创伤史。患者常常主诉有长期腹痛（超过 6 个月），且腹痛弥漫，多伴有腹部以外的症状。大多数患者经过广泛的检查而结果均为阴性。这类患者多数有严重的潜在的心理疾患，包括抑郁、焦虑和躯体形态的紊乱。他们常坚持自己有严重的疾病并要求进一步检查。对这类患者应提供多种方式的心理、行为和药物联合治疗。

【预防】

并非所有的功能性消化不良的患儿均需接受药物治疗。有些患儿根据医生诊断得知无病及检查结果亦属正常后，可通过改变生活方式与调整食物种类来预防。如建立良好的生活习惯，避免心理紧张因素和刺激性食物，避免服用非甾体类消炎药。对于无法停药者应同时应用胃黏膜保护剂或 H_2 受体拮抗剂。

【治疗】

（一）一般治疗

一般说来，治疗中最重要的是在医生和患者之间建立一种牢固的治疗关系。医生应通过详细询问病史和全面细致的体格检查取得患者的信赖。经过初步检查之后，应与患者讨论鉴别诊断，包括功能性消化不良的可能。应向患者推荐合理的诊断和检查步骤，并向患者解释他们所关心的问题。经过诊断性检查之后，应告诉患者功能性消化不良的诊断，同时向他们进行宣教、消除疑虑，抑制“过分检查”的趋势，将重点从寻找症状的原因转移到帮助患者克服这些症状。

医生应该探究患者的生活应激情况，包括患者与家庭、学校、人际关系及生活环境有关的事物。改变他们的生活环境是不太可能的，应指导患者减轻应激反应的措施，如体育锻炼和良好的饮食睡眠习惯。

还应了解患者近期的饮食或用药的改变。要仔细了解可能使患者症状加重的食物和药物，并停止使用。

(二)药物治疗

对于功能性消化不良,药物治疗的效果不太令人满意。目前为止没有任何一种特效的药物可以使症状完全缓解。而且,症状的改善也可能与自然病程中症状的时轻时重有关,或者是安慰剂的作用。所以治疗的重点应放在生活习惯的改变和采取积极的克服策略上,而非一味地依赖于药物。在症状加重时,药物治疗可能会有帮助,但应尽量减少用量,只有在有明确益处时才可长期使用。

下面介绍一下治疗功能性消化不良的常用药物:

1.抗酸剂和制酸剂

(1)抗酸剂:在消化不良的治疗用药中,抗酸剂是应用最广泛的一种。在西方国家这是一种非处方药,部分患者服用抗酸剂后症状缓解,但也有报告抗酸剂与安慰剂在治疗功能性消化不良方面疗效相近。

抗酸剂(碳酸氢钠、氢氧化铝、氧化镁、三硅酸镁):在我国常用的有碳酸钙口服液、复方氢氧化铝片及胃达。这类药物对于缓解饥饿痛、反酸及胃灼热等症状有较明显效果。但药物作用时间短,须多次服用,而长期服用易引起不良反应。

(2)抑酸剂:抑酸剂主要指 H_2 受体拮抗剂和质子泵抑制剂。

H_2 受体拮抗剂治疗功能性消化不良的报道很多,药物的疗效在统计学上显著优于安慰剂。主要有西咪替丁、雷尼替丁及法莫替丁等。它们抑制胃酸的分泌,无论对溃疡亚型和反流亚型都有明显的效果。

质子泵抑制剂奥美拉唑,可抑制壁细胞 H^+-K^+-ATP 酶,抑制酸分泌作用强,持续时间长,适用于 H_2 受体拮抗剂治疗无效的患者。

2.促动力药物

根据有对照组的临床验证,现已肯定甲氧氯普胺(胃复安)、多潘立酮(吗丁啉)及西沙比利对消除功能性消化不良诸症状确有疗效。儿科多潘立酮应用较多。

(1)甲氧氯普胺:有抗中枢和外周多巴胺作用,同时兴奋 5-HT_4 受体,促进内源性乙酰胆碱释放,增加胃窦-十二指肠协调运动,促进胃排空。儿童剂量每次 0.2mg/kg,3～4 次/日,餐前 15～20 分钟服用。因不良反应较多,故临床应用逐渐减少。

(2)多潘立酮:为外周多巴胺受体阻抗剂,可促进固体和液体胃排空,抑制胃容纳舒张,协调胃窦-十二指肠运动,松弛幽门,从而缓解消化不良症状。儿童剂量每次 0.3mg/kg,3～4 次/日,餐前 15～30 分钟服用。1 岁以下儿童由于血脑屏障功能发育尚未完全,故不宜服用。

(3)西沙比利:通过促进胃肠道肌层神经丛副交感神经节后纤维末梢乙酰胆碱的释放,增强食管下端括约肌张力,加强食管、胃、小肠和结肠的推进性运动。对胃的作用主要有增加胃窦收缩,改善胃窦-十二指肠协调运动。降低幽门时相性收缩频率,使胃电活动趋于正常,从而加速胃排空。儿童剂量每次0.2mg/kg,3～4 次/日,餐前 15～30 分钟服用。临床研究发现该药能明显改善消化不良症状,但因心脏的副作用,故应用受到限制。

(4)红霉素:虽为抗生素,也是胃动素激动剂,可增加胃近端和远端收缩活力,促进胃推进性蠕动,加速空腹和餐后胃排空,可用于 FD 小儿。

3.胃黏膜保护剂

这类药物主要有硫糖铝、米索前列醇、恩前列素及蒙脱石散等。临床上这类药物的应用主要是由于功能性消化不良的发病可能与慢性胃炎有关，患者可能存在胃黏膜屏障功能的减弱。

4.5-HT_3 受体拮抗剂和阿片类受体激动剂这两类药物促进胃排空的作用很弱，用于治疗功能性消化不良患者的原理是调节内脏感觉阈。但此类药在儿科中尚无用药经验。

5.抗焦虑药

国内有人使用小剂量多虑平和多潘立酮结合心理疏导治疗功能性消化不良患者，发现对上腹痛及嗳气等症状有明显的缓解作用，较之不使用多虑平的患者有明显提高。因此，在对FD的治疗中，利用药物对心理障碍进行治疗有一定的临床意义。

第四节　腹泻病

在未明确病因前，粪便性状改变与粪便次数比平时增多，统称为腹泻病。

根据病程腹泻病分为：急性腹泻病：病程在 2 周以内；迁延性腹泻病：病程在 2 周～2 个月；慢性腹泻病：病程在 2 个月以上。按病情分为：轻型，无脱水，无中毒症状；中型，轻度至中度脱水或有中毒症状；重型：重度脱水或有明显中毒症状（烦躁、精神萎靡、嗜睡、面色苍白、高热或体温不升、白细胞计数明显增高等）。根据病因分为：感染性，痢疾、霍乱、其他感染性腹泻等。非感染性，包括食饵性（饮食性）腹泻，症状性腹泻，过敏性腹泻，其他腹泻病如乳糖不耐症、糖原性腹泻等。

【诊断要点】

根据发病季节、年龄、粪便性状、排便次数做出初步诊断，对于脱水程度和性质，有无酸中毒以及钾、钠等电解质缺乏，进行判断。必要时进行细菌、病毒以及寄生虫等病原学检查，作为病因诊断。

1.临床表现

(1)消化道症状：腹泻时粪便次数增多，量增加，性质改变，粪便次数每日 3 次以上，甚至10～20 次/日，呈稀便、糊状便、水样便，少数患儿黏液脓血便。判断腹泻时粪便的硬度比次数更重要。如果便次增多而粪便成形，不是腹泻。人乳喂养儿每天排便 2～4 次呈糊状，也不是腹泻。恶心、呕吐是常见的伴发症状，严重者呕吐咖啡样物，其他有腹痛、腹胀、食欲不振，严重者拒食等。

(2)全身症状：病情严重者全身症状明显，大多数有发热，体温 38℃～40℃，少数高达 40℃以上，烦躁不安，精神萎靡、嗜睡、惊厥、甚至昏迷。随着全身症状加重，可引起神经系统、心、肝、肾功能失调。

(3)水、电解质及酸碱平衡紊乱：主要为脱水及代谢性酸中毒，有时还有低钾血症，低钙血症。

1)脱水：一般表现为体重减轻，口渴不安，皮肤苍白或苍灰、弹性差，前囟和眼眶凹陷，黏膜干燥，眼泪减少，尿量减少。严重者可导致循环障碍。按脱水程度分为轻度、中度、重度。脱水的评估见表4-4-1。

2)代谢性酸中毒:脱水大多有不同程度的代谢性酸中毒。主要表现为精神萎靡、嗜睡、呼吸深长呈叹息状,口唇殷红,严重者意识不清、新生儿及小婴儿呼吸代偿功能差,呼吸节律改变不明显,主要表现为嗜睡、面色苍白、拒食、衰弱等,应注意早期发现。

3)低钾血症:病程在1周以上时低钾血症相继出现。营养不良者出现较早且较重。在脱水未纠正前,因血液浓缩、尿少,血钾浓度可维持正常,此时很少出现低钾血症。输入不含钾的液体后,随着血液被稀释,才逐渐出现。血清钾低于3.5mmol/L以下,表现为精神萎靡,肌张力减低,腹胀,肠蠕动减弱或消失,心音低钝。腱反射减弱或消失。严重者昏迷、肠麻痹、呼吸肌麻痹,心率减慢,心律不齐,心尖部收缩期杂音,可危及生命。心电图表现ST段下移,T波压低、平坦、双相、倒置,出现U波,P-R间期和Q-T间期延长。

表4-4-1　脱水及液体丢失量的估计

症状和体征	轻度脱水	中度脱水	重度脱水
一般情况	口渴、不安、清醒	口渴、烦躁不安、昏睡易激惹	嗜睡、萎靡不振、昏迷、发冷、四肢厥冷
桡动脉波动	正常	慢而弱	细数,有时触不到
收缩压	正常	正常～低	低于10.7kPa或听不到
呼吸	正常	深,可增快	深而快
皮肤弹性	正常	稍差	极差,捻起后展平＞2秒
口唇	湿润	干	非常干
前囟	正常	凹陷	非常凹陷
眼眶	正常	凹陷	深凹陷
眼泪	有	无	无
尿量	正常	量少色深	数小时无尿
体重损失	5%	5%～10%	10%以上
液体丢失量(mL/kg)	50	50～100	100～120

4)低钙血症和低镁血症:在脱水与酸中毒纠正后可出现低钙血症。表现烦躁,手足搐搦或惊厥,原有营养不良、佝偻病更易出现,少数患儿可出现低镁血症,表现为手足震颤,舞蹈病样不随意运动,易受刺激,烦躁不安。严重者可发生惊厥。

(4)几种常见感染性腹泻的临床表现特点

1)轮状病毒性肠炎:好发于秋冬季,呈散发或小流行,病毒通过粪-口途径以及呼吸道传播。多见于6～24月的婴幼儿。潜伏期1～3天,常伴发热和上呼吸道感染症状。发病急,病初即有呕吐,然后腹泻,粪便呈水样或蛋汤样,带有少量黏液,无腥臭,每日数次至十余次。常伴脱水和酸中毒。本病为自限性疾病,病程3～8天,少数较长,粪便镜检偶见少量白细胞。病程1～3天内大量病毒从粪便排出,最长达6天。血清抗体一般3周后上升,病毒较难分离,免疫电镜、ELISA或核酸电泳等均有助于病因诊断。

2)诺沃克病毒:多见于较大儿童及成年人,临床表现与轮状病毒肠炎相似。

3)大肠杆菌肠炎:常发生于5～8月份,病情轻重不一。致病性大肠杆菌肠炎粪便呈蛋汤样,腥臭,有较多的黏液,偶见血丝或黏冻便,常伴有呕吐,多无发热和全身症状。主要表现水、电解质紊乱。病程1～2周。产毒素性大肠杆菌肠炎起病较急,主要症状为呕吐、腹泻,粪便呈水样,无白细胞,常发生明显的水、电解质和酸碱平衡紊乱,病程5～10天。侵袭性大肠杆菌肠炎,起病急,高热,腹泻频繁,粪便呈黏冻状,带脓血,常伴恶心、腹痛、里急后重等症状,有时可出现严重中毒症状,甚至休克。临床症状与细菌性痢疾较难区别,需作粪便培养鉴别。出血性大肠杆菌肠炎,粪便次数增多,开始为黄色水样便,后转为血水便,有特殊臭味,粪便镜检有大量红细胞,常无白细胞。伴腹痛。可伴发溶血尿毒综合征和血小板减少性紫癜。

4)空肠弯曲菌肠炎:全年均可发病,多见于夏季。可散发或暴发流行。以6个月～2岁婴幼儿发病率最高,家畜、家禽是主要的感染源,经粪-口途径动物-人或人-人传播。潜伏期2～11天。起病急,症状与细菌性痢疾相似。发热、呕吐、腹痛、腹泻、粪便呈黏液或脓血便,有恶臭味。产毒菌株感染可引起水样便,粪便镜检有大量白细胞及数量不等的红细胞,可并发严重的小肠结肠炎、败血症、肺炎、脑膜炎、心内膜炎、心包炎等。

5)耶尔森菌小肠结肠炎:多发生于冬春季节,以婴幼儿多见。潜伏期10天左右。无明显前驱症状。临床症状多见且与年龄有关。5岁以下患儿以腹泻为主要症状,粪便为水样、黏液样、脓样或带血。粪便镜检有大量白细胞,多半腹痛、发热、恶心和呕吐。5岁以上及青少年以下腹痛、血白细胞增高、血沉加快为主要表现,酷似急性阑尾炎。本病可并发肠系膜淋巴结炎、结节性红斑、反应性关节炎、败血症、心肌炎、急性肝炎、肝脓肿、结膜炎、脑膜炎、尿道炎或急性肾炎等。病程1～3周。

6)鼠伤寒沙门菌肠炎:全年发病,以4～9月发病率最高。多数为2岁以下婴幼儿,易在儿科病房发生流行。经口传播。潜伏期8～24小时。主要临床表现为发热、恶心、呕吐、腹痛、腹胀、“喷射”样腹泻,粪便次数可达30次以上,呈黄色或墨绿色稀便,水样便,黏液便或脓血便。粪便镜检可见大量白细胞及不同数量的红细胞,严重者可出现脱水、酸中毒及全身中毒症状,甚至休克,也可引起败血症,脑脊髓膜炎。一般病程2～4周。带菌率高,部分患儿病后排菌2个月以上。

7)金黄色葡萄球菌肠炎:很少为原发性,多继发于应用大量广谱抗生素后或继发于慢性疾病基础上。起病急,中毒症状重。表现为发热、呕吐、频泻。不同程度脱水、电解质紊乱,严重者发生休克。病初粪便为黄绿色,3～4日后多转变为腥臭,海水样便,黏液多。粪便镜检有大量脓细胞及革兰阳性菌。培养有葡萄球菌生长,凝固酶阳性。

8)伪膜性肠炎:多见长期使用抗生素后,由于长期使用抗生素导致肠道菌群失调,使难辨梭状芽孢杆菌大量繁殖,产生坏死毒素所致。主要症状为腹泻,粪便呈黄稀、水样或黏液便,少数带血,有伪膜排出(肠管型),伴有发热、腹胀、腹痛。腹痛常先于腹泻或与腹泻同时出现。常伴显著的低蛋白血症,水、电解质紊乱,全身软弱呈慢性消耗状。轻型患儿一般于停药后5～8天腹泻停止,严重者发生脱水、休克至死亡。如果患儿腹泻发生于停药后或腹泻出现后持续用抗生素,则病程常迁延。

9)白色念珠菌肠炎:多发生于体弱、营养不良小儿,长期滥用广谱抗生素或糖皮质激素者。口腔内常伴有鹅口疮。粪便次数增多,色稀黄或发绿,泡沫较多,带黏液有时可见豆腐渣样细块(菌落),粪便在镜下可见真菌孢子和假菌丝,作粪便真菌培养有助于鉴别。

2.实验室和其他检查

(1)粪便常规检查:粪便显微镜检查,注意有无脓细胞、白细胞、红细胞与吞噬细胞,还应注意有无虫卵、寄生虫、真菌孢子和菌丝。有时需反复几次才有意义,有助于腹泻病的病因和病原学诊断。

(2)粪便培养:对确定腹泻病原有重要意义。一次粪便培养阳性率较低,需多做几次,新鲜标本立即培养可提高阳性检出率。

(3)粪便乳胶凝集试验:对某些病毒性肠炎有诊断价值,如轮状病毒、肠道腺病毒等。有较好敏感性和特异性。对空肠弯曲菌肠炎的诊断有帮助。

(4)酶联免疫吸附试验:对轮状病毒有高度敏感性、特异性。有助于轮状病毒肠炎和其他病毒性肠炎诊断。

(5)聚丙烯酰凝胶(PAGE)电泳试验:此法可检测出轮状病毒亚群及不同电泳型,有助于轮状病毒分类和研究。

(6)粪便还原糖检查:双糖消化吸收不良时,粪便还原糖呈阳性,pH 值$<$6.0。还原糖检查可用改良斑氏试剂或 Clinitest 试纸比色。

(7)粪便电镜检查:对某些病毒性肠炎有诊断价值。如轮状病毒性肠炎,诺沃克病毒性肠炎等。

(8)血白细胞计数和分类:病毒性肠炎白细胞总数一般不增高。细菌性肠炎白细胞总数可增高或不增高,半数以上的患儿有杆状核增高,杆状核大于10%,有助于细菌感染的诊断。

(9)血培养:对细菌性痢疾、大肠杆菌和沙门菌等细菌性肠炎有诊断意义,血液细菌培养阳性者有助于诊断。

(10)血生化检查:对腹泻较重的患儿,应及时检查血 pH、二氧化碳结合力、碳酸氢根、血钠、血钾、血氯、二氧化碳结合力、血渗透压,对于诊断及治疗均有重要意义。

(11)血浆蛋白、白蛋白测定:对迁延性和慢性腹泻者。也可作纤维结肠镜检查。

(12)小肠黏膜活检:用于慢性腹泻患儿。经口作小肠黏膜活检并收集十二指肠液是了解慢性腹泻病理生理最好方法并可诊断疾病。

(13)消化吸收功能试验:对迁延性和慢性腹泻者,必要时作乳糖、蔗糖或葡萄糖耐量试验,呼气氢试验(一种定量非侵入性测定碳水化合物吸收不良的方法,有条件可以应用),甚至蛋白质、碳水化合物和脂肪的吸收功能检查等。

(14)其他检查:腹部透视、腹部摄片、胃肠造影、气钡对比双重造影、腹部 B 型超声检查,纤维结肠镜检查,免疫学检查等。

【治疗】

腹泻病的治疗原则为预防脱水,纠正脱水,继续饮食,合理用药。

1.急性腹泻的治疗

(1)脱水的防治

1)预防脱水:腹泻导致体内大量的水与电解质丢失。因此,患儿一开始腹泻,就应该给口服足够的液体并继续给小儿喂养,尤其是婴幼儿母乳喂养,以防脱水。选用以下方法:①ORS

(世界卫生组织推荐的口服液):本液体为 2/3 张溶液,用于预防脱水时加等量或半量水稀释以降低张力。每次腹泻后,2 岁以下服 50～100mL,2～10 岁服 100～200mL,大于 10 岁的能喝多少就给多少。也可按 40～60mL/kg,腹泻开始即服用。②米汤加盐溶液:米汤 500mL+细盐 1.75g 或炒米粉 25g+细盐 1.75g+水 500mL 煮 2～3 分钟。用量为 20～40mL/kg,4 小时服完,以后随时口服能喝多少给多少。③糖盐水:白开水 500mL+蔗糖 10g+细盐 1.75g。用法用量同米汤加盐溶液。

2)纠正脱水:小儿腹泻发生的脱水,大多可通过口服补液疗法纠正。重度脱水需静脉补液。

a.口服补液:适用于轻度、中度脱水者。有严重腹胀、休克、心肾功能不全及其他较重的并发症以及新生儿,均不宜口服补液。分两个阶段,即纠正脱水阶段和维持治疗阶段。纠正脱水应用 ORS,补充累积损失量,轻度脱水给予 50mL/kg,中度脱水50～80mL/kg,少量多次口服,以免呕吐影响疗效,所需液量在4～6 小时内服完。脱水纠正后,ORS 以等量水稀释补充继续丢失量,随丢随补,也可按每次 10mL/kg 计算。生理需要量选用低盐液体,如开水、母乳或牛奶等,婴幼儿体表面积相对较大,代谢率高,应注意补充生理需要量。

b.静脉补液:重度脱水和新生儿腹泻患儿均宜静脉补液。

第一天补液:包括累积损失量、继续损失量和生理需要量。累积损失量根据脱水程度计算,轻度脱水50m/kg,中度脱水 50～100mL/kg,重度脱水 100～120mL/kg。溶液电解质和非电解质比例(即溶液种类)根据脱水性质而定,等渗性脱水用 1/2 张含钠液,低渗性脱水用 2/3 张含钠液,高渗性脱水用 1/3 张含钠液。输液滴速宜稍快,一般在 8～12 小时补完,约每小时 8～10mL/kg。对重度脱水合并周围循环障碍者,以 2∶1 等张含钠液 20mL/kg,于 30～60 分钟内静脉推注或快速滴注以迅速增加血容量,改善循环和肾脏功能。在扩容后根据脱水性质选用前述不同溶液继续静滴,但需扣除扩容量。对中度脱水无明显周围循环障碍不需要扩容。继续丢失量和生理需要量能口服则口服,对于不能口服、呕吐频繁、腹胀者,给予静脉补液,生理需要量每日 60～80mL/kg,用 1/5 张含钠液补充,继续损失量是按“失多少补多少”,用 1/3 含钠溶液补充,两者合并,在余 12～16 小时补完,一般约每小时 5mL/kg。

第二天补液:补充继续丢失量和生理需要量。能口服者原则同预防脱水。需静脉补液者,将生理需要量和继续丢失量二部分液体(计算方法同上所述)一并在 24 小时均匀补充。

3)纠正酸中毒:轻、中度酸中度无需另行纠正,因为在输入的溶液中已含有一部分碱性溶液,而且经过输液后循环和肾功能改善,酸中毒随即纠正。严重酸中毒经补液后仍表现有酸中毒症状者,则需要用碱性药物。常用的碱性药物有碳酸氢钠和乳酸钠。在无实验室检查条件时,可按 5%碳酸氢钠 5mL/kg 或11.2%乳酸钠 3mL/kg,可提高 CO_2 结合力 5mmol/L。需要同时扩充血容量者可直接用 1.4%碳酸氢钠 20mL/kg 代替 2∶1 等张含钠液,兼扩容和加快酸中毒纠正的作用。已测知血气分析者,按以下公式计算:

需补碱性液(mmol)数=(40－CO_2 结合力)×0.5×体重(kg)/2.24;或

=BE×0.3×体重(kg)

5%碳酸氢钠(mL)=BE×体重(kg)/2

碱性药物先用半量。

4)钾的补充:低钾的纠正一般按氯化钾3～4mmol/(kg·d)或10%氯化钾3mL/(kg·d),浓度常为0.15%～0.3%,切勿超过0.3%,速度不宜过快。患儿如能口服,改用口服。一般情况下,静脉补钾,需肾功能良好,即见尿补钾。但在重度脱水患儿有较大量的钾丢失,补液后循环得到改善,血钾被稀释。酸中毒纠正,钾向细胞内转移,所以易造成低血钾。重度脱水特别是原有营养不良或病程长,多日不进食的患儿,及时补钾更必要。一般补钾4～6天,严重缺钾者适当延长补钾时间。

5)钙和镁的补充:一般患儿无须常规服用钙剂,对合并营养不良或佝偻病的患儿应早期给钙。在输液过程中如出现抽搐,可给予10%葡萄糖酸钙5～10mL,静脉缓注,必要时重复使用。个别抽搐患儿用钙剂无效,应考虑到低镁血症的可能,经血镁测定,证实后可给25%硫酸镁,每次给0.2mL/kg,每天2～3次,深部肌注,症状消失后停药。

(2)饮食治疗:强调腹泻患儿继续喂养,饮食需适应患儿的消化吸收功能,根据个体情况,分别对待,最好参考患儿食欲、腹泻等情况,结合平时饮食习惯,采取循序渐进的原则,并适当补充微量元素和维生素。母乳喂养者应继续母乳喂养,暂停辅食,缩短每次喂乳时间,少量多次喂哺。人工喂养者,暂停牛奶和其他辅食4～6小时后(或脱水纠正后),继续进食。6个月以下婴儿,以牛奶或稀释奶为首选食品。轻症腹泻者,配方牛奶喂养大多耐受良好。严重腹泻者,消化吸收功能障碍较重,双糖酶(尤其乳糖酶)活力受损,乳糖吸收不良,全乳喂养可加重腹泻症状,甚至可引起酸中毒,先以稀释奶、发酵奶、奶谷类混合物、去乳糖配方奶喂哺,每天喂6次,保证足够的热量,逐渐增至全奶。6个月以上者,可用已经习惯的平常饮食,选用稠粥、面条,并加些植物油、蔬菜、肉末或鱼末等,也可喂果汁或水果食品。密切观察,一旦小儿能耐受即应恢复正常饮食。遇脱水严重、呕吐频繁的患儿,宜暂禁食,先纠正水和电解质紊乱,病情好转后恢复喂养。必要时对重症腹泻伴营养不良者采用静脉营养。腹泻停止后,应提供富有热卡和营养价值高的饮食,并应超过平时需要量的10%～100%,一般2周内每日加餐一次,以较快地补偿生长发育,赶上正常生长。

(3)药物治疗

1)抗生素治疗:临床指证为:①血便;②有里急后重;③大便镜检白细胞满视野;④大便pH 7以上。非侵袭性细菌性腹泻重症、新生儿、小婴儿和原有严重消耗性疾病者如肝硬化、糖尿病、血液病、肾衰竭等,使用抗生素指证放宽。

a.喹诺酮类药:治疗腹泻抗菌药的首选药物。常用诺氟沙星(氟哌酸)和环丙沙星。由于动物试验发现此类药物可致胚胎关节软骨损伤,因此在儿童剂量不宜过大,疗程不宜过长(一般不超过1周)。常规剂量:诺氟沙星每日15～20mg/kg,分2～3次口服;环丙沙星每日10～15mg/kg,分2次口服或静脉滴注。

b.小檗碱:用于轻型细菌性肠炎,每日10mg/kg,分3次口服。

c.呋喃唑酮(痢特灵):每日5～7mg/kg,分3～4口服。

d.氨基糖苷类:本类药临床疗效仅次于第三代头孢菌素与环丙沙星,但对儿童不良反应大,主要为肾及耳神经损害。庆大霉素已很少应用。阿米卡星每日5～8mg/kg,分次肌注或静脉滴注。妥布霉素3～5mg/kg,分2次静脉滴注或肌注。奈替米星4～16mg/kg,1次或分2次静脉滴注。6岁以下小儿慎用。

e.第三代头孢菌素及氧头孢烯类：腹泻的病原菌普遍对本类药敏感，包括治疗最为困难的多重耐药鼠伤寒沙门菌及志贺菌。临床疗效好，副作用少，但价格贵，需注射给药，故不作为临床第一线用药，仅用于重症及难治性患者。常用有头孢噻肟、头孢唑肟、头孢曲松、拉氧头孢等。

f.复方新诺明：每日 20～50mg/kg，分 2～3 次口服。近年来，因其耐药率高，较少应用。＜3 岁慎用，＜1 岁不用。

g.其他类抗生素：红霉素是治疗空肠弯曲菌肠炎的首选药，每日 25～30mg/kg，分 4 次口服或一次静脉滴注，疗程 7 天。隐孢子虫肠炎口服大蒜素片。真菌性采用制霉菌素，氟康唑或克霉唑。伪膜性肠炎停用原来抗生素，选用甲硝唑、万古霉素、利福平口服。

2)肠黏膜保护剂：蒙脱石，1 岁以下，每日 3.0g(1 袋)，1～2 岁每日 3.0～6.0g，2～3岁每日 6.0～9.0g，3 岁以上每日 9.0g，每天分 3 次。溶于 30～50mL 液体(温水、牛奶或饮料)中口服。首剂量加倍。

3)微生态疗法：常用药：①乳酶生，为干燥乳酸杆菌片剂，每次 0.3，每日 3 次；②乐托尔，为嗜酸乳酸杆菌及其代谢产物，每包含菌 100 亿，每次 50～100 亿，每日2 次；③回春生(丽珠肠乐)，为双歧杆菌活菌制剂，每粒胶囊含双歧杆菌 0.5 亿，每次1 粒，每日 2～3 次；④妈咪爱，为活菌制剂，每袋含粪链球菌 1.35 亿和枯草杆菌0.15 亿，每次 1 袋，每日 2～3 次；⑤培菲康，为双歧杆菌、乳酸杆菌和肠球菌三联活菌制剂，胶囊每次 1～2 粒，散剂每次 1/2～1 包，每日 2～3 次。

2.迁延性和慢性腹泻的治疗

(1)预防、治疗脱水，纠正水、电解质和酸碱平衡紊乱。

(2)营养治疗：此类病人多有营养障碍。小肠黏膜持续损害、营养不良继发免疫功能低下的恶性循环是主要的发病因素。营养治疗是重点，尽早供给适当的热量和蛋白质以纠正营养不良状态，维持营养平衡，可阻断这一恶性循环。一般热量需要在每日 669.4kJ/kg(160kcal/kg)，蛋白质每日 2.29g/kg，才能维持营养平衡。饮食的选择，应考虑到患儿的消化功能及经济状况，母乳为合适饮食，或选用价格低廉，可口的乳类食品，具体参照“急性腹泻”饮食治疗。要素饮食是慢性腹泻患儿最理想食品，含已消化的简单的氨基酸、葡萄糖和脂肪，仅需少量肠腔内和肠黏膜消化，在严重小肠黏膜损害和伴胰消化酶缺乏的情况下仍可吸收和耐受。应用时浓度用量视临床状况而定。少量开始，2～3 天达到所要求的热卡和蛋白质需要量。每天 6～7 次，经口摄入或胃管重力间歇滴喂。当腹泻停止，体重增加，逐步恢复普通饮食。对仅表现乳糖不耐受者选用去乳糖配方奶，豆浆，酸奶等。对严重腹泻儿进行要素饮食营养治疗后腹泻仍持续、营养状况恶化，需静脉营养。静脉营养(TPN)的成分是葡萄糖、脂肪、蛋白质、水溶性和脂溶性维生素、电解质、微量元素。中国腹泻病方案推荐配方为每日脂肪乳剂 2～3g/kg，复方结晶氨基酸 2～2.5g/kg，葡萄糖 12～15mg/kg，液体 120～150mL/kg，热卡 209.2～376.6kJ/kg(70～90kal/kg)。24 小时均匀进入体内。长期 TPN 会导致肠黏膜萎缩，肠腺分泌减少及胆汁黏稠，而且长期输注葡萄糖，会影响食欲。因此，一旦病情好转，即改经口喂养。也可采用部分经口喂，部分静脉供给营养素和液体。

(3)抗生素：要十分慎重，用于分离出特异病原的感染，并根据药敏试验结果指导临床用药。

(4)肠黏膜保护剂。

(5)微生态疗法。

(6)中医治疗:对慢性腹泻治疗有一定的疗效。

第五节　儿童炎症性肠病

炎症性肠病(IBD)是指原因不明的一组非特异性慢性胃肠道炎症性疾病。常见为非特异性溃疡性结肠炎(UC)与克罗恩病(CD),但也存在其他类型的IBD,如未定型结肠炎、胶原性和淋巴性结肠炎等。溃疡性结肠炎,也称非特异性溃疡性结肠炎,为局限于结肠黏膜的慢性弥漫性炎症,从直肠开始向近段蔓延,呈连续性、对称性分布,病变为炎症和溃疡。克罗恩病可累及胃肠道各部位,呈慢性肉芽肿性炎症,以回肠末段及其邻近结肠最常受累。病变多呈节段性、非对称分布,直肠极少累及。

IBD在欧美国家相当常见,UC患病率高达3.5/万～10/万,CD患病率约1/万～10/万。国内发病率无精确的统计数据,据不完全统计,国内文献报道UC达20000例,而CD为2000余例。小儿UC最早在1920年报道,CD于1945年报道,国内资料较少见,报道小儿UC占进行结肠镜检查患儿的10.4%,CD也见零星的病例报告。虽然我国IBD患病率低,但近年来,IBD患病率呈持续增高趋势,且这种增高并非因诊断方法改善而致,推测可能与环境因素变化有关。因此,我国可能会像其他国家观察到的一样,将看到越来越多的UC病例,随后则是CD病例,临床医师应予以关注。

【病因与发病机制】

迄今,炎症性肠病病因发病机制未明。多认为由多种因素相互作用所致,包括遗传、感染、精神、环境、饮食及黏膜局部免疫紊乱等因素。目前认为IBD发病机制可能为:某些遗传决定因素使易感个体易于患病,在感染因子或肠腔内抗原的作用下刺激黏膜相关淋巴组织,引起上调的T细胞反应,由此激活各种细胞因子的网络,使局部组织发炎,并不断放大和持续,引起肠壁的损伤和相应的临床表现。

(一)遗传因素与环境因素

有大量证据表明IBD有一定的遗传易感性。流行病学研究发现IBD患者亲属发病率高于人群,CD高出30倍,UC高15倍。单卵双生报道134例中16%有一、二级直系亲属患有。IBD这种家族聚集现象提示与遗传有关,但这种遗传不符合简单的孟德尔遗传规律。UC及CD的单卵双生子同患率高于双卵双生子。某些IBD患者常伴发与遗传基因相关的疾病以及伴发具有遗传易感性的免疫疾病。IBD相关基因研究表明,HLA-Ⅱ类基因与IBD相关,IBD是多基因疾病,IBD相关基因位点在多处染色体上,UC和CD可在同一基因,也可不在同一基因。

IBD的发生不仅与遗传因素有关,环境因素也参与。单卵双生子100%为共同基因,实际并非100%单卵双生子同患IBD,说明IBD的基因渗透率低,环境因素起部分作用。不同的地理位置的发病率和患病率有明显差别，一项调查亚洲移民及其后裔的发病情况结果显示移民后 IBD 易患性增加，提示 IBD 不仅与遗传因素有关，也受环境因素影响。

（二）免疫因素

炎症性肠病的自身免疫反应过程：肠上皮细胞的蛋白质与侵犯肠壁的病原体之间有共同抗原性，肠黏膜经病原体反复感染后诱导体内产生对自身肠上皮细胞具有杀伤能力的抗体、免疫复合体、免疫淋巴细胞，被激活的免疫细胞、巨噬细胞释放多种细胞因子和血管活性物质加重炎症反应，肠黏膜内淋巴细胞对肠上皮细胞有细胞毒作用。因此在炎症病变中淋巴细胞、浆细胞及肥大细胞增加。临床上除肠道症状外还有肠外表现，为一系统性疾病，使用肾上腺皮质激素与免疫抑制剂使病情改善。临床实用的、较为大家公认的 IBD 的发病机制是，某些遗传因素使易感个体易于患病，在感染因子或腔内抗原的作用下刺激黏膜相关淋巴组织，引起上调的 T 细胞反应。由此激活各种细胞因子的网络，使局部组织发炎，并不断放大和持续引起肠壁的损伤和相应的临床表现。

（三）感染因素

多年来，一直认为 IBD 的发生与感染因素有关，感染因素为“触发因子”，启动了一系列肠道黏膜免疫反应而致病。副分枝结核样菌和麻疹病毒感染被认为与 CD 有关，也有报告难辨梭状芽孢杆菌外毒素与 UC 的复发与活动有关，但均未得到证实。

最近，一种有关微生物促进 IBD 发生的不同观点正日益为人们接受。IBD 特别是 CD 是由针对正常菌群的异常免疫反应引起的。大多数动物在无菌环境中不会发生结肠炎，IBD 患者针对细菌抗原的细胞免疫反应和体液免疫反应增强，细菌滞留有利于 IBD 发生，而粪便转流防止 CD 复发；抗生素和微生态制剂对一些 IBD 患者有治疗作用。这些研究均表明 IBD 可能是对正常菌群免疫耐受缺失所致。

（四）其他

精神压力、焦虑不安及周围环境均能诱发或加重小儿的病情，牛奶也可引起一些婴儿的结肠炎症。

【临床表现】

儿童 IBD 的临床症状与体征除常见的胃肠道表现外，常有明显的肠外表现，如关节炎、生长迟缓、体重不增、营养不良、贫血及神经性厌食等，尤其生长迟缓是生长期儿童的最独特的症状，常在婴儿期就已出现。

（一）溃疡性结肠炎

大多数 UC 起病隐匿，或轻度腹泻，便血，仅见大便潜血。约 30％患儿症状明显，起病较急，多见婴幼儿，腹泻可达 10～30 次/日，呈血便或黏液血便脓血便，侵犯直肠者有里急后重。痉挛性腹痛常于便前及便时发生，便后缓解。左下腹触痛明显，可有肌紧张或触及硬管状结肠。

全身症状有发热、乏力及贫血；病情严重则有脱水、电解质紊乱及酸碱平衡失调等。体重不增和生长发育迟缓亦是小儿 UC 最早期临床表现。可有肠外表现如关节炎、关节痛、虹膜睫状体炎及肝肿大等。

溃疡性结肠炎可按以下情况进行分型：

1.按临床表现程度

轻度、中度、重度和极重度。轻度:患者腹泻每日4次以下,便血轻或无,无发热、脉搏加快及贫血,血沉正常。中度:介于中度与重度之间。重度:腹泻每日6次以上,明显黏液血便,体温在37.5℃以上,脉搏加快,血红蛋白<100g/L,血沉>30mm/h。如在重度指标基础上血便每天在10次以上,血浆蛋白<30g/L伴严重中毒或消耗者为极重度。

2.按临床经过

初发型、急性暴发型、慢性复发型及慢性持续型。初发型指无既往史的首次发作。暴发型症状严重伴全身中毒性症状,可伴中毒性结肠扩张、肠穿孔及败血症等并发症。除暴发型外,各型均有不同程度分级及相互转化。

3.按病变范围

直肠炎、直-乙状结肠炎、左半结肠炎、右半结肠炎、区域性结肠炎及全结肠炎。

4.按病变活动程度

活动期和缓解期。

小儿全结肠炎约占62%。常见的并发症为肠出血、肠狭窄、肠穿孔、脓毒败血症及中毒性巨结肠。

(二)克罗恩病

症状取决于病变的部位与炎症的程度。腹痛是CD最常见的主诉,通常位于脐周,常发生于餐时或餐后,导致患儿不愿进食乃至厌食,只有回肠末端病变的腹痛位于右下腹部。腹泻常见于90%患儿,可由多种因素所致,如大片肠黏膜功能紊乱、胆盐吸收障碍、细菌过度生长以及炎症性蛋白丢失等。腹泻发生在餐后伴腹痛,结肠受累者有便血,小肠受累为水样便,需同时监测电解质。CD血便比UC少见。上消化道的CD较少见,但也有经内镜与组织学检查证实胃十二指肠病变,往往难以与其他的疾病如胃食道反流、幽门螺杆菌感染及消化性溃疡等相鉴别。

一些患儿可有不同程度的肛周病变如肛瘘、肛旁脓肿及肛裂等,这些病变可以是CD早期的表现,常掩盖了胃肠道症状而引起误诊。

体重减轻和生长迟缓是CD最常见也是最突出的症状。不管小肠弥漫性病变或结肠单独性病变均可表现体重不增和生长迟缓,并可早于胃肠道症状数年。生长迟缓表现为身高与骨龄均低于正常标准,对持续生长迟缓儿童要高度怀疑IBD可能。IBD患儿中生长激素水平是正常的,生长迟缓的原因是由于吸收不良,蛋白质丢失、热量摄入不足、蛋白质分解增加、多种维生素及微量元素缺乏等。生长迟缓者常伴有性发育迟缓。导致营养不良的原因。

肠外表现有关节痛、关节炎、结节性红斑、杵状指、硬化性胆管炎及慢性活动性肝炎等。

CD常见的并发症为肠梗阻、消化道出血、瘘管(腹腔内及肛周)、腹腔脓肿及肠穿孔。

克罗恩病可根据以下情况进行分型:①根据病变范围分:弥漫性小肠炎型、回肠末端型、回结肠型、结肠型及直肠肛门型。病变范围参考影像及内镜结果确定。②根据临床严重程度分轻、中、重度,但分度不似UC那么明确。无全身症状、腹部压痛、包块和梗阻为轻度;明显的全身症状如高热、消瘦伴严重的腹痛、压痛、吐泻、痛性包块或肠梗阻为重度;介于两者之间为中度。

【实验室检查及辅助检查】

(一)一般检查

1.血

血红蛋白、白细胞分类计数、血小板计数、凝血时间及血沉。

2.粪便

粪便常规,细菌培养,涂片找滋养体、寄生虫及脂肪滴,难辨梭状芽孢杆菌毒素测定。

3.血生化

血清总蛋白、白蛋白、转铁蛋白、免疫球蛋白、C-反应蛋白、肝功能及胆红素,血清叶酸,维生素 A、D、E、B。

4.血电解质、结核菌素试验及胸片等

(二)X 线检查

钡剂灌肠与钡餐是诊断 IBD 的重要手段之一,尤其气钡双重造影更能显示黏膜细小病变,提高诊断率。

1.UC

早期表现可以正常或仅有黏膜皱襞粗大,肠管边缘模糊。严重病例黏膜呈毛刷状及锯齿状改变,可见溃疡及假息肉,结肠袋消失,肠管僵硬、缩短呈管状,肠腔狭窄。

2.CD

早期可正常或仅有黏膜不规则增粗、紊乱及增厚,晚期典型病例可见溃疡、裂隙、瘘管及铺路石样网状改变,间断性肠段狭窄伴邻近肠管扩张或病变肠段间有正常肠段,呈跳跃式分布。

(三)内镜检查

小儿纤维结肠镜可以送达回盲部,可观察全结肠,确定病变部位、范围及程度,并多部位取组织活检,提高诊断率。

1.UC

病变从直肠开始,呈弥漫性分布,黏膜充血水肿,粗糙呈颗粒状、脆性增高、易出血、溃疡大小不一、有脓性或脓血性渗出物。慢性炎症表现为黏膜增生、假息肉及管腔狭窄,病变由结肠远端向近端连续性发展,或至全结肠。

2.CD

黏膜充血水肿,不易出血,溃疡圆形,椭圆形或线形裂隙纵行分布,称“阿弗他溃疡”,或铺路石样改变,炎性息肉、肠腔狭窄,病变跳跃式分布,病变邻近组织正常,肛周有裂隙及瘘管。

(四)组织病理学改变

1.UC

所见随病变活动与缓解不同。活动期黏膜呈炎症性反应,隐窝变形,淋巴细胞、多核细胞及浆细胞浸润到固有膜,杯状细胞减少,隐窝脓肿形成,脓肿破溃形成溃疡。缓解期见肠上皮增生,腺上皮萎缩。

2.CD

节段性全壁炎症,主要组织学特征有两点:一是裂隙状溃疡可深达腹壁浆膜;二是非干酪样坏死性肉芽肿,内含多核巨细胞和上皮样细胞,数量少,散在分布,构成欠完整。

【诊断和鉴别诊断】

应结合临床表现、实验室检查、X线、内镜检查及组织学检查。

由于UC缺乏特异性的诊断标准,CD又难以获得可确定诊断的病理组织学的结果——非干酪样肉芽肿,目前对于IBD的诊断还是比较困难的。

(一)溃疡性结肠炎的诊断和鉴别诊断

溃疡性结肠炎为局限于结肠黏膜的慢性弥漫性炎症,从直肠开始向近段蔓延呈连续性、对称性分布,病变为炎症和溃疡。

临床表现以血性腹泻为特点,发作与缓解交替,腹泻也可表现为黏液便,可伴腹痛、里急后重、呕吐及厌食。常有明显的生长迟缓、贫血、发热、低蛋白血症等全身表现以及关节炎、虹膜睫状体炎、肝脾肿大等胃肠道外表现。

结肠镜检查和黏膜活体组织学检查是诊断的关键。病变从直肠开始,呈弥漫性分布,结肠镜下表现为:黏膜血管纹理模糊、紊乱,充血、水肿、易脆、出血及脓性分泌物附着;病变明显处尚可见到弥漫的多数性糜烂、溃疡;慢性病变者可见结肠袋变浅,假息肉形成及黏膜桥形成。组织学上所见随病变活动与缓解而有不同。UC病变主要累及黏膜和黏膜下,黏膜固有肌层仅在暴发性UC时受累。活动期上皮和隐窝急性炎症细胞浸润,尤其上皮细胞中性粒细胞浸润、隐窝炎,隐窝脓肿形成;慢性期有隐窝结构改变,早期隐窝上皮增生,后期隐窝大小形态不规则,极向不正常,腺体排列紊乱,扭曲分叉,黏液分泌减少,胞浆嗜碱性改变,固有膜慢性炎症细胞浸润。如发现炎症活动性与慢性化综合表现诊断价值更大。

溃疡性结肠炎与以下疾病相鉴别。

1.感染性肠炎

很多感染性肠炎如沙门菌、志贺菌、大肠埃希菌、耶尔森菌、阿米巴原虫和难辨梭状芽孢杆菌所致肠炎表现为急性起病的黏液脓血便及血便,结肠镜下所见及组织学改变,如黏膜血管纹理模糊、紊乱,充血、水肿、易脆、出血、糜烂、溃疡,急性或慢性炎症细胞浸润,与早期或不典型UC相似。因此,UC应与上述疾病相鉴别。

UC与多数细菌性肠炎的主要区别在于症状持续时间。UC所致血便及黏液脓血便常常持续数周至数月不等,而细菌性肠炎的血性腹泻则较短。由沙门菌、志贺菌和弯曲菌感染引起的肠炎虽然症状类似于UC,但血便一般在3～5天后即可得到缓解。耶尔森菌感染性肠炎症状持续14～17天。细菌性肠炎大便培养可阳性。UC与感染性肠炎另外一个重要区别在于病理改变,UC常有隐窝结构的改变,呈不规则扭曲和分叉状,数量减少,黏液分泌缺失及隐窝扩张。

难辨梭状芽孢杆菌性肠炎,亦称伪膜性肠炎,腹泻可持续数周至数月,但该病患儿在发病前多有服用抗生素史,水样便多见,血便少见,大便中可有大小不等的伪膜,结肠镜下可见肠壁上附有典型的圆形或椭圆形黄色伪膜,有助于与UC相鉴别。必要时做难辨梭状芽孢杆菌毒素测定。

溶组织阿米巴肠炎,症状持续数周至数月,大便呈暗红色果酱样,重者可为全血便,结肠镜下表现为灶性、出血性溃疡,中央开口下陷,呈烧瓶样,病灶之间黏膜正常。而UC呈弥漫性改变。有条件者应作阿米巴血清学试验。

2.缺血性结肠炎

发病年龄大，多为老年人，结肠镜下主要表现为水肿、红斑和溃疡形成，病变以结肠脾曲、降结肠和乙状结肠为主，直肠很少受累。

3.放射性结肠炎

是盆腔或腹部放射治疗后发生的并发症，以累及直肠、乙状结肠多见。放射线对肠管的损伤作用，主要是抑制上皮细胞有丝分裂和引起黏膜下小动脉闭塞性炎症和静脉内膜炎导致肠壁缺血性改变。放疗后出现腹泻，多为黏液血便。结肠镜下可见受累肠段弥漫性充血水肿，并有红斑及颗粒样改变，易脆，糜烂、溃疡；晚期黏液苍白，黏膜下血管异常扩张，肠管狭窄，肠壁增厚。结肠病理改变为炎症细胞浸润和黏膜下小血管炎或毛细血管扩张。

（二）克罗恩病的诊断和鉴别诊断

克罗恩病（CD）是一种病因未明、可累及胃肠道各部位的慢性肉芽肿性炎症，以回肠末段及其邻近结肠最常受累。病变多呈节段性、非对称分布，直肠极少累及。

诊断综合临床表现、影像学、内镜及组织学检查，采用排除诊断法。

临床表现为慢性起病，反复腹痛，腹泻，可伴腹部肿块、肠瘘和肛门病变，以及发热、贫血、体重下降、发育迟缓、关节炎、虹膜睫状体炎和肝病等全身并发症。

影像学检查对诊断很重要。小肠钡剂造影或（和）钡灌肠可见多发性、节段性炎症伴狭窄、鹅卵石样改变、裂隙状溃疡、瘘管或假息肉形成等。B超、CT和MRI显示肠壁增厚，腹腔或盆腔脓肿。

内镜下所见最早、最明显的是细小而边界清楚的黏液溃疡，称“阿弗他”溃疡，常呈多灶性分布，病灶之间被正常黏膜分隔。还可见节段性、非对称性的黏膜发炎、纵形溃疡、鹅卵石样改变、跳跃式分布的肠腔狭窄和肠壁僵硬等。

主要组织学特点有两点：一是炎症的穿壁性，在淋巴和小血管周围形成淋巴样集聚，这些淋巴积聚改变可分布与肠壁的任何部位；二是非干酪样肉芽肿形成，数量少，散在分布，构成欠完整。

要排除急性阑尾炎、肠结核、其他慢性感染性肠炎（如耶尔森菌肠炎）、肠道淋巴瘤及溃疡性结肠炎等疾病。

回盲部的克罗恩病常常容易与急性阑尾炎混淆。阑尾炎常常急性起病，严重腹痛伴肌紧张，克罗恩病在发病前常有一段时间的腹泻史。

肠结核与克罗恩病在临床表现和病理学方面极为相似。肠结核最常见的部位是回盲部。如果患儿同时有肺结核，那么肠结核的诊断不难。但肠结核可在无肺结核的情况下发生。如有生殖系结核或伴其他器官结核，血中腺苷酸脱氨酶（ADA）活性增高，多考虑肠结核，肠结核的肠壁病变活体组织检查可有干酪样坏死及黏膜下层闭锁。如有肠瘘、肠壁或器官脓肿、肛门指肠周围病变、活动性便血、肠穿孔等并发症或病变切除后复发等，应多考虑克罗恩病，病理活体组织检查可见结节病样肉芽肿、裂隙状溃疡及淋巴细胞聚集，但无干酪样坏死。重要的是勿将肠结核误诊为克罗恩病，因为激素的应用会使肠结核恶化。鉴别有困难者建议先行抗结核治疗。有手术适应证者行手术探查，对切除的病变肠段除进行病理检查外，还要取多个肠系膜淋巴结做病理检查。

小肠淋巴瘤的部分症状与克罗恩病也颇为相似，如发热、体重下降、腹泻及腹痛等。影像学检查有助于鉴别诊断。小肠淋巴瘤多为肠壁弥漫性受累伴肠壁块影，而克罗恩病的病变往往局限于回肠，表现为肠壁的溃疡形成和肠腔狭窄。

（三）溃疡性结肠炎与克罗恩病的鉴别诊断

两者的临床表现有所不同。UC以血便为主；而CD患儿少见血便，以慢性腹痛为主，有时在回盲部可触及一痛、质软的炎性肿块。CD常合并肠瘘。

两者的另一主要区别在于疾病的分布的部位。UC常由直肠开始，向近段延伸累及结肠某一部位而停止，病变呈连续性，往往仅累及结肠。而CD则可以累及全胃肠道的任何部位，其最常见的病变部位为回肠末段和近段结肠，病变呈节段性，病灶之间黏液正常。

【治疗】

IBD的治疗目标是针对控制慢性非特异性炎症发作、维持缓解。治疗的着眼点是针对发病机制的各个重要环节予以阻断。IBD的治疗首先要考虑：①疾病的部位和范围，此与治疗方法的选择、药物的反应及预后密切相关；②疾病的活动度与严重度：不同期、不同程度的病变应采用不同的对策，估计预后；③疾病的病程，初发者治疗反应好，而复发者差；④患者的全身情况和有无并发症，有助于不同治疗方法的选择、预后估计和生活质量的评价。治疗原则有三：①尽早控制症状；②维持缓解，预防复发；③评价内科治疗的效果，确定内外科治疗的界限，防治并发症。

（一）内科治疗

1.一般治疗

保持营养与水、电解质平衡，重症者予以高热量、高蛋白、多种维生素与低脂低渣饮食，补充多种微量元素、输血、血浆及白蛋白纠正低蛋白血症，纠正酸碱平衡。频繁呕吐者应用适量解痉剂，并发感染者加用抗生素如甲硝唑等。

2.药物治疗

(1)糖皮质类固醇(GCS)：适用中重度病例，具有肯定的抗炎作用及免疫抑制效果。对CD有瘘管形成及脓肿者禁用。

泼尼松和泼尼松龙：1～2mg/(kg·d)，一日2～3次，共2～3周，症状缓解逐渐减量，隔日或间隙疗法[1mg/(kg·d)]，持续4～6周，后再逐渐减量至停药，总疗程2～3个月。

氢化可的松和甲基泼尼松龙：适用于口服无效重症病例的静脉给药。氢化可的松10mg/(kg·d)，甲基泼尼松龙1～1.5mg/(kg·d)，分次静脉给予10～14天。注意脓毒血症、低钾、发热及肠穿孔。

局部治疗：适用于直肠至左半结肠局部轻、中型病例。氢化可的松25～50mg/次，琥珀氢化可的松25～50mg/次，加入生理盐水50mL内，保留灌肠至少一个小时。1～2次/日，疗程10～14天。泡沫剂每次5mL直肠内注入可达乙状结肠。栓剂对直肠有效，携带使用方便。

用肾上腺皮质激素肠系膜动脉灌注，在日本应用于UC病例中获得较好的效果。

(2)水杨酸偶氮磺胺吡啶(SASP)：SASP是治疗轻中度IBD的主要药物，也是维持缓解唯一有效的一类药物，口服后其中75%经结肠细胞分解偶氮链断裂成为5-ASA与SP，前者是治疗的有效成分，有抑制局部炎症，清除自由基对组织的损伤及抑制免疫反应等作用。常用于

UC与结肠CD。剂量50～75mg/(kg·d)，一日2～3次，病情稳定后逐渐以维持量，疗程2年。不良反应有胃肠道不适、恶心、呕吐，头痛，皮疹，血小板数量减少、功能下降，叶酸吸收下降及少数有骨髓抑制，不宜长期大剂量应用。

(3)5-氨基水杨酸(5-ASA，美沙拉嗪)：较SASP抗炎作用强，不良反应减少，适用于不能耐受SASP者或SASP疗效不佳者。每天20～30mg/kg，分3次，症状缓解后改维持量(1/2治疗量)。

4-氨基水杨酸(4-ASA)，对UC有效。

Pantasa系由两个5-ASA分子通过偶氮链连接而成，在结肠内可释放出2个分子5-ASA，使用药量减少50%，且不良反应少。

(4)免疫抑制剂：常用于SASP不能耐受、对肾上腺皮质激素依赖及病变广泛不能手术者。应用时需定期检查白细胞计数及血小板计数。

硫唑嘌呤：用于顽固性CD；对肾上腺皮质激素、SASP及甲硝唑治疗无效；长期依赖肾上腺皮质激素(如泼尼松使用半年以上)出现严重不良反应；并发各种瘘管及肛周病变，为维持缓解可与肾上腺皮质激素并用。术前应用使病情稳定，术后应用防止复发。剂量：1～2mg/(kg·d)，疗程2～3个月。国外报道2/3的病例7年内缓解。

6-巯基嘌呤(6-MP)：1.5mg/(kg·d)，一日2次。国外报道对CD缓解率67%，瘘管愈合率50%。

环孢素：用于顽固性难治性急性重症IBD，尤其适用于大剂量静脉注射肾上腺皮质激素7～10天，临床未改善及一般情况比较差的患儿。剂量1～2mg/(kg·d)，静脉滴注，随后口服4～8mg/(kg·d)，许多研究显示其有效，尤其对那些准备手术而尚未手术者，对早期诊断的年幼患儿最有效，急性期治疗6～8周然后逐渐减量，同时开始其他免疫抑制剂治疗。

(5)中医中药治疗：局部中药保留灌肠加中医辨证论治对UC有效，如北京报道锡类散、云南白药加普鲁卡在保留灌肠缓解率74.1%，广州报道三黄汤灌肠加中药辨证论治缓解率66.7%等。

(6)抗生素：抗生素本身对IBD无效，仅用于重症及中毒性巨结肠等继发感染。常用有氨苄西林、甲硝唑、庆大霉素及磺胺类等。

3.营养支持疗法

IBD患儿大多发生蛋白质-能量营养不良，往往存在包括维生素、矿物质及微量元素等在内的多种营养素的缺乏症；故应重视IBD的营养治疗。根据病情予以肠内营养如要素饮食或全静脉营养。要素饮食改善患者营养状态，改变肠道菌群，在空肠吸收，可减少食物及消化酶到达病变肠段；减少食物中蛋白质等外源性致敏源对病变的刺激；可缓解症状，改善活动期指标(Hb、ESR及血浆蛋白等)，恢复和促进小儿生长发育。

要素饮食成分：葡萄糖、玉米糖浆、麦芽糖浆、氨基酸、酪蛋白水解物、蛋清酪蛋白、玉米油、无脂牛奶及乳糖等，按不同配方，把糖、蛋白质及脂肪以一定的比例配成溶液，根据不同个体的需要计算出总量，分次喂服(例如每3～4小时一次)，或经鼻胃管24小时持续滴入，疗程可数月。

对于重症或病情恶化的IBD患儿，对药物无效而病情活动者，术前必须改善全身情况纠正营养代谢障碍以适应手术者，术后不能进食者，不完全性梗阻、瘘管形成或严重肛周病变者采用全静脉营养(TPN)及完全肠道休息。

4.生物治疗

生物治疗药物是近年才发展起来的。主要基于免疫活性细胞、巨噬细胞，特别是 T 淋巴细胞在免疫反应中的中心地位，针对其分化、转录及表达中的关键步骤，在细胞的分子水平进行干预，尤其针对各种促炎因子的阻断和抗炎因子的促进和补充，以达到消除炎症反应的目的。研究最多的是 TNF-α，使用 TNF-α 单抗治疗顽固性 CD，取得突出疗效，目前该药已在英美等国批准投放市场。有以重组 IL-10 治疗 CD 的临床试验的报告，但相继的临床报道不尽如人意。新近有 IL-12、IL-8 拮抗剂、IFN-r 单抗、IL-lra 及 ICAM 等试剂的使用，疗效尚待观察。

(二)外科治疗

1.UC

手术指征：①急性发作重症或暴发性病例，有穿孔、出血及中毒性巨结肠者；②慢性病变反复发作呈慢性消耗，蛋白丢失者，儿童生长发育受限者，长期需用大剂量激素者；③恶变：病情重，病变广泛持续，年幼发病者易于癌变；④严重的肠外并发症，肛周并发症久治不愈者。

手术方法：①全结肠、直肠切除及回肠造瘘术：病情严重全身衰竭者可先行回肠造瘘，病情好转后再行二期全结肠直肠切除，能根治病变，而永久性造瘘带来终身的麻烦与痛苦；②全结肠切除、回直肠吻合术：较适合小儿，可保留直肠但需防止复燃，可口服 SASP 或局部灌肠，需长期随访，直肠镜追踪；③全结肠切除及自制性回肠造瘘术：造瘘前回肠做侧缝合，人工造成囊袋或瓣膜使粪便可以储存。

2.CD

绝大多数(85%)CD 患者需手术，约 50%复发后再手术，对手术指征、方式、时机及术前术后处理均需认真考虑。

手术指征：穿孔、出血、梗阻、瘘管、脓肿形成和中毒性巨结肠等并发症，以及顽固性病例内科治疗无效者。

手术方法：①局部切除：多用于结肠 CD，小肠局限性病变如狭窄、瘘管及脓肿。切除肠段应尽量短，以免带来吸收不良及短肠综合征等。②短路术：十二指肠 CD，用胃空肠吻合术；结肠 CD 用全结肠切除回肠造瘘术等。③肛周并发症：脓肿切排，瘘管切除。

3.治疗方案

目前无儿科的治疗方案，参照国内外经典方案的原则。理想的治疗必须遵循一定的常规，在确定病程、病型、病期、分度、部位以及有无并发症的基础上，采用规范的治疗方案，以下方案供参考。

【预后】

治疗目的诱导缓解，维持缓解，保证生长发育。尽量使患儿有正常的生活，大多数 IBD 患儿呈间歇性发作，间歇时间从数月至数年。其最早的发病年龄可在婴儿期。

(一)UC

小儿约 90%呈中度或重度，病变广泛，很少有完全缓解，彻底手术治疗可治愈，约 20%～

30%在急性重症期需立即手术，几乎所有重症者最终需手术治疗。UC患儿10年后有结肠癌的危险性，并逐年上升，故对病程10年以上患儿每6～12个月需行纤维结肠镜检查与活体组织检查。国外报道手术病死率20%，癌变率3%～5%。

（二）CD

小儿CD预后较差，反复缓解与加剧交替进行是本病特点，约70%患儿需要手术治疗。回肠型较单纯结肠型预后更差，其手术率、复发率及再手术率高，死亡率高。死亡原因多见于复发、脓肿、穿孔和严重营养不良。

第五章 泌尿系统疾病

第一节 急性肾小球肾炎

急性肾小球肾炎(AGN)简称急性肾炎,是指一组病因不一、临床表现为急性起病、多有前驱感染、以血尿为主、伴不同程度蛋白尿、水肿、高血压或肾功能损害等特点的肾小球疾病。急性肾小球肾炎可分为急性链球菌感染后肾小球肾炎(APSGN)和非链球菌感染后肾小球肾炎。

一、病因

1.急性链球菌感染后肾小球肾炎

有调查显示,急性肾小球肾炎中抗"O"升高者占61.2%。乙型溶血性链球菌感染后肾炎的发生率一般在0~20%,急性咽炎感染后肾炎发生率为12%~15%,脓皮病与猩红热后发生肾炎者占1%~2%。

2.非急性链球菌感染后肾小球肾炎

①细菌感染,如金黄色葡萄球菌、肺炎球菌、伤寒杆菌、流感杆菌等;②病毒感染,如乙肝病毒、巨细胞病毒、水痘病毒、EB病毒等;③其他病原体,如肺炎支原体、梅毒螺旋体、疟疾虫、弓形虫等。

二、临床表现

急性肾小球肾炎临床表现轻重悬殊,轻者全无临床症状,仅发现镜下血尿;重者可呈急进性过程,短期内出现肾功能不全。

1.前驱感染

90%的病例在1~3周前有链球菌的前驱感染,以呼吸道及皮肤感染多见。

2.水肿

70%的病例有水肿,一般仅累及眼睑及颜面部。

3.血尿

50%~70%的患者有肉眼血尿,持续1~2周即转为镜下血尿。

4.蛋白尿

程度不等。有 20%的病例可达肾病水平。

5.高血压

30%～80%的病例有血压增高。

6.尿量减少

肉眼血尿严重者可伴有排尿困难。

7.严重表现

少数患儿在疾病早期(2 周之内)循环严重充血、高血压脑病及急性肾功能不全等严重症状。

8.非典型表现

(1)无症状性急性肾小球肾炎:仅有镜下血尿或仅有血 C_3 降低而无其他临床表现。

(2)肾外症状性急性肾小球肾炎:水肿、高血压明显,甚至有严重循环充血及高血压脑病,此时尿改变轻微或尿常规检查正常,但有链球菌前驱感染和血 C_3 水平明显降低。

(3)以肾病综合征表现的急性肾小球肾炎:以急性肾小球肾炎起病,但水肿和蛋白尿突出,伴轻度高胆固醇血症和低蛋白血症,临床表现似肾病综合征。

三、辅助检查

1.尿液检查

尿蛋白可在+～+++,且与血尿的程度相平行,尿镜检除多少不等的红细胞外,可有透明、颗粒或红细胞管型,疾病早期可见白细胞和上皮细胞。

2.血液检查

外周血白细胞一般轻度升高或正常,红细胞沉降率加快,抗链球菌溶血素 O(ASO)往往增加,3～6 个月恢复正常。80%～90%的患者血清 C_3 下降,94%的病例至第 8 周恢复正常。部分患者血尿素氮和肌酐可升高,持续少尿、无尿者,血肌酐升高,内生肌酐清除率降低,尿浓缩功能也受损。

四、鉴别诊断

1.IgA 肾病

通常上呼吸道感染后 1～2d 即出现血尿,多不伴有水肿和高血压,无补体下降,肾活检可鉴别。

2.慢性肾炎急性发作

既往病史,生长发育迟缓,有夜尿、贫血、肾功能异常,持续低比重尿,B 超示双肾体积缩小。

3.膜增生性肾炎

常有显著蛋白尿,补体持续下降,慢性病程,肾活检可鉴别。

4.急进性肾炎

病程持续,肾功能进行性恶化。肾活检可鉴别。

5.原发性肾病综合征

通常水肿,低蛋白血症和高脂血症明显,补体不下降。可通过一段时间的随诊观察鉴别,如仍难鉴别可肾活检。

五、治疗

本病无特异治疗。主要治疗原则为对症处理,清除残留感染病灶,防止急性期并发症,保护肾功能以待自然恢复。

1.控制感染

有链球菌感染时积极治疗链球菌感染,首选青霉素治疗 10～14d,对青霉素过敏的患儿可改用大环内酯类药物。

2.休息

急性期需卧床 2～3 周,直到肉眼血尿消失、水肿减退、血压正常,即可下床做轻微活动。

3.饮食

对有水肿、高血压者应限盐及水。水分一般以不显性失水加尿量计算。有氮质血症者应限蛋白,可给优质动物蛋白 0.5g/(kg·d)。

4.对症治疗

(1)利尿:经控制水、盐入量仍水肿、少尿者可用氢氯噻嗪 1～2mg/(kg·d),分 2～3 次口服。无效时需用呋塞米,口服剂量为 2～5mg/(kg·d),注射剂量为每次 1～2mg/kg,每日 1～2 次。

(2)降压:凡经休息、控制水盐摄入、利尿而血压仍高者均应给予降压药。硝苯地平开始剂量为0.25mg/(kg·d),最大剂量为 1mg/(kg·d),分 3 次口服。在成年人,此药有增加心肌梗死发生率和病死率的危险,一般不单独使用。氨氯地平[0.1～0.2mg/(kg·d)]及非洛地平等。若肾功能正常,可选用 ACEI 制剂。福辛普利,12 岁以上 10mg/d; 8～11 岁 7.5mg/d; 3～7 岁 5mg/d。

六、并发症及处理

1.严重循环充血

(1)矫正水、钠潴留,恢复正常血容量,可使用呋塞米注射。

(2)表现有肺水肿者除一般对症治疗外可加用硝普钠,5～20mg 加入 5%葡萄糖液 100mL 中,以 1μg/(kg·min)速度静脉滴注,用药时严密监测血压。

(3)对难治病例可采用腹膜透析或血液滤过治疗。

2.高血压脑病

原则为选用降压效力强而迅速的药物。首选硝普钠,用法同上。有惊厥者应及时止痉。

3.急性肾衰竭

利尿，纠正水、电解质紊乱，必要时血液净化治疗。

第二节　感染后肾小球肾炎

急性肾小球肾炎是不同病因所致的感染后免疫反应引起的一种急性弥漫性肾小球炎性病变。感染介导的循环中抗原抗体免疫复合物沉积在肾小球基膜上，进而激活补体产生免疫病理损伤而致病。因此，急性肾小球肾炎称作感染后肾小球肾炎更为合适。急性肾小球肾炎是小儿时期最常见的一种肾脏疾病，任何年龄均可发病，5～14 岁多发，2 岁以下较少，男女比例 2∶1。急性起病，以水肿、血尿、高血压为主症。常伴肾小球滤过率降低，重症表现少尿，甚至无尿。目前临床上所指的感染后肾小球肾炎多指链球菌感染后急性肾小球肾炎，而其他细菌、病毒及寄生虫感染亦可引起肾炎的发生，且越来越引起人们的关注。

一、病因

（一）细菌感染

1.链球菌感染

近年国内外流行病学资料表明其发病有下降趋势，但急性链球菌感染后肾小球肾炎仍然是小儿最常见的肾小球肾炎类型。已明确 APSGN 与 A 组乙型溶血性链球菌感染有关，包括 M 型 1、2、4、12、18、25、49、55、57 和 60。致肾炎菌株感染致肾炎的危险性取决于感染的部位，如 1、4、18、25、49、60 型与呼吸道感染后急性肾炎有关；而 2、49、55、57、60 型则与脓皮病后急性肾炎关系密切，特别是 12 及 49 型最为多见。前驱感染常见为猩红热、上呼吸道感染、脓皮病等皮肤感染。呼吸道及皮肤链球菌感染均可引起肾炎，但两者在细菌型别、发病季节、年龄、性别、间歇期长短及机体免疫反应等方面均有所不同。如我国北方地区呼吸道感染引发者占 70%，脓皮病引发者占 14.9%，而南方地区分别为 61.2%和 23%～29.9%，多数报告以呼吸道感染为最多见。上感后发病者，约 90%患者的抗链球菌溶血素“O”滴定度（ASO）升高，而在皮肤感染后仅约半数升高。7～14 天前 β 溶血性链球菌 A 组前驱感染史支持肾炎的诊断。链球菌感染可通过抗链球菌溶血素“O”滴度升高及链球菌酶抗体滴度增加来证实。另外，也曾有 C 组和 G 组链球菌感染引起肾炎的报道。

2.其他细菌感染

其他细菌感染也可引起与链球菌感染相似的肾小球损伤。感染性心内膜炎在抗生素被大量使用以前，有 50%～80%的患者会并发肾小球肾炎。随着预防性抗生素的使用及静脉用药的增加，其发病率已明显下降。目前金葡菌已替代草绿色链球菌成为首要致病原，尚有凝固酶阴性的葡萄球菌、革兰阴性杆菌；分流性肾炎如脑室分流术、LeVeen 等分流术后可并发肾小球肾炎；内脏感染如腹腔、肺、后腹膜感染，麻风、结核等都可并发肾小球肾炎。

（二）支原体感染

儿童肺炎支原体感染日益增多，可造成多系统器官受累，部分报道显示急性肺炎支原体相关性肾炎占同期住院急性肾小球肾炎的20%～30%，超过同期链球菌感染后肾小球肾炎。

（三）病毒感染

1.肝炎病毒相关性肾小球肾炎

近年来，肝炎病毒感染在肾小球肾炎发病机制中的地位受到人们普遍关注。目前认为，HBV或HCV感染可与多种病理类型的肾小球肾炎相关。

2.HIV相关性肾病

随着HIV并发机会感染的治疗措施的改进，HIV患者的生存期得以延长，而HIV相关肾病的地位则日益突出。

3.其他病毒

如腺病毒、EB病毒、流感病毒、疱疹病毒等都有报道。

（四）寄生虫感染

疟疾如间日疟、恶性疟、三日疟和卵形疟，其中引起肾脏病变的主要为三日疟和恶性疟，前者以蛋白尿为主要表现，后者可表现为血尿、蛋白尿、脓尿等。血吸虫病病原体如曼森血吸虫及黑热病病原体如利什曼原虫均可引起肾脏病变；其他如锥虫病、丝虫病、旋毛虫病、弓形虫病、棘虫病等都可累及肾脏。因其发生率不高，报道很少。

二、发病机制

目前认为，链球菌致肾炎菌株在急性链球菌感染后肾小球肾炎发病中起关键作用，特殊抗原刺激机体产生相应抗体，形成抗原抗体免疫复合物，沉积在肾小球基膜，并激活补体，引起一系列免疫损伤和炎症。致肾炎链球菌抗原也可先植入肾小球毛细血管壁，尤其是内链球菌素为阳离子物质，可通过电荷反应与肾小球结构相结合而形成“种植抗原”，与抗体作用而形成原位免疫复合物。所有致肾炎菌株均有共同的致肾炎抗原性，至于链球菌的哪些部分作为抗原引起机体的反应，目前尚无定论。

由于链球菌抗原与肾小球基膜糖蛋白之间有交叉抗原性，有作者认为少数病例可能属抗肾抗体型肾炎。另外，自身免疫及细胞介导免疫机制，可能在急性肾炎发病过程中起一定作用。即链球菌产生的神经氨酸酶影响于机体IgG的涎酸成分，这种改变后的IgG具有了抗原性，诱发机体产生抗IgG抗体，再进一步形成免疫复合物而致病。

其他感染支原体感染主要有三种假说：①肺炎支原体直接侵害肾脏导致肾实质的损害；②肺炎支原体抗原与肾小球存在着部分共同抗原，感染后产生的抗体与肾小球的自身抗原形成原位免疫复合物而导致肾损害，或者是由于支原体的毒素损害肾脏而使肾脏的一些隐蔽的抗原暴露或产生一些新的抗原引发自身免疫反应；③循环免疫复合物对肾脏的损害。还有人认为与细胞免疫功能紊乱有关。关于TB诱发NS曾有少量报道，其病理类型亦多种多样。

病毒感染后肾小球肾炎发生的可能机制包括：病毒对细胞的直接作用、触发自身免疫反应及免疫复合物的沉积等。

关于 HBV 感染对肾损害的致病作用已进行了不少研究，但其发病机制仍然不清。一般认为是由于血循环中的 HBV 抗原抗体复合物沉积于肾小球而致。近年来，随着分子生物学技术的应用，有学者发现肾组织内存在 HBV 直接感染及复制的证据，因而对 HBV 在肾损害中的致病作用提出了新的观点①HBV 循环免疫复合物沉积：众所周知，HBV 所表达的蛋白包括 HBsAg，HBeAg 和 HBcAg 等，这些抗原的致病作用和机体免疫状态密切相关。在慢性无症状携带者肾炎肾组织中已观察到乙型肝炎病毒抗原(HBAg)。HBcAg 是循环免疫复合物的主要成分。HBV 抗原在肾组织中的沉积部位除肾小球外，还常见于肾小管，主要位于肾小管上皮细胞的胞膜、基膜及 Mil 状缘等处。近年来研究发现 HBeAg 分子量小且带正电荷，即使与 IgG 结合，其相对分子质量也不超过 3×10^5，恰恰符合引起膜性肾病的条件。通过单克隆抗体技术检测也证实 HBeAg 免疫复合物是 HBV-GN 肾小球内免疫复合物的主要成分，在 HBV-GN 发病中起的作用更大。目前认为沉积在肾组织的 HBV 抗原抗体免疫复合物主要来源于血循环，其循环免疫复合物被动滞留在肾小球，通过激活补体及细胞因子导致肾脏损害为 IIBV-GN 的主要发病机制。②HBV 直接感染肾脏细胞：HBV 嗜肝性不十分严格，除肝脏外也可感染身体其他部位如肾、胰、皮肤、骨髓以及外周单核细胞(PBMC)等，在这些器官、组织和细胞中均存在 HBVDNA 用 PCR 技术能检出 HBV-GN 患者肾脏中存在表达 HBAg 的基因片段。原位杂交检测发现 HBVDNA 存在于肾小球上皮细胞和系膜细胞的细胞质及细胞核内，同时也存在于肾小管上皮细胞的胞浆中，一些病例的肾间质中也同时存在，但主要存在于肾小管上皮细胞的胞浆中。目前发现 HBVDNA 在肾组织存在整合型及游离型两种形式。HBV 与逆转录病毒一样，在整合人细胞染色体以前，首先以游离型形式出现，游离型 HBVDNA 具有完整的 HBV 全基因组，可表达包括 HBsAg，HBcAg 在内的各种抗原，但整合型 HBVDNA 中部分基因可能保留或残缺，因而它可同时表达 HBsAg 和 HBcAg，或仅表达一种 HBAg，甚至不表达。肾组织中 HBcAg 阳性率与 HBVDNA 呈正相关，说明 HBcAg 可能为局部 HIVDNA 表达后的产物。HBcAg 阳性的肾组织中局部有 T 细胞浸润，提示 HBcAg 在 HBV-GN 中激发细胞免疫并参与肾脏病变。研究提示 HBV 在肾组织细胞内存在感染及原位复制，肾脏的损伤与其复制程度或表达的 HBAg 相关。③HBV 感染导致免疫功能失调：HBV 感染细胞后因宿主的免疫应答而引起病变，促使疾病发展，但不是所有的 HBV 感染都能引起相关性肾炎。研究提示 HBV-MGN 的发生可能与某些个体存在对乙型肝炎病毒的细胞免疫应答异常或其他因素有关。

三、病理

链球菌感染后肾炎急性期病理表现为弥漫性毛细血管内增生性肾小球肾炎。肉眼观察见：肾脏肿胀，较正常明显增大，被膜下组织光滑。

光镜下肾小球增大，细胞成分增多、血管襻肥大，内皮细胞肿胀，系膜细胞及系膜基质增生，毛细血管有不同程度的阻塞，此外常伴有渗出性炎症，可见中性粒细胞浸润。增生、渗出的程度不同：轻者仅有部分系膜细胞增生；重者内皮细胞也增生，并可部分甚至全部阻塞毛细血管襻;更重者形成新月体。

电镜检查于上皮细胞下见本病典型的驼峰改变(即上皮下有细颗粒的电子致密物沉积):驼峰一般于病后6～8周消失。此电子致密物也可沉积在系膜区,4～8周后逐渐淡化而成为一透明区。如驼峰样沉积物多而不规则弥漫分布,并有中性粒细胞附于其上,称为“不典型驼峰”,临床上常表现有大量持续性蛋白尿,预后不佳。

免疫荧光检查可见弥漫的呈颗粒状的沿毛细血管襻及系膜区的IgG、C_3、备解素及纤维蛋白相关抗原沉着,C_3 沉着强度大于IgG。偶见IgM、IgA、C_{1q},C4等轻微沉积。按免疫沉积物的分布,分为3种类型:星天型、系膜型、花环型。

上述急性期的增生和渗出性病变一般持续1～2个月,然后进入吸收期,电镜下的驼峰状电子致密物一般于发病后8周吸收。从连续肾活检的材料看毛细血管内增生可经过系膜增生、局灶增生、轻微病变等几个阶段才完全恢复正常。此期长短不一,个别于10年后仍有系膜增生的变化。少数迁延病例可发生肾小球硬化的改变。

其他如分流性肾炎病理上多表现为系膜增生性或膜增生性肾小球肾炎。腹腔、肺,后腹膜等内脏感染病理多表现为弥漫增生性或新月体性肾小球肾炎。麻风、结核等都可并发肾小球肾炎,其病理表现多种多样,包括微小病变、膜性、膜增生性、系膜增生性、新月体性、淀粉样变等。曼森血吸虫引起的肾脏病变可表现为系膜增生性、膜增生性、新月体性,FSGS、淀粉样变等。黑热病是由利什曼原虫所引起的病变,肾脏病理常表现为系膜增生性或局灶增生性肾小球肾炎。目前国内外学者认为HBV或HCV感染可与多种病理类型的肾小球肾炎相关,除原发性肾小球肾炎中的膜性肾病、膜增生性肾小球肾炎、系膜增生性肾小球肾炎、系膜毛细血管性肾炎外,IgA肾病、狼疮性肾炎也被认为可能与肝炎病毒感染有关。儿童绝大多数为MGN,较重的病变是MPGN,病理组织学上,各类型的HBV-GN与相应类型的原发性肾小球肾炎表现十分相似。并有如下特征:①肾小球基膜增厚但钉突不明显;②PASM染色示增厚的基膜呈链环状;③伴有轻度系膜增生;④不但有 C_3,IgG沉积,还有IgA沉积。此外,免疫组织化学显示HBV-GN组IgA、IgG和IgM沉积明显多于NHBV-GN组。

电镜检查可见HBV-GN患者肾小球基膜不规则增厚、部分断裂,上皮细胞稍肿大,空泡变性、足突可融合,肾小球、上皮下、内皮下和肾小球系膜处可见颗粒状电子致密物沉积。

HIV-AV最常见的病理改变为FSGS,其他如微小病变、膜增生性、系膜增生性等也有报道。

病理生理 AGN的病理改变使肾小球毛细血管管腔变窄,甚至闭塞,导致肾小球滤过面积减少,肾小球滤过率下降,因而对水和各种溶质的排泄减少。发生水、钠滞留,导致细胞外液容量扩张。临床上表现为少尿、水肿,循环充血、高血压,严重者可出现肺水肿、心力衰竭、氮质血症等。免疫损伤可致肾小球基膜断裂,血浆蛋白及红细胞、白细胞可通过肾小球毛细血管壁渗出到肾小囊内。临床上可出现血尿、蛋白尿、白细胞尿和管型尿。由于免疫反应激活补体产生过敏毒素,使全身毛细血管通透性增加,血浆蛋白渗出到组织间隙,使间质蛋白含量增高,故急性肾炎多为非凹陷性水肿。

肾小管无明显损害,肾小球滤过受损程度超过肾小管受损程度,引起球管失衡,也是水钠滞留、尿少的原因。

四、临床表现

APSGN 可发生于各年龄组，但以学龄儿为主，1 岁内罕见。肾炎发病前多有链球菌感染史。感染以呼吸道及皮肤感染为主，经 1～3 周无症状间歇期后肾炎发病。上感后 7～14 天发病，而皮肤感染后 3～4 周发病。本病临床表现轻重差异较大，轻者仅有镜下血尿或艾迪斯计数异常。重者可在短期内出现循环充血、心力衰竭、高血压脑病或急性肾功能不全而危及生命。

1.典型病例

大多数人发病前 1～3 周有上呼吸道(包括中耳)或皮肤有链球菌感染史。轻者可无临床表现，仅有抗链球菌溶血素“O”滴度增高。感染后存在无症状间歇期。间歇期的长短与感染部位有关，咽部感染引起者 6～12 天(平均 10 天)；皮肤感染引起者 14～28 天(平均 20 天)。肾炎的严重程度与感染的严重程度无相关性。多为急性起病，病初可有发热、头晕、恶心、呕吐等症状。体检可在咽部所属淋巴结、颈部淋巴结，皮肤等处发现前驱感染未彻底治愈的残迹。主要症状表现为：

(1)水肿、少尿：常为最早出现的症状，初晨间眼睑水肿，而后逐渐波及全身，多为非凹陷性，双下肢有硬性张力感。体重较前增加，严重者可出现胸水、腹水，同时伴有排尿次数及尿量减少。大部分病人于 2～4 周可自行利尿消肿。

(2)血尿：几乎全部病人均有镜下血尿，有 30%～50%的病人发生肉眼血尿。在酸性尿时，血尿呈浓茶色、酱油色或烟灰水样。在弱碱性或中性尿时，则呈鲜红色或洗肉水样，但无凝血块。一般在 1～2 周肉眼血尿消失。严重血尿者，排尿时可有尿道不适或尿频，但无膀胱刺激征。

(3)高血压：有 30%～80%的患儿在起病 2 周内可有轻至中度高血压，常为 120～150/80～110mmHg(16.0～20.0/10.7～14.4kPa)。高血压与水肿的程度常呈平行关系，且随着尿量的增多，水肿减轻，血压下降至恢复正常。如血压持续升高 2 周以上无下降趋势者，表明肾脏病变较严重。

2.非典型病例

除上述典型病例外，还可有多种非典型病例。常需根据有链球菌感染，血清 C_3 降低来明确诊断：

(1)亚临床型或轻型：可全无症状及体征，仅在链球菌感染流行时或与 AGN 病人密切接触者的筛查时，发现有镜下血尿，并可有抗链球菌溶血素“O”滴度增高及血清补体里规律性动态变化。

(2)肾外症状性肾炎：患儿可有水肿、高血压明显、严重者甚至出现循环充血、心力衰竭或高血压脑病，此时尿改变轻微或尿常规正常，但其仍可有抗链球菌溶血素“O”的升高及血清 C_3 水平的降低。

(3)肾病型：以肾病综合征的表现，少数患儿以急性肾炎起病，伴有明显或严重水肿及大量蛋白尿，同时有低蛋白血症和轻度高胆固醇血症，表现与肾病综合征相似，仅以临床表现，不易与肾炎性肾病鉴别。症状持续时间长，预后较差。

3.严重病例

部分病例在急性期(2周内)可出现以下严重症状，如不能及时诊断，早期处理，可危及生命，应引起警惕。

(1)循环充血：常发生在起病后第一周内，表现为呼吸急促和肺部干湿性啰音，严重者可出现呼吸困难、频咳、吐粉红色泡沫痰，颈静脉曲张、端坐呼吸、两肺布满湿啰音、心脏扩大、有时可出现奔马律。肝脏肿大，水肿明显，伴有胸腹水。胸片显示心脏扩大，两侧肺门阴影扩大，肪纹理增加并有胸膜反应。上述症状以往易误认为肺炎伴心力衰竭，近年认识到这类患儿心搏出量正常或增高，循环时间正常，动静脉血氧差不增大，仅静脉压增高，提示上述表现为循环充血，而非心肌泵功能衰竭。早期诊断应注意患儿在尿量显著减少和水肿加重的基础上出现呼吸急促，心率加快以及烦躁不安等表现，年长儿可述腹痛或胸闷不适，少数可突然发生病情急剧恶化，如不及时抢救，可于数小时内死亡。

(2)高血压脑病：是指血压急剧增高时，伴发头痛呕吐、惊厥等神经症状，称之为高血压脑病。本病在儿童较成人多见(0.5%～0.6%)，目前认为脑病是由于血压急剧增高，脑血管高度充血致脑水肿而引起；也有人认为是在全身性高血压基础上，脑内阻力性小血管痉挛，导致脑缺氧、水肿所致；AGN时水钠滞留，在发病中起一定作用。本病起病急，常有剧烈头痛，频繁恶心呕吐，视力障碍(如视物模糊，暂时性黑矇，复视)，烦躁或嗜睡，如不及时处理可突然出现惊厥，甚至呈癫痫持续状态，个别病例出现脑疝、昏迷。惊厥发作后可有久暂不一的意识障碍，暂时性偏瘫失语。如有高血压伴视力障碍、惊厥、昏迷三项之一者即可诊断。高血压脑病一般预后良好。血压控制后，随利尿而使症状迅速缓解，不留后遗症。但有癫痫持续状态者，可因脑缺氧过久而留有后遗症。

(3)急性肾功能衰竭：急性期多数病人有程度不同、持续时间长短不一的少尿性氮质血症，但只有少数病例真正发展为肾功能不全。少尿及尿闭的原因是肾小球内皮和系膜细胞增殖，肾小球毛细血管腔变窄，甚至阻塞，肾小球血流量减少，滤过率减低所致，引起暂时性氮质血症，电解质紊乱和代谢性酸中毒等急性肾功能衰竭表现。通常持续一周左右，随尿量的增加，病情好转。若少尿持续数周仍不恢复，则预后严重，也是急性肾炎急性期死亡的主要原因。

HBV-GNHBV-GN的临床表现与相同病理类型的原发性肾小球肾炎无明显区别，前者常在慢性乙型肝炎发病后出现，但许多症状很轻的慢性乙型肝炎患者或无症状乙型肝炎毒携带者只是在肾病出现后才被发现。HBV感染和肾炎都较常见，可以是分别独立的疾病。HBsAg阳性的肾小球肾炎，未必都是HBV-GN，有些HBV感染和肾炎并存的患者难以确定两者独立或相关，而且病毒或其抗原引起这些肾损害的确切机制并不十分清楚。

EB病毒感染主要引起传染性单核细胞增多症，临床主要表现为发热，咽峡炎，颈部浅表淋巴结肿大，肝脾肿大，肝功损害，可累及多系统，如血液、神经、心脏等。也可累及肾脏(此类报道不多)，临床表现似一般肾炎，症状较轻，感染控制后肾炎症状能很快好转，一般无后遗症。肾病综合征患儿水肿、尿蛋白、尿少。

肺炎支原体相关性肾炎血尿恢复至正常的时间较链球菌感染后肾炎和其他原因所致的急性肾炎短。肺炎支原体相关性肾炎在临床表现上虽然没有特异性，但它较链球菌感染后肾炎的潜伏期短，血尿恢复较快，可表现为多种多样的肾脏病理损害，而链球菌感染后肾炎则以毛细血管内增殖性肾小球肾炎为主。

4.并发症

少数患儿在急性期，由肾炎本身的病理生理改变而导致危急情况。

(1)循环充血：由于水钠滞留，血容量增大，循环负荷过重而表现循环充血、心力衰竭、肺水肿。有报告20%～60%病儿有程度不等的心血管系统的症状。典型表现有气急、肺底啰音、肝大压痛、心率快、奔马律、X线显示心界扩大、肺水肿。此种改变与心肌泵衰竭不同，洋地黄类强心剂无效，而利尿剂有助于治疗。

(2)高血压脑病：发生率各家报告不一。表现为短期内血压急剧升高、同时伴头痛、呕吐、视力改变(复视或暂时黑朦)，如未能及时控制可发生惊厥、昏迷。

(3)急性肾功能衰竭：表现为少尿或无尿，血尿素氮、肌酐增高，高血钾，代谢性酸中毒等尿毒症改变。病死率高，预后严重。

五、实验室检查

(一)尿常规检查

尿沉渣镜检可见，红细胞增多，并可见白细胞、上皮细胞。此外还可见透明颗粒管型及白细胞管型，尤其早期白细胞增多时，可能多于红细胞，一般数日后即转为红细胞为主。白细胞及管型的增多不表明有尿路感染。尿蛋白定性多为2+，多属非选择性蛋白尿。轻型者可无尿常规异常，尿常规改变较临床症状恢复缓慢，少数患儿尿中镜下红细胞可持续6个月至1年，或更久。

(二)血液检查

1.血常规检查

水肿时常见轻度贫血，与血容量增加、血液稀释有关，待利尿消肿后即可恢复。白细胞是否增加与是否存在原发感染灶有关。血沉多轻度增快，极少数可明显增快，急性期后即可恢复。

2.肾功能与生化检查

肾小球滤过率及内生肌酐清除率均降低，但一般＜50%。多伴有不同程度短暂的肾功能障碍，并发急性肾功能衰竭时，可出现明显氮质血症，并伴有代谢性酸中毒及其他电解质紊乱。

3.血清补体的测定

如90%的病例在2周内血清总补体CH50和C_3均明显降低，C_3常可降至50%以下，6～8周多恢复正常。C_4、C_2、C_{1q}也可下降，但较C_3下降的程度轻，且时间短。补体下降的程度与病变的严重程度及预后无关，但持续下降时间超过8周，则提示肾炎仍处在活动期，此种肾炎综合征可能是非链球菌感染后肾小球肾炎(如膜增殖性肾小球肾炎)。补体的测定对急性肾炎的鉴别诊断和非典型的APSGN的诊断具有重要意义，是AGN病例不可缺少的检查项目。

4.有关链球菌感染的免疫学检查

(1)抗链球菌溶血素“O”(ASO)测定：溶血素“O”为链球菌产生的毒素之一，具有很强的抗原性，AGN时阳性率为50％～80％，于链球菌感染后2～3周滴度上升，3～5周达高峰，以后逐渐下降。6个月内恢复正常者约50％，一年内者约75％，少数人需两年。ASO滴度上升，只表明近期有链球菌感染，不能确定目前是否存在链球菌感染，ASO滴定度高低与链球菌感染的严重性相关，但与肾炎的严重性及预后无关。

以下因素可以影响ASO的产生：①链球菌感染早期使用青霉素治疗者，ASO阳性者仅10％～15％。②链球菌所致的皮肤感染，因皮脂与溶血素相结合，而使抗链球菌溶血素“O”反应呈阴性。③患者有明显高胆固醇血症时，因胆固醇可干扰链球菌溶血素与红细胞之间的反应而影响结果(假阴性)。④某些致肾炎菌株(A组12型)不产生溶血素，故机体不产生抗链球菌溶血素“O”抗体。

(2)抗脱氧核糖核酸酶抗体(AD-NaseB)：脓皮病引起的AGN患者中，AD-NaseB阳性率较ASO高，可达90％，且年龄越小者阳性率越高。

(3)抗透明质酸酶(AHase)：在脓皮病后APSGN者，抗体滴度升高。

链球菌感染后，如同时测定ASO、AD-NaseB、Ahase，几乎100％阳性率，故比单测一种阳性率要高。

5.其他病原学检查

乙肝病毒抗体、EB病毒抗体、支原体抗体、血吸虫等血清学检测。

6.肾活检

以下情况，建议早行肾穿刺检查，以明确诊断，指导治疗。

(1)持续低补体血症，8～10周仍不恢复者。

(2)肾病型肾炎者。

(3)高血压或肉眼血尿持续不消失者。

(4)肾功能不全进行性加重者。

六、诊断和鉴别诊断

(一)诊断

APSGN的诊断一般不难，根据发病前1～3周有呼吸道或皮肤前驱感染病史，临床出现水肿、血尿、少尿，高血压，尿常规检查有红细胞和(或)蛋白尿，血清补体下降，伴或不伴ASO升高，即可做出诊断。

HBV-GN的界定尚未统一，目前诊断HBV-GN的标准为：①血清HBV感染标志物阳性；②并发肾小球肾炎，并除外LN等继发性肾小球疾病；③肾组织中存在HBV抗原。

MP感染并发的急性肾小球肾炎，目前尚无公认的统一标准，我们将具有肾小球性血尿(必备)，同时有水肿、少尿、蛋白尿、高血压、低补体血症5项中1项者，加之血清MPg-IM抗体阳性并除外遗传性肾脏疾患、全身系统疾病继发引起的血尿者诊断为MP感染并发急性肾小球肾炎。也有学者认为，血清支原体IgM抗体阳性并发下述表现中两项者为肺炎支原体相关性肾炎：①水肿；②高血压；③血尿；④低补体血症。

其他病原的感染后肾炎的诊断在排除其他原因的肾炎后，应有其相应的病原学依据。

(二)鉴别诊断

1.APSGN 与其他病原体引起的急性感染后肾炎

可根据前驱感染病史,前驱期长短及各自的临床特点进行鉴别。如病毒性肾炎的发病急,前驱期短,在感染的急性期(一般 3～5 天)出现血尿为主的症状,常无明显水肿及高血压,血清补体不降低,ASO 不升高,预后好。其他病原体引起的急性感染后肾炎之间的鉴别主要靠病原学的检查和其相应的临床特点。

2.某些原发性或继发性肾小球肾炎

这些疾病均在初起时与 AGN 相似,都表现为急性肾炎综合征。如急进性肾炎,往往病情进展迅速,发生进行性肾功能减退,持续少尿或无尿,高血压,数周或数月内发展为尿毒症,预后极差。原发性膜增生性肾炎常有明显的蛋白尿、高血压,血清补体持续降低(>8 周),病程呈慢性经过。IgA 肾病常有与呼吸道感染有关,反复出现发作性肉眼血尿。家族性遗传性肾炎除血尿外常有家族史,伴有神经性耳聋,视力异常,晚期多有肾功能不全。继发过敏性紫癜、乙型肝炎病毒、系统性红斑狼疮、溶血尿毒综合征则多有其原发病各自的特点,不难与急性肾炎相鉴别。

3.慢性肾炎急性发作

既往肾炎史往往不详,无明显前驱感染史,急性发作常于感染后 1～2 天内出现,除有急性肾炎外,常有中或重度贫血、高血压及肾功能不全。尿改变以蛋白增多为主,且常呈固定低比重尿。

4.乙肝相关性肾炎

在 HBV-MGN 患者中,血清 HBVDNA 阳性的患者血清 C_3 水平较 HBVD-NA 阴性的患者要高;有 91%的 HBV-MGN 患者肾小球中有 IgG 和 C_3 沉积,但在血清 HBVDNA 阳性患者的肾小球中还有大量的 IgM 沉积物。上述特点有利于 HBV-MGN 与 INS 的鉴别 HBV-MGN 与 LN 的临床表现和肾脏的病理改变都很相似,若临床上无系统性红斑狼疮的表现,病理活检很难加以鉴别,使用特异性的乙型肝炎单克隆抗体检测肾组织中乙型肝炎病毒的抗原成分,有助于两者的鉴别。

七、治疗

APSGN 为自限性疾病,且缺乏特异性治疗,目前主要是对症处理,纠正病理生理及生化异常,防止严重病例的发生,保护肾功能,促进自然恢复。

(一)一般治疗

1.休息

急性期(2 周内)应强调卧床休息,直至肉眼血尿消失,水肿消退,血压降至正常,方可下床轻微活动或户外散步。卧床休息能改善肾血流及减少并发症,需 2～3 周。血沉正常后方可恢复上学,但应避免剧烈运动。至尿液 Addis 计数恢复正常后才能正常活动。

2.饮食

急性水肿、高血压时,应限制水、钠摄入,食盐每日 1～2g,或依 1mmol/(kg・d)计算,直至利尿开始。对水肿重且少尿者，宜控制液体入量、以尿量加不显性失水量计算。儿童不显性失水量因病人体温及气温不同而异，可根据以下会式估计：

不显性失水量＝摄入液体量－排出液体量－体重增减数。也可按 400mL/m^2 或婴儿 20mL/(kg·d)，幼儿 15mL/(kg·d)；儿童 10mL/(kg·d)计算。体温每升高 1℃，不显性失水增加 75mL/(m^2·d)。有氮质血症时应给予优质蛋白，并限量摄入以 0.5g/(kg·d)为宜，同时给予高糖饮食以补足热量。优质蛋白质（含必需氨基酸的蛋白质如牛奶、鸡蛋等）可达到既减轻肾脏排泄氮的负担，又保证一定营养的目的，还可能促进非蛋白氮的利用，以减轻氮质血症。

（二）抗感染治疗

多数学者认为，在肾炎起病后，抗生素治疗对于肾炎的病情及预后没有作用。但在初期或病灶细菌培养阳性者，应积极应用抗生素。为彻底清除病灶中残存细菌，消除抗原，可给予青霉素治疗 7～10 天。对青霉素过敏者，可改用大环内酯类抗生素。AGN 病程迁延 2～6 个月以上者，病情常有反复。而且扁桃体病灶明显者，可于病情稳定后考虑行扁桃体切除术。其他细菌如金黄色葡萄球菌、麻风和结核杆菌，支原体，寄生虫如利什曼原虫，其肾炎的转归取决于抗感染的及时、有效性。若治疗及时，可完全恢复；反之则可发展为慢性肾功能衰竭。红霉素是治疗肺炎支原体相关性肾炎的有效药物，但应用抗生素时间较长（2～3 周）；另外，不能以 MP 抗体滴度判定 MP 感染的病情程度，抗体滴度可能与检测时间及机体反应能力有关，治疗的疗程应以临床表现来判断。而血吸虫病曼毒血吸虫，疟疾三日疟和恶性疟，抗感染治疗并不能改变肾脏病的最终转归。

HBV-GN 的发病机制未完全阐明，对其治疗尚处于探索阶段。有资料表明，HBV-GN 患者对激素的治疗反应差，复发率高，而且用激素治疗后患者血中 HBV 复制程度明显提高，HBVDNA 存在的时间也明显延长，并可导致肝功能恶化。此外，激素可降低机体的免疫功能，停药后能诱发肾组织新月体的产生，而使肾脏损害进一步加重。鉴于激素对 HBV-GN 的治疗效果差，不良反应或并发症多，因而不主张使用激素治疗 HBV-GN。自从乙型肝炎抗病毒药物问世之后，对 HBVGN 的治疗取得了明显进展。目前常用的 IFN-α、各种核苷类似药、免疫调节剂，以及某些中药提取物如氧化苦参碱等，在有效清除体内 HBV 的同时，可以明显改善肾脏损害。期望通过抗病毒治疗达到对 HBV-GN 的 100％有效是不现实的，但除前述针对肾损害采取的免疫治疗外，抗病毒治疗应成为常规治疗手段。

IFN-α 对 HBV 肾炎疗效各有不一，有报道发现干扰素治疗患者均有不同程度的蛋白尿减少、水肿消退、血清白蛋白升高，但血清 HBV 标志均未转阴。因此关于干扰素对 HBV-GN 的疗效判断有待进一步大规模的随机、对照研究，以获得更为客观的结论。激素对蛋白尿无明显疗效，且因其可能诱发 HBV 活跃复制而不推荐用于 HBV-GN 的治疗。新的抗病毒药物的出现，如拉米夫定、BMS200，475 等，临床证实对 HBV 感染有效，但对于 HBV-GN 的疗效尚未明确。丙型肝炎相关性肾炎的治疗，大多数研究都认为IFN-α 确有疗效，包括病毒滴度的下降或是蛋白尿的减少、血肌酐的下降等，但停药后往往引起反跳。最近的研究提示以利巴韦林与干扰素联合治疗，既增强疗效，又防止了反跳的出现。鉴于 HCV 感染与冷球蛋白血症的密切关系，最近有学者提出一种冷球蛋白滤过装置（改良的二重滤过），与干扰素联合应用治疗

HCV-GN。

HIV-AN 的病程进展迅速，很快发展至肾功能衰竭。大多数的研究显示 3～4 个月即可进展为终末期肾衰，即使经过透析治疗，HIV-AN 患者多数也很快死亡，这主要与其本身病程有关。目前尚无很好的治疗方法。在一些回顾性的研究中，提示抗病毒治疗、免疫抑制剂和非特异性的减少蛋白尿的治疗可能有效。有不少病例报告认为齐多夫定(AZT)与阿昔洛韦可延长病程。在一项对 50 例患者的回顾研究中显示 AZT 治疗可使蛋白尿减少、GRF 改善，其预后较不用药者为好，尤其是对于早期病例。另一些报告也有相似的结果，并发现在停止 AZT 治疗后病程很快进展。然而这些抗病毒药物本身具有的毒性作用往往限制了其应用，如电解质紊乱、急性肾功能衰竭、间质性肾炎、肾结石等。

虽然免疫抑制剂如激素、环孢素 A 也被用于 HIV-AN 的治疗，但其疗效并不令人满意。在一些病例报道中认为激素治疗可使肾病综合征得以改善，但最近在 HIV-AN 儿童中做的两个大规模临床研究显示激素治疗并不能改善肾脏病变。对于 CsA 的疗效也报道不一，这可能与疾病的病程、病理类型、个体差异等有关。值得重视的是，很多报道都提到了长期随访后发现机会感染增加而最终不得不停药的问题。在不少病例中发现，应用 ACEI 类药物可减少蛋白尿，延缓其发展为 ESRD 的进程，机制可能为血流动力学效应、调节基质产生、系膜细胞增殖或影响 HIV 蛋白酶活性。虽然这些研究并非是真正的随机、对照，但其结果是令人鼓舞的。总之，对于治疗，抗病毒是首要的，ACEI 或 ARB 类药物的疗效值得期待，而免疫抑制剂的应用必须权衡利弊。

（三）对症治疗

1.利尿

经控制水钠摄入后，仍有明显水肿、少尿者，应给予利尿剂，一般可口服噻嗪类(如氢氯噻嗪)，作用于远端肾小管，可排出 3%～5%经肾小球滤过的钠，但当肾小球滤过率重度降低时效差。氢氯噻嗪(双氢克尿噻)1～2mg/(kg·d)，分 2～3 次服用。少尿及明显循环充血者或对噻嗪类无效者，可使用速效强力襻利尿剂，如呋塞米(速尿)或利尿酸，可使滤过钠的 25%排出。速尿口服 1～2mg/(kg·d)，注射时每次 1mg/kg，必要时 4～8 小时可重复使用。禁用保钾利尿剂及渗透性利尿剂。

2.降压

轻度高血压只需限制水盐摄入和卧床休息，血压多能自行下降。血压持续升高，仅舒张压＞90mmHg(12.0kPa)时应给予降压药，首选硝苯地平(心痛定)口服或舌下含化 0.25～0.5mg/(kg·d)，最大不超过 1mg/(kg·d)，分 3～4 次服，20 分钟起效，1～2 小时达高峰，维持 4～8 小时。巯甲丙脯酸(开搏通)0.3mg/(kg·d)，分 2～3 次服用。口服 15 分钟即见效。儿童常用利血平，首次剂量0.07mg/kg，最大一次量不超过 2mg，肌肉注射，如血压未降，8～12 小时后可重复一次，然后按 0.02～0.03mg/(kg·d)口服给药，分 2～3 次服用。肼苯达嗪 1～2mg/(kg·d)，分 3 次口服，或每次 0.1～0.15mg/kg 肌肉注射。

（四）重症病例的治疗

1.高血压脑病的治疗

高血压脑病，应使用强力速效的降压药物。首选二氮嗪，每次 3～5mg/kg，30 秒至 1 分钟内快速静脉推注,用药后血压迅速下降,抽搐停止,降压作用可维持4～12小时。必要时可30分钟后同量重复1次。因本药有水钠滞留副作用,故每次使用时,同时静注速尿2mg/kg以对抗水钠潴留。因药液呈碱性,可致皮下坏死,注射时应避免药液漏出血管。对同时伴有明显水肿的病人,更适宜选用硝普钠,静脉滴注,5～10mg溶于10%葡萄糖溶液100mL中(相当于50～100μg/mL),开始可按每分钟1μg/kg速度滴注,严密检测血压,随时调节药物滴速,每分钟不超过8μg/kg,以防发生低血压,1～5分钟内可使血压降至正常,注意输液使用的针筒、输液管等须用黑纸覆盖,以免药物遇光分解,药液应随用随配,存放4～8小时的药液应弃去。同时应给予镇静剂和脱水利辅助治疗。

2.严重循环充血的治疗

首先应严格限制水、钠摄入量,尽快利尿降压,可给予强效利尿剂,明显水肿时可选用硝普钠。因产生循环充血的机理,主要是水钠潴留,而不是心力衰竭,故洋地黄类药物疗效多不明显,而且易致中毒,故不宜使用。严重水肿经上述处理仍不能控制者,可采用腹膜透析、血液超滤或血液透析。

3.急性肾功能不全的治疗

一旦确诊,内科治疗的原则是保持水、电解质和酸碱平衡,供给足够热量,防止并发症,等待肾功能的恢复。但如并发高钾血症或经利尿等措施治疗效果不佳的严重水钠滞留者,应积极采用透析治疗。通过超滤脱水,可使病情迅速缓解。

八、预后

急性镕球菌感染后肾小球肾炎在小儿时期预后好。急性期症状大多于10～20天内显著减轻。罕见死亡,死亡者主要是由于急性肾功能衰竭,严重循环充血等并发症者。恢复期少量尿蛋白及镜下血尿也多于6个月内消失,少数迁延1～3年,但大多数仍可完全恢复。儿科患者进入侵性肾炎过程者为极少数。一般经2～3周,尿量增加,水肿消退,血压降至正常。4～6周尿常规接近正常,4～8月尿液Addis计数恢复正常。少数患儿镜下血尿或浴血可持续6个月至1年或更久。影响预后的因素有:散发者、组织形态学上呈系膜显著增生者、40%以上肾小球有新月体形成者、“驼峰”不典型(如过大或融合)者预后差。

有学者对52例儿童HBV-MGN的自然病程进行随访,1年和7年的完全缓解率分别为64%和92%,只有1例发生轻度肾功能损害,说明儿童HBV-MGN预后良好,多能自行缓解。

其他病原体感染后肾炎与原发感染的严重程度及抗感染的疗效有关,还需进一步积累临床资料。

九、预防

根本的是预防感染,尤其是链球菌感染。因之锻炼身体增强体质,注意清洁卫生,避免或减少呼吸道及皮肤感染有可能大大降低AGN的发病率。如一旦发生感染应及时并彻底治疗。在感染后2～3周内应检尿常规以期早期及时发现。对于其他病原的感染要积极治疗原发病。

第三节　急进性肾炎

急进性肾小球肾炎(RPGN)简称急进性肾炎,是一组临床表现和病理改变相似,而病因各异的肾小球肾炎。除具有肾小球肾炎的通常表现外,肾功能快速、进行性损害,不经治疗多于几周或几个月内出现终末期肾功能衰竭。其主要病理改变是在肾小球囊内有广泛新月体形成。一些有急进性肾小球肾炎临床征象的患者可以在肾活检中出现弥漫性毛细血管外增殖或坏死性肾小球肾炎的表现,伴有局限性新月体形成。因此,有称之为新月体肾炎或毛细血管外肾炎。

一、病因及分类

(一)按病因分类

急进性肾炎是由多种不同病因引起,而且有共同临床表现和病理变化的综合征。目前将发病原因不明,而其他组织无特异病理变化的称为原发性。病因明确或属于全身性疾病的局部表现者称为继发性。

(二)新五型分类

由于近年来抗中性粒细胞胞浆抗体(ANCA)检测在临床上广泛应用,原发性急进性肾炎传统地分为Ⅰ、Ⅱ、Ⅲ型的分类方法(Couser 分类法)受到冲击,最近多数学者主张依据 ANCA 及抗肾小球基膜(GBM)结果,更详尽地根据免疫荧光技术分为以下五种类型:

1.抗肾小球基膜抗体型肾炎(Ⅰ型)

血中或肾脏洗脱液中可检出抗肾小球基膜抗体,并与基膜结合直接使其损伤、断裂。免疫荧光检查发现沿基膜内皮细胞侧有线状沉积。主要是 IgG,有时也可有 IgA 及备解素沉积。也可有补体 C_3 沉积。在一般情况下,血中抗肾小球基膜抗体检出率较低。

2.免疫复合物型肾炎(Ⅱ型)

血中可测出免疫复合物。免疫荧光检查沿肾小球基膜上皮细胞侧呈颗粒状沉积,抗体多为 IgG,IgM,亦可见 C_3 沉积。

3.微弱免疫球蛋白沉积或免疫缺少型(Ⅲ型)

病人血中查不出抗肾小球基膜抗体及免疫复合物。肾组织免疫荧光检查抗体阴性或仅有微弱沉积。而病人血中抗中性粒细胞胞浆抗体(ANCA)阳性。

4.混合型肾炎(Ⅳ型)

病人血中既可检出抗肾小球基膜抗体又可检出血 ANCA 阳性。免疫荧光检查发现沿基膜内皮细胞侧有线状沉积。

5.免疫缺少型肾炎(Ⅴ型)

病人血中既查不出抗肾小球基膜抗体及免疫复合物,也查不出血 ANCA。免疫荧光检查抗体阴性。

二、病理

(一)光镜

急进性肾炎患者的肾脏肿大、表面光滑、苍白、可见多数出血点。光镜下肾脏的特征性改变是大多数肾小球的肾小囊内出现壁层上皮细胞增生和其他有形成分充填,即新月体形成。环形新月体的形成是本征的重要特征。此外,常有肾小球毛细血管的节段性或弥漫性坏死性损伤。肾小球受新月体累及的范围常常在50%以上。我国制定的新月体性肾小球肾炎的标准为必须50%以上的肾小球有大新月体形成。新月体可以分成三种类型:①细胞性新月体;②纤维细胞性新月体;③纤维性新月体。细胞性新月体是新月体形成的起始阶段,当肾小球周围成纤维细胞通过肾小囊壁的破损处进入肾小囊腔后,就逐渐演变为纤维细胞性和纤维性新月体。

肾小球毛细血管襻呈现严重的结构破坏甚至断裂,毛细血管襻因受新月体挤压而皱缩于肾小球血管极的一侧。免疫复合物介导的急进性肾炎比抗肾小球基膜抗体或ANCA相关性急进性肾炎中的肾小球有更多的细胞增生(包括白细胞浸润)和毛细血管壁增厚;另一方面,抗肾小球基膜抗体介导的肾小球肾炎及ANCA相关性肾小球肾炎比免疫复合物性肾小球肾炎中的肾小球有更多的坏死性病变。在Ⅰ型原发性新月体性肾炎中银染色可显示肾小球和肾小囊基膜节段性和广泛性损伤;在Ⅱ型原发性新月体性肾炎中,尤其在感染相关性疾病中,毛细血管内增生性损伤和毛细血管丛纤维蛋白样坏死更为常见。如果沉积物主要位于上皮下并出现广泛的毛细血管内增生伴单核细胞或多形核粒细胞浸润,就应怀疑继发于感染性疾病(链球菌感染后肾小球肾炎或感染性心内膜炎)。如果沉积物范围广泛,主要位于内皮下,并伴广泛的系膜插入,应怀疑系统性红斑狼疮,冷球蛋白血症或膜增生性肾小球肾炎Ⅰ型所致的可能。

肾小管间质病变:病程早期,肾小管上皮细胞呈现混浊肿胀,颗粒变性及空泡变性,肾间质水肿,有中性多形核粒细胞浸润;后期肾小管萎缩,间质纤维化。

(二)电镜

电镜下,新月体在早期阶段可见较多的巨噬细胞、中性多形核粒细胞,并有纤维素沉积;后期可见上皮细胞增生,基膜样物质形成,伴有成纤维细胞增生,胶原纤维形成。

肾小球毛细血管基膜和系膜区依病因不同可在不同的部位出现电子致密物或无电子致密物。在Ⅲ型原发性新月体性肾炎中,系膜区或毛细血管壁无电子致密物。Ⅱ型原发性新月体性肾炎可见电子致密物分布于整个系膜区并不规则分布于内皮下,肾小球毛细血管壁增宽和毛细血管内皮下区内皮细胞与基膜节段性分离,毛细血管腔内有纤维蛋白,并直接附于基膜及肾小囊内与细胞混杂。毛细血管丛部分或全部塌陷,基膜可出现裂隙,局部或广泛分离。这些损害可见于各型原发性新月体性肾炎,但以第1型多见。沉积物的范围和定位对原发性和继发性新月体性肾炎的鉴别诊断有帮助。大量电子致密物沉积于上皮下和(或)内皮下常常提示继发性新月体性肾小球肾炎;如果沉积物主要在上皮下,并有驼峰状结构,则提示了有感染后的致病因素存在;上皮下致密物伴基膜样物质“钉突状”改变是潜在的膜性肾病的指征。

（三）免疫荧光

免疫荧光对于鉴别原发性新月体性肾炎的致病机制有很大价值。在Ⅰ型原发性新月体性肾炎中，多数显示光滑的线状IgG（少数为IgA）沿肾小球毛细血管壁沉积，偶尔伴有C_3以同样方式沉积。Ⅱ型原发性新月体性肾炎免疫荧光下显示散在的系膜区和周围毛细血管壁的IgG或IgM沉积物，常常伴有C_3沉积。若有广泛的IgG，IgM和IgA沉积物，特别是伴有C_{1q}，C_4和C_3则应高度怀疑系统性红斑狼疮；若沉积物以IgA为主则应考虑IgA肾病或过敏性紫癜病例；系膜区或周围毛细血管的孤立的C_3沉积物应怀疑膜增生性肾小球肾炎的存在。Ⅲ型原发性新月体肾炎荧光下没有或仅有微量免疫球蛋白沉积物。

三、发病机制

急进性肾炎的免疫病理类型亦即反映了有多种潜在的发病机制。在一些患者中，直接免疫荧光显微镜检查证明肾小球内有颗粒状免疫球蛋白和补体沉积，这提示其发病机制是免疫复合物介导所致。而另一些患者中，IgG呈线状沉积。提示通过抗肾小球基膜抗体介导，导致了人类白细胞炎症介质的激活，如补体、细胞毒、细胞黏附分子和中性粒细胞的激活，从而引起炎症损伤。还有一些患者在炎症肾小球中没有或有微弱的免疫球蛋白沉积，此类急进性肾炎和ANCA有密切关系。

造成毛细血管毁坏的肾小球内白细胞的激活，炎症因子释放进入肾小囊腔，以及新月体形成是引起各种类型新月体性肾小球肾炎中新月体形成的共同途径。新月体形成时的起始病变在毛细血管壁，在那里抗体沉积和免疫复合物形成或沉积激活了细胞间的黏附分子（例如细胞间黏附分子-1，ICAM-1），随后激活的单核细胞和白细胞表达配体，沉积于毛细血管壁，并释放溶酶体和反应性氧化代谢产物，导致毛细血管壁破坏，纤维蛋白原通过毛细血管壁上大的缺损进入肾小囊腔。局部合成的透明质酸盐通过其表面的透明质酸盐受体（CD44）激活T细胞IL-1，IL-2，TNF-α和转化生长因子-β（TGF-β）。TGF-β可以刺激胶原产生和抑制纤溶酶原激活，因此延缓局部纤维蛋白溶解。激活的单核细胞可以表达膜结合的促凝血因子，如促凝血酶原酶，促进纤维蛋白聚合。纤维蛋白多聚体可在细胞间和肾小囊内出现，以后可见胶原和成纤维细胞。成纤维细胞来自肾小球周围间质，并通过肾小囊壁的缺损处进入肾小囊腔。纤维蛋白原的漏出以及它通过凝血酶依赖性和非依赖性机制引起的与纤维蛋白的聚合对毛细血管外单核细胞的增生和转化可能很重要。新月体机化成纤维瘢痕可能依赖于成纤维细胞从间质进入肾小囊腔。单核细胞也可能通过单核因子的分泌影响成纤维细胞而参与此过程。

关于抗肾小球基膜抗体产生机制不明，可能有以下几种：①与自身抗肾小球基膜抗体形成有关。正常人或动物尿内存在基膜样物质，如提取浓缩注射给动物，可引起抗肾小球基膜抗体肾炎。这种基膜样物质，可能在某些条件下暴露了其抗原性，机体对其产生抗体，引起自身免疫；②与某些内源性非肾性抗原有关。如肺泡基膜与肾基膜有交叉抗原性，当肺泡基膜受某些因素影响，抗原性发生改变时，刺激机体产生抗肺泡基膜抗体。由于交叉抗原性，此抗体也可损害肾基膜；③某些微生物（如链球菌）与肾基膜有交叉抗原性；④某些因素使正常基膜化学结构改变，产生抗原性。临床上分为伴肺出血抗基膜肾炎即Good pasture综合征及不伴肺出血抗肾小球基膜抗体肾炎两种。

ANCA 是一种主要对中性粒细胞胞浆成分有特异性的自身抗体，它有三种主要类型，即 C-ANCA（胞浆型 ANCA）、P-ANCA（核周型 ANCA）和非典型型 ANCA。C-ANCA 主要针对蛋白酶-3（PR-3ANCA 或抗 PR-3 抗体）；P-ANCA 主要针对髓过氧化酶（MPO-ANCA 或抗 MPO 抗体），其他靶抗原还有乳铁蛋白及弹性蛋白酶等；非典型 ANCA 弥漫分布于胞浆，呈细小斑点，其靶抗原不明确，有弹性蛋白酶、组织蛋白酶 G、溶菌酶等。常见于以下三种疾病：①结节性多动脉炎，其 ANCA 多为 P-ANCA；②Wegerner 肉芽肿，其 ANCA 多为 C-ANCA；③原发性急进性肾炎（坏死性新月体形成），其 ANCA 与结节性多动脉炎相同，多为 P-ANCA，且认为其可能为结节性多动脉炎的肾局限性改变。这些与 ANCA 相关肾炎均具有相同特点：即临床上均表现为急进过程，肾组织有新月体形成，血管坏死性病变明显，且肾组织免疫荧光检查均无免疫球蛋白沉积。

尽管 ANCA 的潜在发病机制尚未被证实，但是实验研究提示了 ANCA 能通过激活中性粒细胞和单核细胞引起血管炎症，有人认为循环中的 ANCA 与细胞因子激活的中性粒细胞和单核细胞表面表达的 ANCA 抗原（如 PR-3，MPO）相互作用，导致白细胞黏附分子的表达，活化白细胞的黏附特性，使其黏附到内皮细胞上，释放溶酶体和毒性氧代谢产物。从而在体内，如体外实验中证实的那样，ANCA 诱导的白细胞活化可能导致血管壁的坏死损伤。

细胞性新月体时，肾小囊内主要是细胞积聚，没有或很少有胶原沉积。目前对于细胞性新月体的组成仍有争议，一些研究显示了其主要成分是上皮细胞，而另一些实验则证明了其主要成分是巨噬细胞，这说明细胞性新月体是高度异源性的。细胞性新月体有时可以自发溶解，尤其是当肾小囊结构完整，囊腔内以上皮细胞积聚为主时，自发溶解的机会更大。但是如果肾小囊内的巨噬细胞持续积聚，那么细胞性新月体就进一步发展，以后肾小球周围的成纤维细胞和 T 细胞也进入肾小囊腔，导致胶原沉积，此时即成为纤维细胞性新月体。随着胶原沉积的进一步增加，囊腔内的细胞逐渐减少，消失，成为纤维性新月体。

四、临床表现

本病常见于较大儿童，或青春期，年龄最小者 5 岁。男多于女。多数患者起病隐匿，初诊时即可见氮质血症，常有疲乏、无力和发热为最显著的症状，恶心、食欲不振、关节痛、腹痛也常见。半数患者在发病前 1 个月内可有流感样或病毒感染的前驱症状。起病多与急性肾小球肾炎相似，急进性肾小球肾炎的临床标志是急进性肾功能衰竭。肾功能恶化非常迅速以至于在几周到几月内就需要透析治疗。

（一）尿液改变

一般多在起病数天至 2～3 个月内发生患者尿量显著减少，出现少尿（即尿量少于每日 300mL）或无尿（每日少于 50mL）及肾功能不全表现。少尿多发生在疾病的早期，有时亦可较晚才出现。持续少尿、无尿或反复加重，多表明肾实质损害严重，病情进展迅速，预后不好。多数病人均有血尿，约 1/3 病人表现为肉眼血尿。血尿持续多为本病特点。患者最终常出现蛋白尿，蛋白尿多中度，少数病人表现为大量蛋白尿，甚至肾病综合征表现。

（二）水肿

约半数患者起病时即出现水肿。水肿部位以面部及双下肢为主，有 25%～30%的患者出现高度水肿，大量蛋白尿，表现为肾病综合征。水肿出现后常持续存在，并逐渐加重，且多较顽固，可有胸水及（或）腹水。

（三）高血压

部分患者可出现高血压，血压初期可不高，随着病程进展逐渐升高，但不少病人病初即有明显高血压。血压持续升高，在短期内即可出现心和脑的并发症。

（四）肾功能损害

进行性持续性肾功能损害是本病的特点。肾小球滤过率在短期内显著下降。尿浓缩功能障碍，血清肌酐、尿素氮持续增高，最后出现肾功能衰竭。

（五）全身症状

依据不同的病因可以出现一些不同的全身表现，对继发性者，除肾脏症状外，应注意全身性疾病所特有的症状，如系统性红斑狼疮，紫癜性肾炎、肺出血肾炎综合征等可出现相应症状，如紫癜、咯血、粪便隐血、皮损等，有助于临床鉴别诊断。多数病人早期就有明显贫血，且与肾功能衰竭程度不平衡。血沉多较快，血小板可减少。

（六）急进型和缓进型

根据病因、起病过程及肾功能损害程度不同，临床上又可将急进性肾小球肾炎分为急进型和缓进型两型：

急进型往往以原发性为主，起病迅速，病程进展较快，肾功能损害多较严重，贫血和心脏损害明显，新月体形成百分率往往 70%以上，以纤维性新月体为主，预后较差。

缓进型以继发性为主，病程缓慢，肾功能损害较轻，贫血不明显，新月体形成百分率低，以细胞性新月体多见，预后相对较好。

五、实验室及其他检查

（一）尿常规检查

蛋白尿多中度，部分病人可有大量蛋白尿，甚至达肾病水平。血尿较常见，可见肉眼血尿。尿沉渣检查可见大量红细胞、白细胞、各种管型及（或）肾小管上皮细胞。

（二）肾功能检查

多有肾功能损害，突出表现是血尿素氮及肌酐呈持续性增高，内生肌酐清除率明显降低，不同程度的代谢性酸中毒及高血钾。尿比重恒定。病程中应注意肾功能动态变化。近年经对照研究发现血 Cystain C 与菊粉清除率的线性关系显著优于血肌酐，因而能更精确反映 GFR，特别是在肾功能减退早期，血 Cystain C 的敏感性优于血肌酐。所以检测血 Cystain C 能较早反映肾功能损害。

（三）血液免疫学检查

Ⅰ型原发性新月体性肾炎患者可检出抗肾小球基膜抗体；Ⅱ型患者由链球菌感染后肾炎、狼疮肾炎及膜增生性肾炎所致者可有补体 C_3 降低，对明确病因有帮助。如为狼疮肾炎抗核抗体,抗 DNA 抗体多阳性。如考虑有特发性混合性冷球蛋白血症时,应注意查血冷球蛋白。Ⅲ型患者上述检查均无特殊变化。但对特发性者应注意查血 ANCA,有助病因诊断。尿纤维蛋白裂解产物多高于正常可持续阳性。

(四)B型超声波检查

双肾大小正常或弥漫性日益增大(B超对比动态观察),病变弥漫,皮髓质界限不清,显示肾实质病变。

(五)肾活检

对病因不明,病人情况又许可应争取早期肾活检,但出血的危险性较一般病人为多,应严格选择适应证。

六、诊断与鉴别诊断

(一)诊断

目前较公认的诊断标准是:①发病3个月以内肾功能急剧恶化;②少尿或无尿;③肾实质受累,表现为蛋白尿和血尿;④既往无肾脏病病史;⑤肾脏大小正常或弥漫性日益增大;⑥肾活检显示50%以上肾小球有新月体形成。有的作者认为90%肾小球呈新月体病变即可考虑诊断。因此,在有条件单位对诊断有困难者,应尽早争取作肾活组织检查,以期早期明确诊断,估计病情及指导治疗。

(二)鉴别诊断

1.急性链球菌感染后肾炎

多见于学龄儿童,起病和临床表现与急进性肾炎相似,但前者病初多有链球菌感染史,抗“O”升高,少尿持续时间较短,很少超过两周,肾功能不全多较轻,预后多良好,有助于鉴别。此外急性链球菌感染后肾炎极期补体 C_3 多下降,且随病情好转逐渐恢复,而急进性肾炎 C_3 多不降低。B超显示前者肾脏正常或轻度肿大,而急进性肾炎肾脏弥漫性日益增大。病理改变前者主要为弥漫内皮和系膜细胞的增生,而急进性肾炎主要为毛细血管外上皮细胞增生,新月体形成。

2.溶血尿毒综合征

多见于幼儿或儿童,临床特点有:急性肾功能衰竭,微血管性溶血性贫血和血小板减少症。患儿典型表现尚可有胃肠道症状及体征(腹痛及腹泻)和高血压。由于存在急性溶血,患者贫血多较严重,面色苍白,肝脾肿大,网织红细胞增多,周围血红细胞形态异常,可见大量的破碎红细胞、盔状红细胞等异常红细胞。血小板及凝血因子减少,皮肤有瘀点、瘀斑,鼻出血及其他出血现象。尿检除蛋白质,红、白细胞及管型外,还有血红蛋白尿。肾脏病变主要是弥漫增生性病变,肾脏毛细血管及小动脉内有微血栓形成。肾功能损害进展迅速,常常需要透析。

3.系统性红斑狼疮

多见于女性。常伴有发热、皮疹、关节疼、面部红斑、多脏器损害表现,血清 C_3 浓度降低,抗核抗体阳性,抗双链 DNA 及抗 Sm 抗体阳性;可找到狼疮细胞,血中白细胞减少,血清蛋白电泳 α_2 及 γ 球蛋白增高,免疫球蛋白检查主要为 IgG 增高。系统性红斑狼疮或狼疮性肾炎不一定都呈迅速进行性过程，只有弥漫性增生性狼疮肾炎伴广泛新月体形成或坏死性血管炎时，才呈现急进性肾小球肾炎的临床过程，病情进展迅速，肾功能急剧恶化。在肾活检免疫荧光可见 IgG、IgA、IgM、C_3 及 CI。均阳性，呈现所谓“满堂红”；电镜下可见电子致密物分布范围广，数量多，可在上皮下、内皮下及系膜区均有大量电子致密物沉积。

4.Good-pasture 综合征

多见于青年人。临床特点是咯血、呼吸困难、血尿及蛋白尿，有时可出现水肿及高血压，迅速出现肾功能衰竭。多数病人先出现咳嗽、咯血及呼吸困难等肺部症状，数日到数周后出现肾炎症状；部分病人肺部症状和肾炎症状同时出现；少数病人先有肾炎症状，继之出现肺部症状，多数病人在 6 个月内死于咯血所致的窒息或尿毒症。胸片可见散在斑片状或粟粒状阴影，痰内有含铁血黄素细胞有助鉴别。肺及肾组织活检可证实基膜内皮侧有线状免疫沉积物，并可见局灶坏死性血管炎，肾小球有大量纤维上皮新月体形成，血清 C_3 浓度正常。胸片可见到肺部有散在性斑片状或粟粒状阴影。在部分患者由于肺部症状轻微、短暂，易与Ⅰ型原发性急进性肾炎混淆，仔细观察高质量的胸部 X 片，检查肺泡氧梯度检查以及静脉注射用 59Fe 标记的红细胞进行肺扫描有助于鉴别诊断。

5.过敏性紫癜

多见于学龄儿童，是儿童全身疾病中最多见的继发性肾小球肾炎。主要表现为紫癜、关节痛、腹痛及便血等。过敏性紫癜基本病变是弥漫性血管炎，肾损害为其基本症状之一，并发肾脏损害者占 50%～92%，其中少数病例可表现为急进性肾功能减退，有血尿、蛋白尿、高血压及水肿等肾小球肾炎的特征。疾病早期往往有血清 IgA 增高，皮损处作皮肤活检可见毛细血管壁有 IgA 沉积。在肾活检的病理类型中，只有弥漫增生性肾炎伴广泛新月体形成者表现为急进性过程，免疫荧光含有 IgA、IgG 或 C_3，多数呈颗粒状分布。

七、治疗

本病无特异治疗。近年由于皮质激素及细胞毒药物的广泛应用，疗效已明显提高，更由于早期透析治疗，预后已大为改善。

（一）一般治疗

绝对卧床休息、无盐或低盐、低蛋白饮食。保护残存肾功能。注意维持和调整水与电解质紊乱，纠正代谢性酸中毒。少尿早期可考虑使用利尿剂及血管扩张剂。有高血压者，应积极控制高血压。避免应用对肾脏有害药物，积极防治感染。

（二）肾上腺皮质激素与免疫抑制剂的应用

泼尼松 1～1.5mg/(kg・d)，与环磷酰胺 2.5～3mg/(kg・d)联合应用持续至病情缓解，再减量维持治疗。

（三）甲泼尼龙冲击疗法

对病情进展迅速或较重者多采用此疗法。甲泼尼龙剂量为 15～30mg/(kg・d)(最大剂量不超过1g/d)溶于 5%葡萄糖 100～200mL 内，1～2 小时静脉滴注。连用 3 天为一疗程，或隔日 1 次，3 次为一疗程。最多可用 3 个疗程，以后改为口服泼尼松维持。该法对Ⅱ、Ⅲ型患者疗效尚可，部分病例取得较明显效果。但在冲击治疗前，必须积极治疗感染及控制高血压。少数病例冲击治疗后，可发生严重感染或高血压脑病，应引起注意。

近年又提出在甲泼尼龙冲击基础上，加环磷酰胺(CTX)静脉冲击治疗，治疗剂量为8～12mg/(kg·次)，每月2次，2次为一疗程，连用6次，其后维持治疗为每2～3个月1次、剂量同前。维持治疗时间也无定论，但一般整个疗程(初期治疗和维持治疗)至少不应短于一年。环磷酰胺(CTX)静脉冲击累积总剂量少于150mg/kg。相对而言CTX冲击治疗在同一时间内总剂量约为口服治疗的1/3，故不少作者认为可减少CTX出血性膀胱炎、性腺损伤等副作用的发生。继用泼尼松口服维持治疗，取得较好疗效。

(四)抗凝治疗

采用抗凝治疗可用肝素、潘生丁、并与泼尼松及免疫抑制联合应用，称四联疗法，可取得一定疗效。由于低分子肝素出血危险性明显小于普通肝素，临床上广泛应用低分子肝素，剂量0.01mL/kg·d(0.1mL含1025 AXaIU)，皮下注射qd，疗程1～2周。内生肌酐清除率≤20mL/min剂量减半。病情好转可改口服华法林，持续较长时间。潘生丁5～10mg/(kg·d)，分3次口服。

(五)免疫球蛋白

静脉滴注入免疫球蛋白疗法[0.4g/(kg·d)，5天一疗程]在治疗部分Ⅲ型患者有一定疗效、临床得到缓解。主要治疗机制可能与混合健康人γ-球蛋白含有抗MPO和PR3 ANCA独特型抗体，封闭和抑制ANCA的结合力相关。其他可能的机制还包括控制T细胞的功能、干涉细胞因子反应和阻断Fc受体等。

(六)血浆置换疗法

在抗肾小球基膜抗体介导Ⅰ型原发性新月体性肾炎中，由于病情进展迅速，仅口服激素或免疫抑制剂难以防止肾功能损害及肺出血。血浆置换治疗通过血浆分离装置(经大孔径纤维膜超滤)，将血浆与血球分离，去除血浆，然后补回等量健康人新鲜血浆或4%人体白蛋白林格液。以此达到清除血循环中抗原、抗体、免疫复合物及炎症性介导物质，从而稳定病情，改善肾功能。应用该疗法常需伴用皮质激素及细胞毒类免疫抑制剂。如泼尼松1.5mg/(kg·d)，环磷酰胺3mg/(kg·d)，对Ⅰ、Ⅱ型患者血浆置换是首选治疗方法。置换方法是每次置换1.5～2个血浆容量，每日或隔日一次，3～5次后改为每周2次，直至血浆中抗肾小球基膜抗体测不出，需用7～14次。有报道若治疗在血清肌酐浓度<704μmol/L前开始，则近90%的患者预期能恢复肾功能，否则仅10%的患者能恢复肾功能。然而，即使发生进行性肾硬化，最终仍发生终末期肾衰竭，血浆置换也延缓了这一进展速度。由于血浆置换治疗费用昂贵，因此在Ⅰ、Ⅱ型急进性肾炎中通常只对肾功能急剧恶化者可作为一种治疗的选择，以提高疗效。

(七)透析和肾移植疗法

肾组织学检查新月体以纤维性为主伴明显肾小球硬化和纤维化者，在应用激素冲击和免疫抑制剂治疗同时，应尽早透析治疗。对于那些组织学检查虽为可逆性改变，但有严重肾功能衰竭的患者，也应进行透析治疗以改善患者全身条件，创造应用皮质激素和免疫抑制剂的机会。血浆置换治疗患者若有明显肾功能不全，可合用透析治疗。对于肾功能不可逆者，在透析后可以考虑进行肾移植。在移植肾中Ⅰ型原发性急进性肾炎抗肾小球基膜抗体阳性者，须等待抗肾小球基膜抗体阴性后再进行，否则可使移植肾再发生病变。一般认为Ⅰ型原发性急进性肾炎中移植肾复发率在10％～30％。若移植在疾病发生后不久，抗肾小球基膜抗体浓度很高时进行则复发率更高；如果延迟到6个月后，当抗肾小球基膜抗体浓度不能检出，并应用免疫抑制剂治疗时进行肾移植，则复发的危险性就相当低。急进性肾炎复发时间可能发生在几个月或几年后。Ⅰ型及Ⅲ型原发性急进性肾炎中移植肾复发率甚低。有资料显示，在未用免疫抑制剂的同卵双生移植肾中复发率更高。

目前认为肾移植前急进性肾炎的透析治疗至少需6个月。关于ANCA的血浓度对指导透析治疗的持续时间和强度的问题还有争议。透析指征：①水血症伴心功能不全，肺水肿或高血压；②血尿素氮＞29.5mmol/L；③血钾＞6.5mmol/L；④严重酸中毒、血 HCO_3^- 在12mmol/L以下者。

八、预后

本病的预后受其病因及疾病阶段的影响。如果病因是链球菌感染后肾小球肾炎、系统性红斑狼疮或结节性多动脉炎，经治疗肾功能可望改善；如果急进性肾小球肾炎是特发的，自发缓解的可能性很小。预后与肾组织学表现关系密切，肾小球毛细血管严重断裂者预后极差。当下列情况中任何一种出现即提示预后差：①广泛的肾小球受环状新月体累及占70％以上者预后较差；②伴或不伴动脉性肾硬化引起的严重肾小管萎缩和间质纤维化；③广泛的肾小球纤维化或硬化性新月体；④以坏死性肾小球肾炎为病理特点的或免疫荧光检查免疫沉积物呈线型者，预后较差。其他与预后有关因素：①持续少尿超过3～4周以上；②血清肌酐超过707.2μmol/L，内生肌酐清除率低于5mL/min，预后较差。

第六章　神经系统疾病

第一节　癫痫

癫痫是由多种病因引起的慢性脑部疾患，以脑部神经元过度放电所致的突然、反复和短暂的中枢神经系统功能失常为特征。根据所侵犯神经元的部位和发放的范围，可表现为运动、感觉、意识、行为及自主神经功能等不同脑功能障碍。2005 年国际抗癫痫联盟（ILAE）对癫痫推荐的定义为：癫痫是一种脑部疾患，其特点是持续存在能产生癫痫发作的脑部持久性改变，并出现相应的神经生物学、认知、心理学以及社会学等方面的后果。规范合理的抗癫痫药物治疗，其控制率达 70％～80％左右。

【流行病学】

我国癫痫的年发病率 30/10 万，以此推断，每年我国新发癫痫在 40 万例左右；我国癫痫的患病率（又称现患率）一般在 4‰～7‰左右，由此推算，我国应有 600 万左右的癫痫患者。据世界各国流行病学调查，癫痫发病率差异很大，多数结果表明癫痫的年发病率为 24/10 万～53/10 万之间，多数发展中国家癫痫发病率高于发达国家；世界卫生组织估计，全球大约有 5000 万癫痫患者。

我国儿童癫痫年发病率的报道较少，多数儿童病例在 10 岁之前发病，其中生后头 1 年发病率最高，随着年龄的增长，发病率有所下降。加拿大资料 1 岁内发病率 118/10 万，1～5 岁组发病率降至 48/10 万，11～15 岁降至 21/10 万。所以癫痫是一世界范围常见病和多发病，也是小儿神经系统的常见病。

【病因】

癫痫的病因复杂多样，构成癫痫发作的因素包括遗传因素、脑内致痫性损伤因素以及诱发性因素等，不同的年龄往往有不同的病因范围。在临床上通常分为以下三大类：

1.特发性

又称原发性，是指除存在或者可疑的遗传因素以外，找不到其他病因，往往有年龄特点，预后良好。原发性癫痫可表现为全身性发作或部分性发作，但全身性癫痫的遗传性因素高于部分性癫痫。EEG 背景波正常，呈特定部位局限性或双侧对称同步痫样放电。原发性癫痫是癫痫遗传学研究的主要对象，现在的研究显示，特发性癫痫多为中枢神经系统的离子通道异常。

2.症状性

指能找到明确病因的癫痫，包括脑结构异常或者影响脑功能的各种因素。小儿症状性癫痫常见病因有脑发育异常如脑回畸形及灰质异位；各种原因导致的脑损伤如围生期损伤、中枢神经系统感染或后遗症、头部外伤、中毒、水电解质紊乱、内分泌功能紊乱、低血糖以及维生素缺乏等；脑血管病变如颅内出血、血管内膜炎、血栓、梗死和血管畸形等；以及其他代谢性、脑变性和全身性疾病；另外一些与遗传有关的代谢性疾病及综合征常合并癫痫如神经皮肤综合征（常见结节性硬化、多发性神经纤维瘤病和脑三叉神经血管瘤病）、Rett 综合征、Angelman 综合征、线粒体脑病以及假性甲状旁腺功能低下等均可有癫痫发作。这类癫痫可有多种形式的临床发作，除有局限性脑电异常外，EEG 背景波多异常，并有大量的痫样发电。

3.隐源性

即可能为症状性。尽管临床的某些特征提示为症状性，但以目前的认识水平或检查的手段尚未发现病因。随着医学的进步与检查手段的不断发展和丰富，能够寻找到病因的癫痫病例越来越多。

【发病机制】

癫痫的发病机制虽然有许多进展，但没有一种能解释全部的癫痫发作，多数认为不同癫痫有着不同的发病机制。神经元的高度同步化发放是癫痫发作的特征，其产生的条件涉及一系列生化、免疫以及遗传等方面的变化。

1.生化方面

如引起神经元去极化而发生兴奋性突触后电位的兴奋性氨基酸（谷氨酸、天冬氨酸及其受体激动剂 N 甲基天冬氨酸、红藻氨酸和使君子氨酸等）活力增加；引起神经元超级化而发生抑制性突触后电位的抑制性氨基酸（γ-氨基丁酸、牛磺酸、甘氨酸、5-羟色胺及去甲肾上腺素等）活力减弱，γ-氨基丁酸受体减少均可使细胞兴奋性增强；脑部活性自由基（O_2^-、QH^-、H_2O_2 及 NO 等）增多对机体细胞的毒性作用；钙通道开放致 Ca^{2+} 异常内流以及细胞内 Ca^{2+} 结合蛋白减少等，使细胞内 Ca^{2+} 积蓄，造成细胞坏死。Ca^{2+} 向细胞内流是癫痫发作的基本条件。

2.免疫方面

免疫的异常如细胞免疫功能低下；体液免疫中 IgA 等的缺乏，抗脑抗体的产生均是癫痫发作的潜在原因。

3.遗传方面

遗传因素是导致癫痫、尤其是经典的特发性癫痫的重要原因。分子遗传学研究发现，大部分遗传性癫痫的分子机制为离子通道或相关分子的结构或功能改变。到目前为止部分单基因及多基因遗传性癫痫的致病基因已明确。

【癫痫发作分类】

对癫痫发作进行分类，有助于临床上对抗癫痫药物的选择以及对不同发作药物疗效的评估；有助于研究发作症状学与脑结构系统之间的关系。癫痫的分类一直繁多，目前神经科沿用的分类是国际抗癫痫联盟（ILAE）1981 年提出的“癫痫发作分类”，依据临床发作形式和脑电图改变分类；1989 年“癫痫与癫痫综合征的分类”，除依据临床发作形式及脑电图改变外，还结合发病年龄、病因及转归。2001 年国际抗癫痫联盟关于癫痫发作和对癫痫诊断的建议，其中关于对癫痫发作的类型,癫痫和癫痫综合征新的分类。

【临床表现】

(一)部分性发作

1.简单部分性发作(SPS)

发作时无意识障碍。根据放电起源和累及的部位不同,简单部分性发作可表现为运动性、感觉性、自主神经性和精神性发作四类,后两者较少单独出现,常发展为复杂部分性发作。

2.复杂部分性发作(CPS)

发作时有不同程度的意识障碍,可伴有一种或多种简单部分性发作的内容。

3.继发性全面性发作

简单或复杂部分性发作均可继发全面性发作,可继发为全面强直-阵挛、强直或阵挛发作。本质上仍为部分性发作。

(二)全身性发作

全身性常有意识障碍,运动性症状是对称性的,脑电图上表现两侧大脑半球广泛性放电。

1.强直-阵挛性发作

发作时突然意识丧失,瞳孔散大,全身肌肉强直或阵挛或强直-阵挛性收缩。强直发作以肌群持续而强烈的收缩为特征,肢体躯干固定在某个姿势 5～20 秒钟。有时表现为轴性强直,头、颈后仰,躯干极度伸展呈角弓反张;有时表现为“球样强直发作”,低头、弯腰、双上臂举起及屈肘,持续2～3 秒,站立时发作会摔倒;有时轻微的强直发作,表现为眼球上转、眨眼或眼球震颤,称为“强直性眼球震颤”。阵挛发作是指肢体及躯干呈有节律性重复的收缩为特征。强直-阵挛性发作是指强直期后,逐渐演变为阵挛期,最终结束发作。EEG 特征表现为背景活动正常或非特异性异常,发作间期异常波在两半球可见棘波、尖波、棘慢波和多棘波等;发作期 EEG 强直期以 10～20Hz 节律性棘波发放开始,波幅渐高而频率渐慢;发作结束后可见弥漫性慢波活动,逐渐恢复背景活动。

2.肌阵挛发作

表现为某个或某组肌肉或肌群快速有力的收缩,不超过 0.2 秒,抽动后肢体或躯干立即恢复原来的姿势(状态),屈肌比伸肌更易受累,上肢明显。婴儿期肌阵挛的特点有 2 种:①全身性粗大肌阵挛,表现为躯干、颈部以及四肢近端突然猛烈抽动,动作幅度大、孤立的或连续的。EEG 表现为高波幅多棘慢波爆发,或突然广泛低电压。②散在游走性肌阵挛,表现为四肢远端、面部小组肌群幅度较小的抽动,多部位游走性,EEG 为持续性弥漫性慢波多灶性棘波、尖波。

3.失张力发作

表现为突然发生的肌张力减低或丧失,不能维持原来的姿势,导致突然跌倒或姿势不稳。有时发作时间短暂,在未摔倒在地时意识已恢复,可立即站起;长时间的失张力发作可持续一至数分钟,表现全身松软,凝视,但无运动性症状。EEG 发作间期和发作期可表现为全导棘慢波或多棘慢波发放;发作期还可表现为低波幅或高波幅快活动和弥漫性低电压。

4.失神发作

(1)典型失神:发作突发突止,表现为动作突然中止或明显变慢,意识障碍,不伴有或伴有轻微的运动症状(如阵挛/肌阵挛/强直棘波/自动症等)。发作通常持续 5～20s(<30s)。发作时 EEG 呈双侧对称同步、3Hz(2.5～4Hz)的棘慢综合波爆发。约 90%的典型失神患者可被过度换气诱发。主要见于儿童和青少年,如儿童失神癫痫和青少年失神癫痫,罕见于成人。

(2)不典型失神:发作起始和结束均较典型失神缓慢,意识障碍程度较轻,伴随的运动症状(如自动症)也较复杂,肌张力通常减低,发作持续可能超过 20s。发作时 EEG 表现为慢的(<2.5Hz)棘慢波综合节律。主要见于严重神经精神障碍的患者,如 Lennox-Gastaut 综合征。

(3)肌阵挛失神:表现为失神发作的同时,出现肢体节律性 2.5～4.5Hz 阵挛性动作,并伴有强直成分。发作时 EEG 与典型失神类似。

(4)失神伴眼睑肌阵挛:表现为失神发作的同时,眼睑和(或)前额部肌肉出现 5～6Hz 肌阵挛动作。发作时 EEG 显示全面性 3～6Hz 多棘慢波综合。

(三)癫痫综合征

癫痫综合征是指由一组体征和症状组成的特定的癫痫现象。其具有独特的临床特征、病因及预后。临床上在明确为癫痫及其发作类型后,应结合发病年龄、发作类型、发作的时间规律和诱发因素、EEG 特征、影像学结果、家族史、既往史、对药物的反应及转归等资料,根据已被接受的癫痫综合征列表尽可能作出癫痫综合征类型的诊断。其对于治疗选择、判断预后等方面具有重要意义。不同年龄段常见的癫痫综合征的诊断要点介绍如下。

1.良性家族性新生儿惊厥

为常染色体显性遗传,往往有惊厥家族史,基因定位多位于 20q13.2,少数定位于 8q 染色体上,致病基因为 KCNQ2 和 KCNQ3。生后 2～3 天内发病,惊厥形式以阵挛为主,可以表现为某一肢体或面部抽动,也可表现为全身阵挛;少数表现为广泛性强直。有时表现为呼吸暂停,发作频繁,发作持续时间较短。从病史及体格检查中找不到病因,脑电图无特殊异常,生化检查及神经影像学检查均正常。预后良好,多于 1～2 个月内消失,大约 10%～14%小儿转为其他类型癫痫。

2.良性新生儿惊厥

本病遗传不明显。90%病例在生后 4～6 天内发病,其中又以生后第 5 天发病最多,又称"五日风"。男孩略多于女孩。本病病因不太清楚,无代谢异常。惊厥多表现为阵挛发作,有时伴有呼吸暂停,发作频繁,有时可呈癫痫持续状态。脑电图在发作间期常可见尖型 θ 波。本病预后良好,现在认为不需要诊断癫痫。

3.早发性肌阵挛脑病

生后第 1 天或数天以内起病;主要表现为难治性频繁的肌阵挛发作;脑电图也表现为暴发抑制波形;本病可能与遗传代谢障碍有关,而无明显的神经影像学异常;本病预后不良,多数早期死亡。

4.大田原综合征

生后 3 个月以内发病,多在 1 个月之内起病;主要为强直痉挛性发作;脑电图表现为暴发抑制波形;常见病因为脑部结构异常,也有隐源性病因。本病治疗困难,大多数病例有严重智力低下,预后差。部分病例在 3～6 个月演变为婴儿痉挛的临床与 EEG 特征。

5.婴儿痉挛

又称为 West 综合征,较常见的严重的癫痫综合征。多在 3～10 个月发病;临床以频繁的强直痉挛发作为特征,可分为屈曲型、伸展型及混合型。屈曲型表现为点头、弯腰、屈肘及屈髋等动作。伸展型表现为头后仰、两臂伸直以及伸膝等动作。混合表现为部分肢体为伸展,部分肢体为屈曲。EEG 表现为高度失律,各导联见到不规则、杂乱、不对称、高波幅慢波、棘波、尖波及多棘慢波。引起本病的继发性原因多种多样,如脑发育障碍所致的各种畸形、宫内感染、围生期脑损伤,核黄疸、免疫缺陷、代谢异常、生后感染、窒息以及染色体异常等因素,均可引起本病。其中,10%为结节性硬化。本病常合并严重的智力倒退或运动发育落后,多数病儿转变为其他形式的发作,特别以 Lennox-Gastaut 综合征最为多见。

6.婴儿良性肌阵挛癫痫

6 个月～2 岁间发病,患儿神经发育正常;发作表现为全身肌阵挛;EEG 发作期表现为弥漫性棘慢波或多棘慢波,发作间期常无异常放电;预后良好。

7.婴儿重症肌阵挛癫痫

1978 年 Dravet 首次描述本病,目前明确其致病基因为 SCN1A。一般在 5～6 个月时出现第一次惊厥,往往伴有发热或在惊厥前有感染或预防接种史,初起发作形式为阵挛或强直-阵挛,以后才呈肌阵挛发作,形式多样,可为全身抽动或某个肢体抽动,发作时常摔倒。自惊厥开始后,智力及语言发育逐渐落后或共济失调。EEG 第一年往往正常,第二年后出现弥漫性棘波、棘慢波或多棘慢波。本病治疗困难,不易控制发作。

8.Lennox-Gastaut 综合征

1～8 岁发病,临床发作形式多样性是本综合征的特点,如强直发作、不典型失神、失张力发作和肌阵挛发作,患儿可同时存在几种发作形式,也可由一种形式转变为另一种形式;EEG 在发作间期表现为全导 0.5～2.5Hz 慢的棘慢波。2/3 的病例可发现脑结构的异常或在惊厥前已有精神运动发育落后的表现。本综合征预后不良,治疗困难。

9.肌阵挛-站立不能发作癫痫

又称 Doose 综合征,都有遗传因素。多在 5 岁以内发病,男孩明显多于女孩。临床发作以肌阵挛-站立不能发作为特征性表现,表现为点头、弯腰以及两臂上举,常有跌倒,不能站立。EEG 在发作期或发作间期均可见到不规则棘慢波或多棘慢波,背景波正常。多数病例治疗效果较好。

10.儿童良性癫痫伴有中央-颞区棘波

是小儿癫痫中常见的一种类型,多在 5～10 岁间发病,本病与遗传有关,往往有癫痫家族史。发作多在入睡后不久或清醒前后发生。表现为口咽部感觉异常及运动性发作,随后出现半侧面部肌肉抽搐及同侧上下肢抽动,有时可发展为全身性抽动。10%～20%病儿仅有一次发作,另有 10%～20%病例发作频繁。本病体格检查神经系统正常,智力正常。神经影像学检查正常。大部分病儿 EEG 背景活动正常,在中央区或中央颞区出现棘波或尖波,随后为一低波幅慢波,可单独出现或成簇出现。异常放电在入睡后增加,大约 30%病儿仅在入睡后出现。本病预后良好,青春期后大多停止发作。

11.儿童良性枕叶癫痫

发病年龄多见于4～8岁，男孩略多于女孩。发作可在清醒或入睡时，惊厥表现为半侧阵挛发作或扩展为全身强直-阵挛发作。惊厥前部分病儿出现视觉症状，如一过性视力丧失，视野出现暗点及幻视等。1/3病例发作后有头痛、恶心及呕吐。EEG在发作间期表现为枕部和后颞部出现一侧或双侧高波幅棘波或尖波，这种异常放电睁眼时消失，闭眼后1～20秒重复出现。

12.获得性失语性癫痫

又称为Landau-Kleffner综合征，4～7岁发病最多，男孩多于女孩，发病前语言功能正常，听觉失认为特征，失语表现为能听见声音，但不能理解语言的含意，逐渐发展为语言表达障碍。大约有一半病人首发症状是失语，另1/2病人首发症状为惊厥，惊厥为部分性发作或全身性发作；约有17%～25%病儿没有惊厥发作；2/3病人有明显的行为异常。EEG背景波正常，一侧或双侧颞区阵发性高幅棘波、尖波或棘慢波，睡眠时异常放电明显增多。本病预后表现不一，大多能控制惊厥发作，发病年龄小的患儿语言恢复困难。

13.慢波睡眠中持续棘慢波的癫痫

发病为年龄依赖性，多在3～10岁发病，临床上存在获得性认知功能障碍，80%～90%的患者有部分性或全面性发作。EEG呈现慢波睡眠中持续性癫痫样放电。多伴有全面的智力倒退。

14.儿童失神癫痫

4～8岁起病，6～7岁发病最多，女孩多于男孩。失神发作表现为突然发生的意识丧失，两眼凝视前方，停止正在进行的活动，持续数秒～1分钟左右后意识恢复，发作频繁，每天数次至数十次。EEG表现为双侧对称、弥漫性高波幅每秒3次棘慢波。过度换气可以诱发典型的脑电和临床发作。有一定的遗传倾向；预后良好。

15.青少年失神癫痫

青春期左右发病，7～17岁起病，发病年龄高峰在10～12岁，男女性别无差异，失神发作频率较少，不一定每天均有发作，多伴有全身强直-阵挛发作。EEG表现为对称的棘慢波，每秒3.5～4次，额部占优势。本病治疗反应好。

16.少年肌阵挛癫痫

青春期前后发病，男女性别无大差异。本病有明显的遗传因素，基因定位报道在染色体6p21.2、15q14以及8q24。发作时主要表现为肌阵挛，突然发生肩外展、肘屈曲、屈髋、屈膝以及跌倒，常伴膈肌收缩，发作多在醒后不久发生。也可能单个的发作或重复发作最后转为全身强直-阵挛发作。EEG为弥漫的每秒3～6次的棘慢波或多棘慢波。大部分病人服药能控制发作，有时需终生服药。

17.觉醒时全身强直-阵挛癫痫

多发生在10～20岁之间，16～17岁为高峰，本病有遗传倾向，大约10%病例有癫痫家族史。发作多在醒后1～2小时内发生，包括半夜醒来或午睡醒后发作，表现为全身强直-阵挛发作，有时也可合并失神或肌阵挛发作。EEG可见弥漫性异常放电，表现为棘慢波或多棘慢波。有时需描记睡眠到清醒时脑电图才能明确诊断。

18.肌阵挛性失神癫痫

多有遗传背景,目前多考虑特发性的原因。出生后数月以至青春期都可发病,发病高峰在7岁左右,以肌阵挛性失神为特征性表现,常伴有强直性收缩。对药物治疗反应较差。

19.Rsmussen综合征

是一特殊的、主要影响一侧大脑半球伴有难治性部分性癫痫,进行性严重认知障碍与偏瘫发生,神经影像学早期正常,以后出现一侧大脑半球进行性萎缩,EEG呈现背景活动不对称慢波活动,一侧为主的癫痫样放电。发病可能与感染及自身免疫异常有关。可接收手术治疗。

20.全面性癫痫伴热性惊厥附加症

为常染色体显性遗传方式,是一多个基因受累(致病基因包括SCN1B、SCN1A、SCN2A和GABAG2)的单基因遗传癫痫。与其他癫痫综合征不同,需要家族背景的基础才能作出诊断。家族成员中存在热性惊厥或多种发作形式,如热性惊厥附加症、失神发作、肌阵挛发作以及部分性发作等,每个受累者可以有一种或多种发作形式。预后良好。

21.边缘叶癫痫和新皮层癫痫

内侧颞叶癫痫为边缘叶癫痫,外侧颞叶癫痫、额叶癫痫、顶叶癫痫以及枕叶癫痫属于新皮层癫痫。表现为相应部位相关的部分性发作的症状学与不同部位的癫痫样放电。

(四)癫痫持续状态

是指癫痫发作持续30分钟以上,或反复发作,且发作间期意识不能恢复。任何一种类型的癫痫发作都会发生癫痫持续状态。癫痫持续状态可能的原因和诱因包括脑外伤、颅内占位性病变、中枢感染、中毒以及代谢性疾病等。抗癫痫药物应用不当、睡眠剥夺、药物戒断综合征、服用过多药物或高热为常见诱因。

1.惊厥性癫痫持续状态

是指阵发性或连续强直和(或)阵挛运动性发作,意识不恢复者,伴有两侧性脑电图的痫性放电,持续时间超过30分钟。全身性惊厥持续状态往往是儿科急诊,全面性强直-阵挛性发作、阵挛性发作、强直性发作以及肌阵挛发作均可持续癫痫持续状态;部分性惊厥发作也可呈局灶性惊厥癫痫持续状态。

2.非惊厥性癫痫持续状态

是指持续发作的不同程度意识障碍、认知与行为异常,不伴有惊厥发生的脑功能障碍,伴有脑电图监护异常,持续时间大于30分钟者。约占各类癫痫持续状态的19%~25%左右。非惊厥性癫痫持续状态主要包括典型失神性癫痫状态、非典型失神癫痫状态或精神运动性癫痫状态,可由全身性与部分性发作发展而来,其共同的特点为意识模糊、精神错乱及行为的改变,发作期EEG脑电背景活动变慢,同时伴有痫性放电,而发作间期EEG脑电活动增快。临床易误诊。非惊厥性癫痫状态可导致永久性认知和记忆功能障碍。

【诊断】

完整全面的癫痫诊断包括:发作期症状学、发作类型与综合征确定以及癫痫的病因;儿童发育评估与神经系统功能评价。此外,对反复发作性症状的患儿,还应根据临床及脑电图检查鉴别其他非癫痫发作的疾病,如屏气发作、睡眠障碍、晕厥、习惯性阴部摩擦、多发性抽动以及心因性发作等。

1.临床资料

癫痫的诊断主要结合病史，临床表现各种形式的发作，具突然发生、反复发作以及自行缓解的特点。现病史应详细了解发作的特征，包括发作前诱因、先兆症状和发作的部位，发作的性质、发作的次数、发作时的意识情况和发作后的状况；以及既往发作史和用药史、家族史及发育里程的询问等；体格检查包括全身情况，特别是寻找与癫痫发作病因有关的特征，如特殊的外貌、皮肤各种色素斑（牛奶咖啡斑、皮肤脱失斑和头面部血管瘤）以及神经系统异常体征。

2.脑电图检查

EEG 检查对癫痫的诊断和分类有很大价值，可出现各种阵发性活动，如尖波、棘波、尖慢波、棘慢波、多棘波以及多棘慢波等。一般常规脑电图阳性率为 20%～30%；加上过度换气、闪光刺激及睡眠脑电图诱发试验可提高 20%阳性率；一些多功能脑电图描记仪，动态脑电图，视频智能化脑电图监测仪，观察与临床同步的痫性放电，使之阳性率提高至 50%～60%之间。做脑电图时注意，原服的抗癫痫药物不需停用，以免诱发癫痫发作；脑电图阴性也不能完全排除癫痫，但仅有脑电图的痫样放电而无临床发作不能诊断为癫痫。

3.辅助检查

各种实验室检查或神经影像学检查帮助寻找癫痫的病因和评价预后。①必要的实验室检查如血生化检查（血钙、血糖、电解质及其他生化物质等）、脑脊液检查、先天性遗传及代谢疾病血液与尿液筛查试验，神经免疫功能检查，染色体分析和基因定位检查、皮肤及肌肉活体组织检查；②影像学检查如头颅 CT、MRI、MRA 及 DSA 了解脑部结构异常；PET 及 SPECT 了解大脑功能改变及帮助癫痫定位；FMRI（功能性 MRI）、MEG（脑磁图）及 IAP（颈内动脉异戊巴比妥试验）等检查，了解脑的结构与功能的关系。

4.神经系统功能评价

在儿童癫痫的诊断中还应关注神经系统其他方面异常的诊断及全身各系统并发疾病的诊断。①发育商及智商的评估了解有否精神运动发育迟缓；②各种诊断量表如社会生活能力、儿童行为、情绪障碍以及记忆量表等测定，发现心理及行为认知问题；③语言评估有否言语延迟、发育性言语困难、发音或构音障碍；④视听觉功能检查如视力、视野、视觉诱发电位、听力测试以及耳蜗电位图等发现感知障碍。为临床干预治疗提供指征。

【治疗】

癫痫的治疗目的是控制癫痫发作，提高患儿生活质量。正确的诊断是合理治疗的前提。癫痫的综合治疗包括药物治疗（以抗癫痫药物治疗为主）和非药物治疗（预防危险因素、心理治疗、外科治疗、酮源性饮食治疗及病因治疗等）。

（一）抗癫痫药物治疗

抗癫痫药物治疗是癫痫治疗最重要和最基本的治疗，也往往是癫痫的首选治疗。目前现有抗癫痫药物都是控制癫痫发作的药物，所以对于仅有脑电图异常没有癫痫发作的患者应当慎用抗癫痫药物。从 20 世纪 80 年代开始一直强调单药治疗，并认为至少进行 2 种或 2 种以上的单药治疗失败后再考虑进行联合药物治疗，但从 2007 年以后部分专家认为在第一种抗癫痫药失败后，即可以考虑“合理的多药治疗”。所谓合理的多药（联合）治疗应当注意几个方面：①作用机制不同；②药效动力学：具有疗效协同增强作用；③药代动力学无相互作用，至少是无不良的相互作用可以产生协同作用;④副作用:无协同增强或叠加作用。

1.常用的抗癫痫药物名称

抗癫痫药物按出现早晚归为传统抗癫痫药物及新型抗癫痫药物:传统抗癫痫药物有卡马西平(CBZ)、氯硝西泮(CZP)、乙琥胺(ESM)、苯巴比妥(PB)、苯妥英钠(PHT)、扑痫酮(PRM)、丙戊酸(VPA);新型抗癫痫药物有拉莫三嗪(LTG)、拉科酰胺(LCS)、非氨脂(FBM)、加巴喷丁(GBP)、左乙拉西坦(LEV)、奥卡西平(OXC)、普瑞巴林(PGB)、卢非酰胺(RUF)、替加平(TGB)、托吡酯(TPM)、氨己烯酸(VGB)、唑尼沙胺(ZNS)。

2.抗癫痫药物的作用机制

目前抗癫痫药物的作用机制研究尚不十分清楚。不同的抗癫痫药物有不同的作用机制,有的是单一作用机制,有的是多种作用机制。抗癫痫药物的作用机制主要有:电压依赖性的钠通道阻滞剂、增加脑内或突触的 GABA 水平、选择性增强 GABA 介导的作用、直接促进氯离子的内流。

3.抗癫痫药物的不良反应

(1)所有的 AEDs 都可能产生不良反应,其严重程度在不同个体有很大差异。AEDs 的不良反应是导致治疗失败的另一个主要原因。大部分不良反应是轻微的,但也有少数会危及生命。

(2)最常见的不良反应包括对中枢神经系统的影响(镇静、思睡、头晕、共济障碍、认知、记忆等)、对全身多系统的影响(血液系统、消化系统、体重改变、生育问题、骨骼健康等)和特异体质反应。可以分为四类:①剂量相关的不良反应:如苯巴比妥的镇静作用,卡马西平、苯妥英钠引起的头晕、复视、共济失调等与剂量有关。从小剂量开始缓慢增加剂量,尽可能不要超过说明书推荐的最大治疗剂量可以减轻这类不良反应。②特异体质的不良反应:一般出现在治疗开始的前几周,与剂量无关。部分特异体质不良反应虽然罕见但有可能危及生命。几乎所有的传统 AEDs 都有特异体质不良反应的报道。主要有皮肤损害、严重的肝毒性、血液系统损害。新型 AEDs 中的拉莫三嗪和奥卡西平也有报告。一般比较轻微,在停药后迅速缓解。部分严重的不良反应需要立即停药,并积极对症处理。③长期的不良反应:与累计剂量有关。如给予患者能够控制发作的最小剂量,若干年无发作后可考虑逐渐撤药或减量,有助于减少 AEDs 的长期不良反应。④致畸作用:癫痫妇女后代的畸形发生率是正常妇女的 2 倍左右。造成后代畸形的原因是多方面的,包括遗传、癫痫发作、服用 AEDs 等。大多数研究者认为 AEDs 是造成后代畸形的主要原因。

附:常见抗癫痫药物的不良反应

卡马西平:头晕、视物模糊、恶心、困倦、中性粒细胞减少、低钠血症、皮疹、再生障碍性贫血、Stevens-Johnson 综合征、肝损害等。

氯硝西泮:常见镇静(成人比儿童更常见)、共济失调、易激惹、攻击行为、多动(儿童)、偶见白细胞减少等。

苯巴比妥:疲劳、嗜睡、抑郁、注意力涣散、多动、易激惹(见于儿童)、攻击行为、记忆力下降、少见皮肤粗糙、性欲下降,突然停药可出现戒断症状如焦虑、失眠等。

苯妥英钠:眼球震颤、共济失调、厌食、恶心、呕吐、攻击行为、巨幼红细胞性贫血、痤疮、牙龈增生、面部粗糙、多毛、骨质疏松、小脑及脑干萎缩(长期大量使用)、性欲缺乏、维生素 K 和叶酸缺乏、皮疹、周围神经病、Stevens-Johnson 综合征、肝毒性等。

扑痫酮:疲劳、嗜睡、抑郁、注意力涣散、多动、易激惹(见于儿童)、攻击行为、记忆力下降,少见皮肤粗糙、性欲下降、皮疹、中毒性表皮溶解症、肝炎等。突然停药可出现戒断症状如焦虑、失眠等。

丙戊酸钠:震颤、厌食、恶心、呕吐、困倦、体重增加、脱发、月经失调或闭经、多囊卵巢综合征、肝毒性(尤见于 2 岁以下的儿童)、血小板减少、急性胰腺炎(罕见)、丙戊酸钠脑病等。

加巴喷丁:嗜睡、头晕、疲劳、复视、感觉异常、健忘等。

拉莫三嗪:复视、头晕、头痛、恶心、呕吐、困倦、共济失调、嗜睡、攻击行为、易激惹、皮疹、Stevens-Johnson 综合征、中毒性表皮溶解症、肝衰竭、再生障碍性贫血等。

奥卡西平:疲劳、困倦、复视、头晕、共济失调、恶心、低钠血症、皮疹等。

左乙拉西坦:头痛、困倦、易激惹、感染、类流感综合征等。

托吡酯:厌食、注意力、语言、记忆障碍、感觉异常、无汗、肾结石、体重下降、急性闭角型青光眼(罕见)等。

4.抗癫痫药物的使用原则

(1)治疗时机的选择:癫痫一旦确诊应尽早使用抗癫痫药物控制发作。治疗时机的选择不能一概而论,主要根据发病年龄,病因、发作类型及持续时间、神经系统损害、家族史、脑电图与神经影像学特征进行综合分析后再决定。一般首次发作开始用药的指征:①发病年龄小,婴儿期起病,伴神经系统残疾,如脑性瘫痪、精神运动发育迟滞。②患先天性遗传代谢病或神经系统退行性病变,如苯丙酮尿症,结节性硬化症等。③首次发作呈癫痫持续状态或成簇发作者。④某些癫痫综合征,如大田原综合征、WEST 综合征、Lennox-Gastaut 综合征等。⑤有癫痫家族史者。⑥脑电图明显异常者,如背景活动异常,频繁出现癫痫性放电。⑦伴头颅影像异常,尤其是局灶性异常者。

(2)选择合适的抗癫痫药物:①按发作类型选药,抗癫痫药物分为广谱抗癫痫药物,如丙戊酸、苯妥英钠、拉莫三嗪、唑尼沙胺、氯硝西泮等,各种类型发作均可选用,多在全面性发作或分类不明的发作时选用:窄谱抗癫痫药,如卡马西平、奥卡西平、托吡酯,多用于局灶性发作或特发性全身强直-阵挛发作;特殊药物,如促肾上腺皮质激素、氨己烯酸等,应用于婴儿痉挛或癫痫性脑病。②根据癫痫综合征选药,不同的癫痫综合征适合不同的抗癫痫药物,癫痫综合征判断错误或选药错误可能导致病情加重。③选药时要注意药物的不良反应,如丙戊酸慎用于青春期后女性,因可能影响女性的性腺发育。④尽量采取单药治疗,如必须联合,要注意药物间的相互作用,尤其是拉莫三嗪联合丙戊酸钠、卡马西平联合丙戊酸钠及此三药合用。⑤药物剂量应个体化,自小剂量开始,逐渐增加剂量。⑥坚持长期规则服药,定期复查。

(二)预防复发

寻找患者癫痫的病因和诱发因素,应避免各种诱发因素,如感染、外伤、过度兴奋、睡眠剥夺以及有害的感光刺激等,减少癫痫复发的概率。

(三)外科治疗

其适应证主要是长期药物治疗无效的难治性癫痫以及症状性部分性癫痫。近些年来术前定位以及术后评价有了迅速发展。掌握手术的适应证并进行术前各种检查如脑电图、硬膜下脑电图、SPECT 及 PET 明确异常的部位，癫痫的起源；头部 CT 及 MRI 明确脑部结构改变；特别是新进开展的 FMRI 和 IAP 检查既可判断病灶的位置，还可确定脑部重要的皮层功能，对于手术的选择很有帮助。至于手术种类常见有大脑半球切除术、皮层切除术、胼胝体切除术、立体定向手术及颞叶切除术等，以达到切除病灶或阻断癫痫放电通路。术后评估甚为重要，除观察临床发作外，还要进行神经心理测定以及观察儿童生长发育。

（四）癫痫持续状态治疗

惊厥性癫痫持续状态是防治的重点；非惊厥性癫痫持续状态虽不会导致危及生命的全身并发症，但临床仍应积极处理，可用氯硝西泮等治疗。

（五）其他治疗

①对于难治性癫痫患者还可使用非抗癫痫药物辅助治疗。钙离子拮抗剂（尼莫地平和氟桂利嗪）可以抑制钙离子内流，保护受损神经细胞，同时可预防血管痉挛及防治其引起的脑局部缺血缺氧；辅以使用自由基清除剂及维生素 E，具有稳定细胞膜作用；根据癫痫的神经免疫损伤机制，有人主张静脉注射丙种球蛋白添加治疗婴儿痉挛与 Lennox-Gastaut 综合征［0.4g/(kg・d)×5 天/疗程］取得一定疗效。②此外，部分癫痫患儿伴有不同程度的脑损害，对癫痫小儿发育迟缓、心理障碍、行为异常及学习教育研究已成为日渐关注的问题。针对运动、语言以及智力障碍患儿进行早期康复训练；开展特殊教育及社会关爱活动，最大限度地发挥孩子的潜能，提高癫痫儿童的生活质量。

【预后】

癫痫的预后与癫痫发作类型、病因、发作频度、治疗是否合理以及发病年龄等多种因素有关。

1.影响自发缓解因素

包括①发病年龄：10 岁前发病者，自发缓解率最高，但 1 岁前发病者自发缓解率明显低于 1～9 岁组；②发作类型：全身性发作和单纯失神发作的缓解率较高，复合型发作缓解率低；③发作频率越低预后越好，只有失神例外；④原发性癫痫自发缓解高于继发性癫痫者；⑤病程短、发育正常者，缓解率高。

2.抗癫痫药停止后癫痫复发因素

包括①伴神经系统原发疾病及智能迟缓者；②发病年龄小于 2 岁者；③停药期间 EEG 异常者；④发病初期难于控制的癫痫或经多种抗癫痫药物才控制的癫痫比服药单一药物很快控制癫痫者易于复发。

第二节　小儿惊厥

惊厥是小儿时期常见的症状，小儿惊厥的发生率是成人的 10～15 倍，是儿科重要的急症。其发生是由于大脑神经元的异常放电引起。临床上多表现为突然意识丧失，全身骨骼肌群阵挛性或强直性或局限性抽搐，一般经数秒至数分钟后缓解，若惊厥时间超过 30 分钟或频繁惊厥中间无清醒者，称之为惊厥持续状态。50%惊厥持续状态发生于 3 岁以内，特别在第一年内最常见。惊厥性癫痫持续状态所致的惊厥性脑损伤与癫痫发生为4%～40%。

【病因】

(一)有热惊厥(感染性惊厥)

感染性惊厥多数伴有发热,但严重感染以及某些寄生虫脑病可以不伴发热。感染性病因又分为颅内感染与颅外感染。

1.颅内感染

各种病原如细菌、病毒、隐球菌、原虫和寄生虫等所致的脑膜炎、脑炎。惊厥反复发作,年龄越小,越易发生惊厥。常有发热与感染伴随症状、颅内压增高或脑实质受损症状。细菌性脑膜炎、病毒性脑膜炎及病毒性脑炎常急性起病;结核性脑膜炎多亚急性起病,但婴幼儿时期可急性起病,进展迅速,颅神经常常受累;隐球菌脑膜炎慢性起病,头痛明显并逐渐加重;脑寄生虫病特别是脑囊虫病往往以反复惊厥为主要表现。体格检查可发现脑膜刺激征及锥体束征阳性。脑脊液及脑电图等检查异常帮助诊断,特别是脑脊液检查、病原学检测、免疫学及分子生物学检查帮助明确可能的病原。

2.颅外感染

(1)热性惊厥:为小儿惊厥最常见的原因,其发生率约4%～8%。热性惊厥是指婴幼儿时期发热38℃以上的惊厥,而无中枢神经系统感染、水及电解质紊乱等异常病因所致者。目前仍使用1983年全国小儿神经病学专题讨论会诊断标准(自贡会议):好发年龄为4个月～3岁,复发年龄不超过5～6岁;惊厥发作在体温骤升24小时内,发作次数为1次;表现为全身性抽搐,持续时间在10～15分钟内;可伴有呼吸道或消化道等急性感染,热性惊厥也可发生在预防接种后。神经系统无异常体征,脑脊液检查无异常,脑电图2周内恢复正常,精神运动发育史正常,多有家族病史。以上典型发作又称之为单纯性热性惊厥。部分高热惊厥临床呈不典型发作表现,称之为复杂性高热惊厥:24小时内反复多次发作;发作惊厥持续时间超过15分钟以上;发作呈局限性,或左右明显不对称。清醒后可能有神经系统异常体征。惊厥停止7～10日后脑电图明显异常。某一患儿具有复杂性高热惊厥发作的次数越多,今后转为无热惊厥及癫痫的危险性愈大。

自贡会议明确指出凡发生以下疾病中的发热惊厥均不要诊断为高热惊厥:①中枢神经系统感染;②中枢神经系统疾病(颅脑外伤、出血、占位性病变、脑水肿和癫痫发作);③严重的全身性代谢紊乱,如缺氧、水和电解质紊乱、内分泌紊乱、低血糖、低血钙、低血镁、维生素缺乏及中毒等;④明显的遗传性疾病、出生缺陷、神经皮肤综合征(如结节性硬化)、先天性代谢异常(如苯丙酮尿症)及神经结节苷脂病;⑤新生儿期惊厥。

(2)中毒性脑病:颅外感染所致中毒性脑病常见于重症肺炎、中毒性菌痢以及败血症等急性感染过程中出现类似脑炎的表现,但并非病原体直接侵入脑组织。惊厥的发生为脑缺氧、缺血、水肿或细菌毒素直接作用等多因素所致。这种惊厥的特点是能找到原发病症,且发生在原发病的极期,惊厥发生次数多,持续时间长,常有意识障碍,脑脊液检查基本正常。

(二)无热惊厥(非感染性惊厥)

1.颅内疾病

小儿时期原发性癫痫最为多见。其他还有颅内出血(产伤、窒息、外伤或维生素缺乏史),

颅脑损伤(外伤史),脑血管畸形,颅内肿瘤,脑发育异常(脑积水、颅脑畸形),神经皮肤综合征,脑炎后遗症及脑水肿等。

2.颅外疾病

(1)代谢异常:如低血钙、低血糖、低血镁、低血钠、高血钠、维生素 B_1 和维生素 B_6 缺乏症,均是引起代谢紊乱的病因并有原发疾病表现。

(2)遗传代谢疾病:如苯丙酮尿症、半乳糖血症、肝豆状核变性以及黏多糖病等,较为少见。多有不同疾病的临床特征。

(3)中毒性因素:如药物中毒(中枢兴奋药、氨茶碱、抗组胺类药物、山道年、异烟肼、阿司匹林、安乃近及氯丙嗪)、植物中毒(发芽马铃薯、白果、核仁、蓖麻子及地瓜子等)、农药中毒(有机磷农药如1605、1509、敌敌畏、敌百虫、乐果、666 及 DDT 等)、杀鼠药及有害气体中毒等。接触毒物史及血液毒物鉴定可明确诊断。

(4)其他:全身性疾病如高血压脑病、阿-斯综合征和尿毒症等,抗癫痫药物撤退,预防接种如百白破三联疫苗等均可发生惊厥。

【临床表现】

小儿惊厥多表现为全身性发作,患儿意识丧失,全身骨骼肌不自主、持续地强直收缩,或有节律的阵挛性收缩;也可表现为部分性发作,神志清楚或意识丧失,局限于单个肢体、单侧肢体半身性惊厥,有时半身性惊厥后产生暂时性肢体瘫痪,称为 Todd 麻痹。小婴儿,特别是新生儿惊厥表现不典型,可表现为阵发性眨眼、眼球转动、斜视、凝视或上翻,面肌抽动似咀嚼、吸吮动作,口角抽动,也可以表现为阵发性面部发红、发绀或呼吸暂停而无明显的抽搐。

【诊断】

惊厥是一个症状,通过仔细的病史资料、全面的体格检查以及必要的实验室检查,以尽快明确惊厥的病因是感染性或非感染性,原发病在颅内还是在颅外。

1.病史

有无发热及感染伴随症状,了解惊厥的特点,惊厥发作是全身性还是局限性、惊厥持续时间、有否意识障碍以及大小便失禁,有否误服毒物或药物史。出生时有否窒息抢救史或新生儿期疾病史。既往有否类似发作史。家族中有否惊厥患者。联系发病年龄及发病季节综合考虑。①新生儿时期惊厥发作常见于缺血缺氧性脑病、颅内出血、颅脑畸形、低血糖、低血钙、低血镁、低血钠、高血钠、化脓性脑膜炎、破伤风以及高胆红素血症等;②婴儿时期惊厥常见于低血钙、化脓性脑膜炎、热性惊厥(4 个月后)、中毒性脑病、低血糖及头部跌伤等;③幼儿及年长儿惊厥常见于癫痫、颅内感染、中毒性脑病及头部外伤等。

2.体格检查

惊厥发生时注意生命体征 T、R、HR、BP、意识状态以及神经系统异常体征、头围测量。检查有否颅内压增高征(前囟是否紧张与饱满,颅缝是否增宽)、脑膜刺激征和阳性神经征,以及全身详细的体格检查,如皮肤有无瘀点、瘀斑,肝、脾是否肿大。有否牛奶咖啡斑、皮肤脱失斑或面部血管瘤;有否毛发或头部畸形;并观察患儿发育进程是否迟缓以帮助明确病因。

3.实验室检查

①血、尿、粪三大常规,有助于中毒性菌痢及尿路感染等感染性疾病诊断;②血生化检查,

如钙、磷、钠、钾、肝、肾功能帮助了解有否代谢异常，所有惊厥病例均检查血糖，了解有否低血糖；③选择血、尿、粪及脑脊液等标本培养明确感染病原；④毒物及抗癫痫药物浓度测定；⑤疑颅内病变，选择腰椎穿刺、眼底检查、头颅B超及脑电图等检查。神经影像学检查的指征为局灶性发作、异常神经系统体征以及怀疑颅内病变时；疑外伤颅内出血时，首选头颅CT；疑颅内肿瘤、颞叶病变、脑干及小脑病变和陈旧性出血时，首选MRI。

【治疗】

（一）一般治疗

保持气道通畅，及时清除咽喉部分泌物；头部侧向一侧，避免呕吐物及分泌物吸入呼吸道；吸氧以减少缺氧性脑损伤发生；退热，应用物理降温或药物降温；保持安静，避免过多的刺激。要注意安全，以免外伤。

（二）止痉药物

首选静脉或肌注途径：

1.地西泮（安定，diazepam）

为惊厥首选用药，1～3分钟起效，每次0.2～0.5mg/kg（最大剂量10mg），静脉推注，注入速度为1～1.5mg/min，作用时间5～15分钟，必要时每15～30分钟可重复使用2～3次。过量可致呼吸抑制及低血压；勿肌注，因吸收慢，难以迅速止惊。

2.氯羟安定（劳拉西泮，lorazepam）

与蛋白结合含量仅为安定的1/6，入脑量随之增大，止惊作用显著加强。因外周组织摄取少，2～3分钟起效，止惊作用可维持12～24小时。首量0.05～0.1mg/kg，静脉注射，注速1mg/min（每次极量4mg），必要时可15分钟后重复一次。降低血压及抑制呼吸的不良反应比地西泮小而轻，为惊厥持续状态首选药。国内尚未广泛临床应用。

3.氯硝西泮

亦为惊厥持续状态首选用药，起效快，作用比安定强5～10倍，维持时间长达24～48小时。剂量为每次0.03～0.1mg/kg，每次极量10mg，用原液或生理盐水稀释静脉推注，也可肌注。12～24小时可重复。呼吸抑制发生较少，但有支气管分泌物增多和血压下降等不良反应。

4.苯巴比妥（鲁米那，phenobarbital）

脂溶性低，半衰期长，起效慢，静注15～20分钟开始见效，作用时间24～72小时。多在地西泮用药后，首次剂量10mg/kg，若首选止惊用药时，应尽快饱和用药，即首次剂量15～20mg/kg，在12小时后给维持量每日4～5mg/kg，静脉（注速为每分钟0.5～1mg/kg）或肌肉注射。较易出现呼吸抑制和心血管系统异常，尤其是在合用安定时。新生儿惊厥常常首选苯巴比妥，起效较快，疗效可靠，不良反应也较少。

5.苯妥英钠

为惊厥持续状态的常见药，可单用，或一开始就与安定合用，或作为安定奏效后的维持用药，或继用于安定无效后，效果均好。宜用于部分性发作惊厥持续状态或脑外伤惊厥持续状态。对婴儿安全性也较大。负荷量15～20mg/kg（注速每分钟0.5～1.0mg/kg），10～30分钟起效，2～3小时后方能止惊，必要时，2～3小时后可重复一次，作用维持12～24小时，12小时后给维持量每日 5mg/kg，静脉注射，应密切注意心率、心律及血压，最好用药同时进行心电监护。Fosphenytoin 为新的水溶性苯妥英钠药物，在体内转化成苯妥英钠，两药剂量可换算(1.5mg Fosphenytoin＝1mg phenytoin)，血压及心血管不良反应相近，但局部注射的反应如静脉炎和软组织损伤在应用 Fosphenytoin 时较少见。

6.丙戊酸

目前常用为丙戊酸钠。对各种惊厥发作均有效，脂溶性高，迅速入脑，首剂 10～15mg/kg，静脉推注，以后每小时 0.6～1mg/kg 滴注，可维持 24 小时，注意肝功能随访。

7.灌肠药物

当静脉用药及肌注无效或无条件注射时选用直肠保留灌肠：5%副醛每次 0.3～0.4mL/kg；10%水合氯醛每次 0.3～0.6mL/kg；其他脂溶性药物如地西泮和氯硝西泮均可使用。

8.严重惊厥不止者考虑其他药物或全身麻醉药物

①咪唑安定静注每次 0.05～0.2mg/kg，1.5～5.0 分钟起效，作用持续 2～6 小时，不良反应同安定；②硫喷妥钠每次 10～20mg/kg，配制成 1.25%～2.5%溶液，先按 5mg/kg 静脉缓注、余者静脉滴速为 2mg/mm，惊厥控制后递减滴速，应用时需严密监制呼吸、脉搏、瞳孔、意识水平及血压等生命体征；③异丙酚负荷量为 3mg/kg，维持量为每分钟 100μg/kg，近年来治疗难治性惊厥获得成功；④对难治性惊厥持续状态，还可持续静脉滴注苯巴比妥 0.5～3mg/(kg·h)，或地西泮 2mg/(kg·h)，或咪唑安定，开始 0.15mg/kg，然后 0.5～1μg/(kg·min)。

(三)惊厥持续状态的处理

惊厥持续状态的预后不仅取决于不同的病因、年龄及惊厥状态本身的过程，还取决于可能出现的危及生命的病理生理改变，故治疗除有效选择抗惊厥药物治疗外，还强调综合性治疗措施：①20%甘露醇每次 0.5～1g/kg 静脉推注，每 4～6 小时 1 次；或复方甘油 10～15mL/kg 静滴，每日 2 次，纠正脑水肿。②25%葡萄糖 1～2g/kg，静脉推注或 10%葡萄糖静注，纠正低血糖，保证氧和葡萄糖的充分供应，是治疗惊厥持续状态成功的基础。③5% $NaHCO_3$ 5mL/kg，纠正酸中毒。④防止多系统损害：如心肌损害、肾衰竭、急性肺水肿及肺部感染。⑤常规给予抗癫痫药物治疗 2 年以上。

(四)病因治疗

积极治疗颅内感染；纠正代谢失常；对复杂性热性惊厥可预防性用药，每日口服苯巴比妥 3mg/kg，或口服丙戊酸钠每日 20～40mg/kg，疗程数月至 1～2 年，以免复发；对于癫痫患者强调规范用药。

第三节　周期性麻痹

周期性麻痹是以反复发作骨骼肌迟缓性瘫痪为特征的一组疾病，发作时常伴血钾浓度的变化。发作时肌无力持续数小时或数周不等，发作间期完全正常或基本正常。按发作时血钾浓度水平，周期性麻痹可分为低钾型周期性麻痹、高钾型周期性麻痹和正常血钾型周期性麻痹。按病因可分为原发性和继发性两大类，前者分为散发性周期性麻痹及家族性周期性麻痹，其中散发病例多由于新生突变所致；后者多由甲状腺毒症、钾摄入不足或排钾过多（肾性排钾过多最为常见）等病因所致，常见疾病有 Graves 病、肾小管酸中毒、原发性醛固酮增多症、原发性皮质醇增多症、各类肾病性失钾、Bartter 综合征、Gitelman 综合征及药物使用不当等。

一、低钾型周期性麻痹

低钾型周期性麻痹为周期性麻痹中最常见的类型，以发作性肌无力伴发作期血钾降低、补钾后症状迅速缓解为特征。

（一）病因和发病机制

研究发现，低钾型周期性麻痹的相关基因 69％为电压门控钙通道 CAC-NAIS 基因（位于1q31～32），8.6％为电压门控钠通道 SCN4A 基因，22.4％仍未知，极少数为 KCNE3 基因缺陷。CACNAlS 基因是编码骨骼肌 DHPR 的 α1S 亚单位的基因。已在 CACNAlS 基因第Ⅱ和第Ⅳ结构域 S4 跨膜区发现了 Arg528His、Arg1239His、Arg1239Gly 三种突变，突变通过影响去极化信号向肌浆网 RyR 的传递，引起钙内流减慢，延缓了激活过程，使肌肉兴奋一收缩耦合过程减弱，产生肌无力。但是，钙离子降低如何降低细胞外钾离子浓度及如何引起肌膜异常去极化尚不十分清楚，推测可能与钙内流减慢影响了 K^+ 及 KATP 电流有关。少数家系被发现其候选基因位于染色体 17q23.1～17q25.3，编码骨骼肌电压门控钠通道（SCN4A）。发现的突变有 Arg669His 和 Arg672His/Gly/Ser。

（二）临床表现

本病呈常染色体显性遗传或散发，有不完全外显率，在我国则以散发多见。任何年龄均可发病，以20～40 岁多见。男性患者数量为女性患者的 3～4 倍，病情多重于女性。诱发因素包括感染、创伤、寒冷、情绪紧张、饱餐高糖饮食等。一般在夜间入睡后或者晨起时发作，白天剧烈活动后亦可发作。发作前可有多汗、干渴、少尿、潮红、恶心、肢体疼痛、感觉异常等前驱症状。发作时麻痹肌分布各异。四肢肌最先累及，近端重于远端，躯干肌群受累较轻。症状一般数分钟至数小时达高峰，通常从下肢开始，之后延及上肢，很少累及眼肌、面肌、舌肌、咽喉肌、咀嚼肌、膈肌等。肌张力低，深浅反射减弱甚至消失，感觉无影响。每次发作持续时间数小时至数天不等。发作频率亦不等，少则一生只发作一次，多则一月数次，通常在 20 岁左右发作较频繁，以后随年龄增长发作次数逐渐减少。极少数患者因呼吸肌麻痹或者心律失常而死亡。无肌强直或感觉障碍。一部分患者长期频繁发作，可遗留持续性肢体近端力弱。不典型表现包括单肢或者特定数肌群无力，双上肢不能上举或者梳头，以及日常活动中短暂无力等。

（三）辅助检查

1.有关指标

发作期血清钾明显降低，常低于 3.5mmol/L 以下，可达 1.8mmol/L。血钾降低的程度与瘫痪的程度并不成比例。尿钾也减少，肌酸激酶（CK）一般正常或轻度升高。心电图检查呈低钾性改变，QT 间期延长，QRS 波增宽，ST 段低平，T 波降低和 U 波出现。偶有心律不齐，传导阻滞。肌电图检查发作间期正常，发作期运动单位电位幅度下降，数量减少。完全麻痹时运动单位电位消失，电刺激亦无反应。

2.病理

肌肉活检发作期可见肌浆网扩张呈空泡状，空泡内含透明的液体及少数糖原颗粒，肌小管积聚，间歇期可恢复正常。持续性肢体力弱者可见局灶性肌纤维坏死。

3.诱发试验

对个别诊断困难者，可行葡萄糖诱发试验。事先应取得患者及其家属的理解和同意，并且在心电图的密切监测下进行。口服葡萄糖 50～100g，每 1h 重复一次，同时可口服 2g 钠盐，之后开始剧烈活动。极量为 7 次。肌无力发作时可通过口服氯化钾 2～4g 缓解症状。

（四）诊断和鉴别诊断

根据反复发作的四肢迟缓性瘫痪，近端为主，无脑神经支配肌肉损害，无感觉障碍，发作期血清钾降低，心电图呈低血钾表现，经补钾治疗肌无力迅速缓解可诊断。

注意与以下疾病鉴别：

1.吉兰-巴雷综合征

病前多有感染史，肢体力弱同时伴有周围神经性感觉障碍，脑脊液蛋白-细胞分离，肌电图示神经性受损。

2.多发性肌炎

发病缓慢，四肢近端肌力弱为著，可伴有肌痛、发热、CK 升高、肌源性肌电图改变，肌肉病理肌纤维再生、坏死、炎性细胞浸润。

3.继发性低钾血症

如肾小管酸中毒、肾炎、使用利尿剂、呕吐腹泻等均可引起低血钾。醛固酮增多症同时表现有高血压，尿中醛固酮增多，血管紧张素、肾素升高等。

4.甲亢性低钾型周期性麻痹

本病属于继发性低钾型周期性麻痹的一种类型，男性多见，男女之比可达20：1，发病年龄多在 20～40 岁。肌无力表现与原发性低钾型周期性麻痹相似。同时有甲状腺功能亢进症的临床表现，但也可以仅为较轻的症状甚至亚临床型甲亢。甲状腺功能正常时，本病可消失。

（五）治疗与预防

尽可能口服补钾，每天补充 5～10g，不能口服者静脉补钾（避免应用葡萄糖），应注意血钾浓度监测。低钠饮食、避免进食过多高糖食物、服用乙酰唑胺均可预防发作。

二、高钾型周期性麻痹

高钾型周期性麻痹是由 Tyler 于 1951 年首先报道，其临床特点为发作性肌无力、肌强直伴高血钾。

（一）病因及发病机制

目前已发现的基因突变位点有位于 SCN4A 基因的 Thr704Met、Ala1156Thr、Met1360Val、Met1592Val 等，由于编码骨骼肌门控钠通道蛋白的 d 一亚单位基因的点突变，导致氨基酸的改变，引起肌细胞膜钠离子通道功能异常，膜对钠的通透性增加或肌细胞内钾、钠转换能力缺陷，钠内流增加，钾离子从细胞内转移到细胞外，膜不能正常复极呈持续去极化，肌细胞膜正常兴奋性消失，产生肌无力。

（二）临床表现

本病呈常染色体显性遗传或散发，外显率高，婴儿期或儿童期发病多见，多在晨起或运动后休息时发病，寒冷、饥饿、情绪紧张及服钾可诱发麻痹，肌无力多从下肢近端开始，以后逐渐累及腰背部及上肢，严重者可以影响到颈部及头面部肌肉，呼吸肌多不受累。发作期间相应的腱反射减弱或者消失。每次持续时间 15min 至 1h 不等，适当的活动可以缩短恢复时间，一次发作后一两天内可遗有轻度肌力弱。严重者每天可有发作。成年后发作次数逐渐减少或消失。在特定肌群，肌强直常与肌无力合并存在，如腓肠肌无力时，经不断活动改善肌力的同时可以出现痛性肌球，反复发作者可遗留肢体近端肌力弱。

（三）辅助检查

1.发作期血钾升高，可达 5～6mmol/L，少数患者血钾水平为正常高限甚至降低。心电图呈高血钾改变，血钠可降低，随着尿钾增加，血钾逐渐回落至正常，肌力恢复正常。发作间期，血钾正常。可有腓肠肌肥大，血清 CK 轻度升高，发作期肌肉活检可见肌浆网扩张，线粒体增多，肌小管积聚。持续性肢体肌力弱者可见聚灶性肌纤维坏死。肌强直一般通过肌电图证实。

2.病理检查：肌肉活组织检查与低钾型的改变相同。

（四）诊断和鉴别诊断

根据常染色体显性遗传家族史，儿童发作性肌无力伴肌强直，无感觉障碍和高级神经活动异常，血钾增高，可诊断。临床表现不典型时，可行诱发试验：①钾负荷诱发试验：口服 2g 氯化钾，每 2h 重复一次，极量为 8g。最好在运动后实施此试验。服药后 1～2h 可出现肌无力。患者必须在心电图监测下进行，并且监测血钾浓度变化。禁忌证：肌无力发作期、肾功能不全及胰岛素依赖型糖尿病。②冷水诱发试验：将前臂浸入 11～13℃ 水中，若 20～30min 诱发肌无力，停止浸冷水 10min 后恢复，有助于诊断。

应注意与低钾型周期性麻痹、正常血钾型周期性麻痹和先天性副肌强直症鉴别，还需与继发性高钾型麻痹鉴别，如肾功能不全、肾上腺皮质功能下降、醛固酮缺乏症和药物性高血钾等。

（五）防治

轻者一般无须治疗，但应避免高钾饮食，避免寒冷、过度劳累及剧烈活动等。发作期可静脉注射 10%葡萄糖酸钙 10～20mL 或者 10%葡萄糖 500mL 加胰岛素 10～20U 静脉滴注。乙酰唑胺或双氢克尿噻可以减少发作次数。

三、正常血钾型周期性麻痹

正常血钾型周期性麻痹较高钾型周期性麻痹更罕见。多在 10 岁前发病，呈常染色体显性遗传或者散发。主要表现为夜间或晨起时突然出现四肢肌力弱或选择性影响某些肌群，如小腿肌、肩背肌，亦可累及咀嚼肌、面肌、咽喉肌群，出现表情缺失、咀嚼无力、构音障碍，甚至呼吸困难。肌无力持续时间较长，一般持续数天至 10d 以上。发作后可遗留有轻度力弱，症状可持续数周。间歇期长短不等。运动、寒冷等均可诱发或加重肌无力。发作期血钾水平正常，补钾后肌无力症状加重，而口服大量淡盐水后症状可缓解。多数在成年后症状减轻，少数可遗留持续性肢体肌力弱及肌萎缩。可有腓肠肌肥大，血清CK轻度升高，肌肉活检与低钾型周期性麻痹相似。本病致病基因位点尚未明确。主要与吉兰-巴雷综合征、高钾型和低钾型周期性麻痹鉴别。治疗上可给予：①大量生理盐水静脉滴入，或每天服食盐10～15g；②静脉注射10%葡萄糖酸钙10mL，每日2次，或服钙片每天0.6～1.2g，分1～2次；③乙酰唑胺0.25g，每日2次。预防发作可在间歇期给予氟氢可的松和乙酰唑胺，避免寒冷、暑热，避免进食含钾多的食物，如肉类、香蕉、菠菜、薯类，防止过劳或过度运动。

第四节　脑积水

一、概述

脑积水是指由各种原因引起的脑脊液分泌过多、循环受阻或吸收障碍而导致脑脊液在颅内过多蓄积。其部位常发生在脑室内，也可累及蛛网膜下隙。临床上常伴有颅内压升高。

（一）发病率

脑积水在人群中的高发病率尚不清楚，在新生儿的发病率为0.3%～0.4%。在婴幼儿中脑积水作为单一先天性病变发生率为0.09%～0.15%；伴有脊柱裂和脊膜膨出者中，其发生率为0.13%～0.29%。获得性（后天性）脑积水有各种明确病因，其发生率因原发病不同而各异。

（二）病理生理

脑脊液动力学障碍性脑积水是指脑脊液的产生或吸收过程中任何原因的失调所产生的脑脊液蓄积。如脑积水是由于脑脊液循环通道阻塞，引起其吸收障碍，即脑室系统不能充分地与蛛网膜下隙相通，出现梗阻部位以上脑室系统扩大，称为非交通性脑积水。如阻塞部位在脑室系统以外，蛛网膜下隙或脑脊液吸收的终点，称为交通性脑积水，也称非梗阻性脑积水，其特点是脑室系统普遍扩大，且与蛛网膜下隙相交通。

（三）分类

脑积水可以按照多种方法分类。如按年龄可分为儿童脑积水和成人脑积水；按压力可分为高颅压性脑积水和正压性脑积水；按部位可分为脑室内脑积水和脑外脑积水（即蛛网膜下隙扩大）；按发病时间长短可分为急性（数天）、亚急性（数周）和慢性（数月至数年）；按临床症状有无可分为症状性脑积水和无症状性脑积水；按脑积水病性发展与否分为活动性脑积水和静止性脑积水。

二、成人脑积水

（一）高颅压性脑积水

高颅压性脑积水实质上是由于脑脊液循环通路上的脑室系统和蛛网膜下隙阻塞，引起脑室内平均压力或搏动性压力增高产生脑室扩大，以致不能代偿。

1.病因

阻塞脑室系统的常见肿瘤：①侧脑室，如脉络丛乳突状瘤、室管膜瘤、室管膜下巨细胞性星形细胞瘤、胶质瘤、转移癌和脑膜瘤、透明隔神经细胞癌。②第三脑室内的肿瘤，如脑室内有星形细胞瘤、室管膜瘤、脉络丛乳头状瘤、脑膜瘤及胶样囊肿和寄生虫性囊肿。第三脑室前后区肿瘤，如松果体区肿瘤、生殖细胞瘤、颅咽管瘤、垂体腺瘤、异位松果体瘤、下丘脑和视神经胶质瘤、脊索瘤、畸胎瘤、鞍结节脑膜瘤和转移瘤。③中脑水管本身的肿瘤少见，但该部位胶质瘤多产生继发性导水管阻塞，中脑水管阻塞的最常见病因是先天性中脑水管阻塞。④第四脑室，如室管膜瘤、髓母细胞瘤、脉络丛乳头状瘤、血管网状细胞瘤、表皮样囊肿和寄生虫性囊肿。小脑肿瘤可阻塞第四脑室，产生脑积水，如小脑星形细胞瘤、血管网状细胞瘤和转移癌。小脑脑桥三角肿瘤压迫第四脑室，如听神经瘤和脑膜瘤。蛛网膜下隙阻塞原因有头外伤性和动脉瘤性蛛网膜下腔出血，各种细菌性脑膜炎、脑膜癌瘤病及其他一些蛛网膜下隙和部分脑凸面占位性病变，包括半球胶质瘤、胶质瘤病、硬膜下血肿和蛛网膜囊肿等。

2.临床表现

蛛网膜下腔出血和脑膜炎并发的高颅压性脑积水，常在发病后 2～3 周发生，有些特殊病因的脑积水病人可只有脑积水症状而没有局部定位症状，特别是脑室内肿瘤。

脑积水症状、体征有头痛、恶心、呕吐、共济失调和视物不清。头痛以双额部疼痛最常见。由于卧位时，脑脊液回流较少，故头痛在卧位或晨起时较重，坐位时可缓解，病情进展，夜间有痛醒，出现全头持续性剧痛，颈部疼痛，多与小脑扁桃体凸入枕大孔有关。恶心、呕吐常伴有头痛，与头部位置无关，其特点是在早晨头痛严重时呕吐，这可与前庭性呕吐区别，共济失调多属躯干性，站立不稳，宽足距，大步幅，而小脑半球病变产生的脑积水，可表现肢体性共济失调。视力障碍，包括视物不清，视力丧失和展神经麻痹产生的复视，后期病人可有近期记忆损害和全身不适。视盘水肿是颅高压的重要体征，中脑顶盖部位受压有上视和调节受限。脑积水本身可伴有躯干性共济失调，也可提示小脑蚓部病变。其他局灶性体征可能预示特殊病变位置。

3.诊断及鉴别诊断

对有颅高压积水临床表现的病人头颅 CT 扫描是重要的检查方法，在平扫的同时应做增强扫描，即可观察脑室扩大的程度，也可进一步明确病因。磁共振检查对脑积水的诊断和鉴别诊断均有意义，尤其是对低级星形细胞瘤、脑室内囊肿的诊断更有意义，同时，MRI 可作为脑脊液动力学的检查，如磁共振相位对比电影成像技术（PC cine MRI），可测量脑脊液流速及流量，这对局限脑室扩大者，可与囊肿区别。

4.治疗

对颅高压性脑积水引起的视力急剧减退或丧失者，应急症处理，行脑脊液分流术。若暂无分流条件，应在病房重症监护室内行脑室穿刺，持续外引流。

常用穿刺部位：在鼻根后 10cm，中线右侧旁开 3cm（即额部），头皮局部浸润麻醉，颅骨钻孔或锥孔，穿刺额角，可留置穿刺针，置入硅胶管更好，并在出头皮切口以前在头皮下穿行 3～5cm，这可减少颅内感染。这种引流可持续 5d。

在脑积水病人病情允许的情况下，应选择脑室分流术或切除颅内原发病变解除脑积水。近年来，随着神经影像的发展和显微外科技术的进步，更多提倡切除原发癫痫病灶解除梗阻性脑积水。曾有文献提出,肿瘤引起的梗阻性脑积水,可在肿瘤切除前做脑室分流术,可防止出现术前颅高压和术后脑室系统阻塞不缓解产生的危险,但是,也有研究表明,对肿瘤产生的脑积水,在肿瘤切除前分流与否,术后结果相近似,并且,小脑中线部位肿瘤较大时,分流后有出现小脑幕裂孔上疝的可能。如癫痫灶属于恶性肿瘤,有肿瘤细胞沿分流管扩散到其他部位的危险。在肿瘤切除手术时,先做脑室穿刺,放出脑脊液,这有利于术中的肿瘤暴露,并穿刺骨孔,也可为术后急性脑室穿刺放液、持续性外引流提供方便。

(二)正常颅压性脑积水

正常颅压性脑积水是指脑室压力正常,有脑室扩大。临床表现以步态不稳、反应迟钝和尿失禁为主要症状,在分流治疗后对步态不稳和智力障碍有一定效果。

1.病因

该病因可分为两类,一类是有明确病因的,如蛛网膜下腔出血和脑膜炎等。另一类是散发性无明显病因。该病主要的病理改变是脑室系统扩大,脑凸面或脑底的蛛网膜下隙粘连和闭塞。最常见的病因是蛛网膜下腔出血,其次是颅内肿瘤,也有家族性正常颅压性脑积水。Paget 病有时产生脑底面的蛛网膜下隙广泛性阻塞。脑膜感染,如结核性脑膜炎,在病变后期易产生蛛网膜粘连;外伤性蛛网膜下腔出血和颅内手术出血流入蛛网膜下隙等均可产生脑积水。最近,有学者认为,中脑水管狭窄也是一种较常见的病因。

2.病理生理

正常颅压情况下,脑室扩大的机制尚不能完全清楚。目前,主要是脑脊液动力学变化学说。①脑内压力梯度形成,在蛛网膜颗粒内阻塞时,并不产生脑积水,而是发生良性颅压增高。脑脊液在脑室系统和蛛网膜下隙流动阻力增加时,产生脑室扩大——脑积水。因而提出脑室和脑皮质表面压力梯度形成,是产生脑室扩大的原因。②脑脊液搏动压增高,有学者测定正常颅内脑积水平均脑脊液压不增高,但可有脑脊液搏动压增高,使脑室扩大。③密闭弹性容器原理,有学者提出,正常颅压脑积水病人最初颅压增高,产生脑室扩大,根据 Lapace 原理,即在密闭弹性容器的液体压力(P)与容器壁的面积(A)的乘积等于容器壁承受力(F),($F=P\cdot A$)。这样,一旦脑室扩大后,虽然脑压恢复到正常,但作用于脑壁的压力仍增加。也有提出正常颅压脑积水是由于脑组织顺应性改变所表现的脑室扩大。

目前,研究正常颅压脑积水的脑组织病理生理改变主要有:①脑组织受压产生的脑血流减少。②脑组织内神经生化物质异常,如胶质纤维蛋白增加和血管肠肽类的减少。③继发性神经元损害。

3.临床表现

主要症状是步态不稳、记忆力障碍和尿失禁。多数病人症状呈进行性逐渐发展,有些在病情出现后,其病程为数月或几年。病人没有明显头痛,但有行为改变、癫痫或帕金森症。查体时,虽然眼外肌活动充分,但可有眼震、持续恒定走路困难,肢体活动缓慢,腱反射略增高,可有单侧或双侧 Babinski 征,晚期可出现摸索现象和强握反射。步态不稳常是首要的症状,多先于其他症状几个月或几年,有些病人步态不稳和智力改变可同时发生,也有在其他症状后发生。其表现有从轻度走路不稳,到不能走路,甚至不能站立,并常有摔倒病史。病人抬腿困难,不能做抗重力活动,步幅小,步距宽,走路失衡,不能两足先后连贯顺序活动。Romberg 试验表现摇摆，但没有小脑共济失调。智力障碍在每个病人中常表现呆滞，自发性或主动性活动下降，谈话、阅读、写作、爱好和创造性减弱，对家庭不关心、淡漠或冷淡、孤僻，工作效率差。有学者把这些复杂活动异常，称为意志丧失性格。有试验发现，病人运用词汇能力基本保留，而非词汇运用能力，如画画、拷贝、表格排列及难题的测试都有很大程度障碍，随着病情进展，对周围人提出的问题无反应，只做简短部分回答，自主活动缓慢或延迟。在某些早期病人智力损害中，有焦虑和复杂性智力功能紊乱，如狂妄、幻想和语无伦次，也可有行动缓慢、动作僵硬，酷似Parkinson症状、尿失禁在某些病人中表现很急，但多数病人表现为对排尿知觉或尿起动作的感觉减退，大便失禁少见。

4.辅助检查

(1)影像学检查：头颅CT检查是正常颅压脑积水检查重要手段，它可确定脑室扩大和皮质萎缩的程度及引起脑积水的病因，同时，也是观察术后分流效果及并发症的手段。典型的CT扫描表现为脑室扩大而皮质萎缩不明显。MRI影像可从矢状、冠状、水平全方位观察较小的颅内病变并优于CT。同时，通过MRI可观察脑脊液的动力学变化，如磁共振相位对比电影成像技术(PC cine MRI)，可测量脑脊液流速及流量对脑积水进行评价。脑室周围T_1加权像低信号改变可表明脑积水呈进展趋势。

(2)腰椎穿刺：病人侧卧位时，脑脊液压力通常不高于24kPa(180mmH_2O)，在不伴有颅内其他病变时，脑脊液的糖、蛋白和细胞计算均在正常范围内。腰穿放液后，如症状改善可提示分流有效。

核素脑池造影：用放射性核素腰穿注入蛛网膜下隙，在进入脑和脑室时照相观察。最常用的是^{131}I标记人体血清蛋白(RISA)，近来有用铟——二乙胺五醋酸(DTPA)作为标记物，约500UC注入蛛网膜下隙，分别在4h、24h、48h和72h扫描观察。扫描可见到3种情况：①正常型，放射性核素在大脑凸面，而不流入脑室内。②正常颅压脑积水，放射性核素进入脑室内并滞留，72h内脑凸面不能显示。③混合型，多数病人为此型，即脑室和脑凸面在分期扫描均可显示。由于放射性核素扫描对判断分流效果没有肯定的关系，这种检查对评价正常颅压脑积水没有太大的帮助，目前临床并不常用。

(3)其他检查：颅骨平片一般无慢性颅高压征象；脑电图可见持续性广泛慢波；在正常颅压脑水病人中^{131}Xe可显示脑血流量的减少，脑血管造影侧位像可见大脑前动脉格外伸直，大脑中动脉侧裂点向外移动。有脑萎缩时，在毛细血管期见到小血管与颅骨内板之间距离增宽，气脑造影见全部脑室和不同程度的脑池扩大，以上这些在脑积水的临床检查中已不常用。

5.鉴别诊断

正常颅压脑积水主要与脑萎缩相鉴别。两者症状相似，前者可有自发性蛛网膜下腔出血史(如突然剧烈头痛、恶心、呕吐、颈强)、头外伤、脑膜炎和脑瘤术后等病史。病人症状多在发病后几周到几个月内出现，多数小于1年，后者发病年龄多在50岁左右，症状发展缓慢，有些见于腔隙性脑梗死或脑出血后病人，多数无明显病因。有时两种病可同时出现，脑活检对阿尔茨海默病及其他脑病有鉴别诊断价值。

6.治疗

根据正常颅压性脑积水基本发病机制是脑脊液循环途径阻塞，脑脊液聚积于脑室系统，从理论上讲，分流手术会有一定临床效果。目前，多以侧脑室腹腔分流术为首选，而脑室右心房分流术只有在病人因腹部病变不适合行腹腔分流时才实行，而其他的分流术临床应用甚少。根据正常颅压脑积水的脑压特点选择 60～90mmH_2O 中压分流管为宜。术前应对分流效果给予估计，谨慎评价手术指征，达到手术最大效果。一般而言，对有明确病因者，如蛛网膜下腔出血、脑膜炎、外伤、颅脑手术后发病者，比非明确病因者手术效果好；病程短者（半年以内）比病程长者效果好；年轻者比年老者手术效果好。

7.分流指征判定

(1)临床症状评价：走路不稳是评价分流效果的重要指征。步态不稳先于智力障碍者，对分流手术反应良好，而单纯以智力障碍为主要症状者，分流效果较差。

(2)颅压测定：正常颅压脑积水病人几次腰穿测压均在正常值上限者，24h 连续监测颅压有波动性升高或腰穿放液后病人症状改善者，分流后多有明显的效果。

(3)腰椎灌注试验：以腰椎穿刺连接一个三通管，管的两头分别接压力连续描记仪和注射器，以脑脊液正常分泌 2 倍的速度（每分钟约 1.5mL）向腰部蛛网膜下隙注入盐水，正常时压力上升每分钟不高于 20mmH_2O，而正常颅压脑积水因脑底的蛛网膜下隙阻塞和吸收功能减退，其压力上升高于此值。也用腰穿灌注同时做脑室引流方法预测分流术效果，其方法是先做侧脑室穿刺置管确定脑脊液流出初压，然后以该压力值向腰穿灌注生理盐水，如果脑脊液流出阻力大于每分钟每毫米汞柱 12.5mL，则分流术可有较好效果。

(4)头颅 CT 扫描：脑沟变浅，脑回缩小，蛛网膜下隙不宽，而脑室扩大不明显和脑室周围水肿严重者分流后效果明显。

8.分流并发症

对正常颅压脑积水选择合适压力的分流管至关重要，只有分流后使脑压尽可能降低才能达到脑室缩小、症状改善是效果。但脑压下降过度则会引起术后一些并发症。

(1)硬膜下积液：分流后发生硬膜下积液的机制有：①分流后因颅压下降，由于虹吸效应引起颅压持续下降或皮质小静脉撕裂。②分流管压力过低使颅压下降太低。③脑脊液沿分流管周围渗入蛛网膜下隙。

(2)分流不足：分流后脑室缩小不明显或临床症状不缓解提示分流不足，可用腰穿测压估计分流功能，如果脑脊液的压力接近分流管的压力，可推测分流管功能正常。

三、儿童脑积水

（一）发病机制

儿童脑脊液产生过程和形成量与成人相同，平均每小时 20mL。但其脑积水临床特点有所不同。儿童脑积水多为先天性和炎症性病变所致，而成人脑积水以颅内肿瘤、蛛网膜下腔出血和外伤多见。有报道，儿童的良性颅高压和脑积水多与颅内静脉压升高有关，在婴幼儿中，即使脑内严重积水，脑室扩大明显，前囟/穿刺压力仍在 20～70mmH_2O 的正常范围之内，这与婴幼儿脑积水的颅骨缝和前囟未闭有关，有学者认为这种代偿能力对保护婴幼儿的智力有重要意义，也提示婴幼儿脑积水不能以颅内压改变作为分流治疗的指征。脑积水一旦开始则会继发脑脊液的循环和吸收障碍。

（二）病理

儿童脑积水活检发现，在早期阶段，脑室周围水肿和散在轴突变性，继而水肿消退，脑室周围胶质细胞增生，后期，随着神经细胞的脱失、脑皮质萎缩，并出现轴突弥散变性。同时，脑室周围的室管膜细胞易受到损伤，早期室管膜细胞纤毛脱落，呈扁平状，以后细胞连接断裂，最后室管膜细胞大部分消失，在脑室表面胶质细胞生长，这些变化往往同脑室周围水肿和轴索髓鞘脱失伴行，胼胝体的髓鞘形成延迟。皮质的神经元受累，锥体细胞树突分枝减少，树突小棘也少，并出现树突曲张，这些组织学变化导致儿童的智力低下、肢体的痉挛和智能的改变等临床表现。

（三）临床表现

与成人相比，儿童脑积水的临床表现是根据病人的发病年龄而变化。在婴儿急性脑积水，通常颅高压症状明显，骨缝裂开，前囟饱满、头皮变薄、头皮静脉清晰可见，并有怒张，用强灯照射头部时有头颅透光现象。叩诊头顶，呈实性鼓音即“破罐音”称为 Macewen 征。病儿易激惹，表情淡漠和饮食差，出现持续高调短促的异常哭泣，双眼球呈下视状态，上眼睑不伴随下垂，可见眼球下半部沉落下眼睑缘，部分角膜在下睑缘以上，上睑巩膜下翻露白，亦称日落现象。双眼上、下视时出现分离现象，并有凝视麻痹、眼震等，这与水管周围的脑干核团功能障碍有关。由于脑积水进一步发展，脑干向下移位、展神经和其他脑神经被牵拉，出现眼球远动障碍。在 2 周岁以内的儿童，由于眼球活动异常，出现弱视。视盘水肿在先天性脑积水中不明显并少见，但视网膜静脉曲张是脑积水的可靠征象。

（四）诊断及鉴别诊断

在婴幼儿期间，脑积水的诊断是头颅异常增大，头围的大小与年龄不相称为主要体征。定期测量婴儿的头围将有助于早期发现脑积水，并能在典型的体征出现前明确诊断，及时治疗。典型的体征是头大脸小、眼球静脉怒张，囟门和骨缝呈异常的进行性扩大，智力发展迟缓外，如不采取措施，许多婴儿将死亡。自然生存者转变静止型脑积水，表现为智力迟钝，出现各种类型痉挛，实力障碍，包括失明和许多其他异常。

在新生儿，虽然有脑室扩大或脑积水，前囟仍可陷入，特别是出生后体重较轻的婴儿，由于病儿脱水，可有头颅小于正常。另外，早产儿易有脑室内出血，常在新生儿期过后 6～14 周脑室扩大，头围异常增大，但这个过程也有自限性。儿童的头围异常增大仍是脑积水的重要体征。

在进行脑积水诊断确立后，可做头颅 CT 和磁共振（MBI）的神经影像学检查及 PC cine MRI，除外颅内肿瘤、先天性畸形和脑脊液阻塞性病变，水溶性造影剂和放射性核素扫描有助于阻塞性脑积水的诊断，但一般要限制应用。

（五）分类

1.先天性脑积水

国外资料报道，先天性脑积水的发病率在（4～10）/10 万，是最常见的先天性神经系统畸形疾病之一，所有先天性脑积水几乎都是由于脑脊液通道阻塞所致，尤其是中脑水管和第四脑室出口部位的阻塞。先天性脑积水可伴有其他神经系统畸形，以脊柱裂多见。

(1)宫内胎儿脑积水：由于宫内胎儿临床观察困难，应用超声波技术做产前检查，是胎儿宫内脑积水诊断可行性方法，这对脑积水的早期诊断有一定的意义。宫内胎儿脑积水常引起严重的神经系统功能的损害，如智力低下，语言障碍和发育异常，出生后的早期分流能防止和减轻神经系统继发损害，对宫内脑积水的胎儿，一旦离开母体能生存时，应行剖宫产术使胎儿娩出，给予及时分流治疗。

(2)宫内感染与先天性脑积水：母亲妊娠期间弓形虫感染是胎儿脑积水常见病因，该病原体感染母体后穿过胎盘到胎儿中枢神经系统，产生脑实质内的血管炎性肉芽肿和室管膜炎，血管闭塞和水管阻塞，产生脑积水，多与妊娠 3 个月时弓形虫感染有关。并伴有其他神经系统损害。CT 扫描见胎儿脑积水的同时，多伴有脑组织结构缺损。

(3)X 染色体基因缺失阻塞性脑积水：1949 年，Bicker 和 Aclams 首先发现在先天性脑积水部分病人，是由于隐性遗传性 X 染色体基因缺失产生的中脑导水管狭窄或阻塞。脑室扩大与智力障碍不成比例，在没有脑积水的家族男性中也可有智力低下，脑积水分流后，智力障碍无明显恢复。因为属于 X 染色体隐性遗传性疾病，所以家族中 50% 男性发病，遗传基因咨询预防重于治疗。

(4)脑积水与脊髓发育不全：先天性脑积水多与中枢神经系统发育异常有关，最常见是合并脑髓膜膨出。ChiariⅡ型畸形为典型引起脑积水的病因。目前多认为，由于原发性脑室扩大，压迫中脑扭曲，引起导水管继发性改变。

(5)非遗传性导水管狭窄：在先天性脑积水中，有些发生在儿童期或之后出现导水管狭窄脑积水。多为散发性，病因不清。通常组织学上可见水管分叉或有胶质增生，分叉的水管形成两个狭小的官腔，中间被正常组织分开，管腔不规则，多伴有脊髓发育异常。

(6)外部性脑积水：随着 CT 和 MBI 影像学的发展，临床发现有些头颅较大的儿童，伴有明显的蛛网膜下隙扩大，没有或仅有轻度脑室扩大，这种现象称外部性脑积水。

2.获得性脑积水

儿童获得性脑积水是指出生后有明确病因产生的脑积水，常见以下几种情况：脑室出血后脑积水在脑室内出血的儿童中，有较高的脑积水发生危险，发病率为 25%～74%，早产儿脑室内出血发病率高于正常儿童，患呼吸窘迫症的婴儿脑室内出血发病率更高。

(1)感染性脑积水：颅内感染后，特别是细菌性脑膜炎结核性脑膜炎，在任何年龄的儿童中均可引起脑积水。脑脊液循环阻塞部位多在脑底蛛网膜下隙，少数化脓性脑室炎，可见脑室内分隔成腔，有些腔隔互相交通，内含脑脊液。形成多腔脑室，有些即使感染已控制，但腔隔化仍可持续发展，当腔隔内脑脊液回流受阻塞时出现多腔性脑积水。

(2)外伤后脑积水：一般性头颅外伤引起的脑积水，其机制是颅内出血后引发脑底或凸面蛛网膜下隙粘连或腔室阻塞。

(3)与肿瘤有关的脑积水：中枢神经系统肿瘤阻塞脑室系统产生的脑积水依病变性质而定。典型病例为第三脑室前质瘤可阻塞 Monor 孔发生脑积水，相应的鞍上区肿瘤，如视神经胶质瘤、颅咽管瘤向上发展也可阻塞 Monor 孔，产生双侧脑室脑积水。丘脑或下丘脑肿瘤可发生第三脑室阻塞；松果体区肿瘤或鞍上肿瘤向后生长到水管部位使之阻塞。中脑水管周围较小胶质瘤和大脑大静脉瘤也可阻塞中脑水管。常见阻塞第四脑室的脑瘤有小脑的髓母细胞瘤、星形细胞瘤和室管膜细胞瘤，脑干外生性肿瘤突到第四脑室内，有时可产生脑积水。

(4)颅骨异常性脑积水：在颅软骨发育异常的巨颅症儿童中，常不伴有脑室扩大即脑积水。但是脑凸面蛛网膜下隙有扩张，仅有脑室轻度或中度扩大，属于外部性脑积水，目前认为，这种脑积水与颅底骨增生，包绕出颅静脉，引起静脉压升高有关，

(六)儿童性脑积水的治疗

1.药物治疗

①抑制脑脊液分泌药物；②利尿药；③渗透利尿药。

2.非分流手术

第三脑室造口术是将第三脑室底或终板与脚间池建立直接通道用来治疗中脑水管阻塞。将第三脑室底部穿破与脚间池相通或将终板切除使第三脑室与蛛网膜下隙形成直接瘘口。

3.脑室分流术

脑室颅外分流的手术方法原则是把脑脊液引流到身体能吸收脑脊液的腔隙内。目前仍以脑室-腹腔分流是首选方法。脑室分流装置由三部分组成：①脑室管；②单向瓣膜；③远端管。近几年来一些新的分流管配有抗虹吸、贮液室和自动开闭瓣等附加装置。

4.脑室镜下第三脑室造口

适用于非感染性，非出血性梗阻性脑积水，该术式是替代植入性分流的首选治疗方法。切口选择中线外侧 2.5～3cm，脑室镜导入侧脑室，识别 Monro 孔，脑室镜穿过此孔时看到乳头体，选择在乳头体和基底动脉的前方，漏斗隐窝和视交叉后方为穿通点，然后插入 Fogarty 气囊行裂隙内扩张。该术式的禁忌证包括：①第三脑室小，宽度不到 3mm；②丘脑中间块巨大或第三脑室底小；③裂隙样侧脑室。

(七)分流术常见并发症及其处理

1.分流系统阻塞

为最常见并发症，可发生在从手术室到术后数年的任何时间内，最常见于术后 6 个月。

(1)分流管近端(脑室端)阻塞：可因血凝块阻塞、脉络丛粘连或脑组织粘连所致。

(2)分流管远端(腹腔端或心房端)阻塞：常见原因有导管头端位置放置错误。多次置换分流管及腹腔感染易形成腹腔假性囊肿，导管头端裂隙被大网膜、血凝块等堵塞。

(3)脑室内出血、脑室炎和脑手术后的脑脊液蛋白或纤维素成分增高，可阻塞分流管阀门：导管连接处脱落等也是分流阻塞的常见原因。

分流系统阻塞引起的体征与临床颅内压增高和分流管功能异常有关。对于脑室分流术后分流系统阻塞，此时应先判断分流系统阻塞部位，再更换分流装置或加以矫正。

2.感染

感染仍然是脑脊液分流术后主要的并发症之一。感染可造成病人的智力损害、脑室内形成分隔腔，甚至死亡。尽管经过几十年的努力，许多医疗中心报道的感染率仍为 5%～10%。

一旦确诊，应立即去除分流装置，改做脑室外引流，或经腰穿引流，并全身抗感染治疗或抗生素脑室内、鞘内用药。此外，还应考虑真菌感染可能。待感染控制后，重行分流术。术中严格无菌操作是预防感染的关键环节。

3.分流过度或不足

(1)分流过度:儿童多见。病人出现典型的体位性头痛,立位时加重而卧位后缓解。CT扫描显示脑室小,脑脊液测压可低于0.59kPa(60mmH_2O)。此时最有效的治疗方法是将低压阀门更换成高压阀门。

(2)慢性硬膜下血肿或积液:多见于正压性脑积水病人术后,原因多为应用低阻抗分流管导致脑脊液引流过度、颅内低压。轻度硬膜下血肿或积液,可非手术治疗;明显的或有症状的硬膜下血肿或积液,应进行手术治疗,前者可行钻孔引流,后者可行积液-腹腔分流术。

(3)分流不足:病人术后症状不改善,影像学检查发现脑室扩大依然存在或改善不明显。主要原因是使用的分流管阀门压力不适当,导致脑脊液排出不畅。需更换合适压力的阀门。术前判断病人的实际需要,选择合适压力的阀门是预防并发症的关键。

4.裂隙脑室综合征

裂隙脑室综合征的发生率为0.9%～55%,可发生在交通性或非交通性脑积水病人的术后。裂隙脑室综合征是指分流手术后数年(平均为4.5～6.5年)出现颅内压增高的症状,如头痛、恶心、呕吐及共济失调、反应迟缓、昏睡等,CT检查可发现脑室形态小于正常,检查分流管阀门为按下后再充盈缓慢,提示分流管脑室端阻塞。

使用抗虹吸装置、更换分流管对预防裂隙脑室综合征并无积极意义。有报道颞肌下减压可缓解病人的症状,减少其发生率。

5.其他并发症

(1)脑室端的并发症:分流管脑室端误插入视神经通路旁时,可引起单眼失明、同向偏盲或双颞侧偏盲等。

(2)腹腔端的并发症:①脏器穿孔;②分流管移位;③脑脊液肚脐漏、分流管腹腔端缠绕并引起肠梗阻等。

参考文献

1.罗小平,刘铜林.儿科疾病诊疗指南(第3版).北京:科学出版社,2018.

2.江载芳,申昆玲,沈颖.诸福棠实用儿科学.北京:人民卫生出版社,2015.

3.赵祥文.儿科急诊医学(第4版).北京:人民卫生出版社,2015.

4.倪鑫,沈颖.儿科诊疗常规.北京:中国医药科技出版社,2013.

5.王晓青,高静云,郝立成.新生儿科诊疗手册.北京:化学工业出版社,2013.

6.徐发林.新生儿重症医学.郑州:郑州大学出版社,2014.

7.史郭兵,张伶俐,袁洪.儿科专业.北京:人民卫生出版社,2017.

8.魏克伦.儿科诊疗手册(第2版).北京:人民军医出版社,2013.

9.洪庆成,王薇.实用儿科新诊疗.上海:上海交通大学出版社,2011.

10.蔡维艳.儿科疾病临床诊疗学.北京:世界图书出版社,2013.

11.夏慧敏,龚四堂.儿科常见疾病临床诊疗路径.北京:人民卫生出版社,2014.

12.文飞球.儿科临床诊疗误区.长沙:湖南科技出版社,2015.

13.封志纯.儿科重症医学理论与诊疗技术.北京:北京大学医学出版社,2011.

14.金玉莲.基层儿科医师诊疗大全.安徽:安徽科学技术出版社,2013.

15.马融.中医临床诊疗指南释义儿科疾病分册.北京:中国中医药出版社,2015.

16.罗嫚丽,严慧,张淑敏.儿科危急重症.北京:化学工业出版社,2013.

17.程力平,张群威,杨亚东.实用儿科疾病诊疗手册.西安:西安大学出版社,2014.

18.薛征.儿科疾病.北京:科学出版社,2011.

19.王川平.儿科疾病用药手册.北京:人民军医出版社,2011.

20.童笑梅,汤亚南.儿科疾病临床概览.北京:北京大学医学出版社,2012.

21.黄力毅,李卓.儿科疾病防治.北京:人民卫生出版社,2015.

22.魏克伦,尚云晓,魏兵.小儿呼吸系统常见病诊治手册.北京:科学出版社,2017.

23.祝益民.儿科医生手册.北京:人民卫生出版社,2016.

24.李占忠.临床儿科多发病诊断与治疗.西安:西安交通大学出版社,2014.